消化内镜手术麻醉管理手册

名誉主编 令狐恩强　张澍田　米卫东

主　　编 田　鸣　孙　立

副 主 编 熊源长　薛富善　祝　荫　崔　毅

编　　委 吕蕴琦　方　莹　葛圣金　宋丹丹

　　　　　　刘洪珍　高金贵　刘学胜　苏殿三

　　　　　　张筱凤　关晓辉　陈卫刚　王拥军

　　　　　　柴宁莉　思永玉

人民卫生出版社
·北 京·

图书在版编目（CIP）数据

消化内镜手术麻醉管理手册 / 田鸣，孙立主编 .

北京 ： 人民卫生出版社，2024. 11. -- ISBN 978-7-117-
36968-8

Ⅰ. R656. 6-62

中国国家版本馆CIP数据核字第2024AG8825号

人卫智网	www.ipmph.com	医学教育、学术、考试、健康， 购书智慧智能综合服务平台
人卫官网	www.pmph.com	人卫官方资讯发布平台

消化内镜手术麻醉管理手册

Xiaohuaneijing Shoushu Mazui Guanli Shouce

主　　编：田　鸣　孙　立
出版发行：人民卫生出版社（中继线 010-59780011）
地　　址：北京市朝阳区潘家园南里 19 号
邮　　编：100021
E - mail：pmph @ pmph.com
购书热线：010-59787592　010-59787584　010-65264830
印　　刷：天津市光明印务有限公司
经　　销：新华书店
开　　本：710 × 1000　1/16　　印张：20
字　　数：348 千字
版　　次：2024 年 11 月第 1 版
印　　次：2025 年 1 月第 1 次印刷
标准书号：ISBN 978-7-117-36968-8
定　　价：79.00 元

打击盗版举报电话：010-59787491　E-mail：WQ @ pmph.com
质量问题联系电话：010-59787234　E-mail：zhiliang @ pmph.com
数字融合服务电话：4001118166　　E-mail：zengzhi @ pmph.com

编　者

（以姓氏汉语拼音为序）

柴宁莉	中国人民解放军总医院第一医学中心消化内科医学部
陈卫刚	石河子大学医学院第一附属医院消化内科
崔　毅	中山大学附属第一医院消化内科
杜　威	中国人民解放军总医院第一医学中心麻醉科
方　莹	西安交通大学附属儿童医院消化内科
付　妤	华中科技大学同济医学院附属协和医院消化内科
高　颖	首都医科大学附属北京友谊医院麻醉科
高金贵	河北医科大学第二医院麻醉科
葛圣金	复旦大学附属中山医院麻醉科
关晓辉	北华大学附属医院消化内科
韩超群	华中科技大学同济医学院附属协和医院消化内科
韩冲芳	山西白求恩医院麻醉科
侯海军	首都医科大学附属北京友谊医院麻醉科
胡　兵	四川大学华西医院消化内科
胡耿诚	华中科技大学同济医学院附属协和医院消化内科
赖晓红	佛山市第一人民医院麻醉科
李　文	天津市人民医院消化内科
李　悦	哈尔滨医科大学附属第一医院麻醉科
李刚平	华中科技大学同济医学院附属协和医院消化内科
李红霞	西安交通大学第一附属医院消化内科
李露君	佛山市第一人民医院麻醉科
李世杰	佛山市第一人民医院麻醉科
李轶聪	中国人民解放军联勤保障部队第九六二医院麻醉科
刘　芳	石河子大学医学院第一附属医院消化内科
刘　婕	复旦大学附属中山医院麻醉科
刘　婧	中国人民解放军总医院第二医学中心消化内科

刘　丽　南昌大学第一附属医院麻醉科

刘　宇　哈尔滨医科大学附属第一医院麻醉科

刘洪珍　佛山市第一人民医院麻醉科

刘邵华　首都医科大学附属北京友谊医院麻醉科

刘学胜　安徽医科大学第一附属医院麻醉科

刘亚萍　西安交通大学第一附属医院消化内科

吕蕴琦　郑州大学第一附属医院麻醉科

罗　欣　首都医科大学附属北京友谊医院麻醉科

每晓鹏　西安交通大学第一附属医院麻醉手术部

缪　怡　西安交通大学附属儿童医院麻醉与围术期医学科

潘晓林　南昌大学第一附属医院消化内科

宋丹丹　中国人民解放军北部战区总医院麻醉科

苏　东　中国人民解放军陆军军医大学第一附属医院（西南医院）麻醉科

苏殿三　浙江大学医学院附属第一医院麻醉科

孙　立　中国人民解放军总医院第一医学中心麻醉科

孙浩睿　首都医科大学附属北京友谊医院麻醉科

索日娜　呼和浩特市第一医院消化内科

田　鸣　首都医科大学附属北京友谊医院麻醉科

万　磊　首都医科大学附属北京友谊医院麻醉科

王　红　中国人民解放军总医院第一医学中心麻醉科

王淑英　西安交通大学第一附属医院消化内科

王羲凤　南昌大学第一附属医院麻醉科

王拥军　首都医科大学附属北京友谊医院消化内科

王赞滔　中国人民解放军总医院第一医学中心消化内科医学部

王志强　中国人民解放军总医院第二医学中心消化内科

熊源长　中国人民解放军海军军医大学第一附属医院（上海长海医院）麻醉科

徐　勇　佛山市第一人民医院麻醉科

薛富善　福州大学附属省立医院麻醉科

袁建辉　南昌大学第一附属医院麻醉科

张　军　天津市人民医院疼痛科

张　瑜　佛山市第一人民医院麻醉科

张含花　西安交通大学附属儿童医院消化内科

张筱凤　杭州市第一人民医院消化内科

赵　哲　西安交通大学附属儿童医院麻醉与围术期医学科

朱康丽　哈尔滨医科大学附属第四医院麻醉科

朱欣艳　首都医科大学附属北京友谊医院麻醉科

朱振华　南昌大学第一附属医院消化内科

祝　荫　南昌大学第一附属医院消化内科

审　校（以姓氏汉语拼音为序）

陈卫刚　石河子大学医学院第一附属医院消化内科

崔　毅　中山大学附属第一医院消化内科

胡春晓　无锡市人民医院麻醉科

栗　华　厦门大学附属第一医院消化内科

刘存明　江苏省人民医院麻醉科

刘洪珍　佛山市第一人民医院麻醉科

农　兵　广西壮族自治区人民医院消化内科

乔进鹏　北京丰台医院消化内科

思永玉　昆明医科大学第二附属医院麻醉手术科

孙　立　中国人民解放军总医院第一医学中心麻醉科

索日娜　呼和浩特市第一医院消化内科

田　鸣　首都医科大学附属北京友谊医院麻醉科

王拥军　首都医科大学附属北京友谊医院消化内科

王智峰　北京大学人民医院消化内科

吴多志　海南省人民医院麻醉科

袁建辉　南昌大学第一附属医院麻醉科

张析哲　赤峰市人民医院麻醉科

郑晓春　福建省立医院麻醉科

周　翔　中国人民解放军中部战区总医院麻醉科
邹小华　贵州医科大学附属医院麻醉科
左明章　北京医院手术麻醉科

学术秘书
杜　威　中国人民解放军总医院第一医学中心麻醉科
侯海军　首都医科大学附属北京友谊医院麻醉科
宋玉祥　中国人民解放军总医院第一医学中心麻醉科
万　磊　首都医科大学附属北京友谊医院麻醉科
张文杰　中国人民解放军总医院第一医学中心麻醉科

插图绘制
邢少玲　中国人民解放军总医院第一医学中心麻醉科

名誉主编
简介

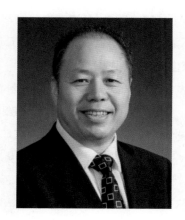

令狐恩强 主任医师、教授、博士研究生导师,现任中国人民解放军总医院第一医学中心消化内科医学部主任,专业技术少将军衔,中央保健委员会专家组成员、中央军委保健委员会专家组成员,"十三五"国家重点研发计划项目首席科学家,国务院政府特殊津贴获得者。兼任中华医学会消化内镜学分会主任委员兼 ERCP 学组及超级微创协作组组长,中国医师协会内镜医师分会副会长,北京医学会消化内镜学分会主任委员,北京医师协会消化内镜专科医师分会会长;《中华胃肠内镜电子杂志》总编辑,《中华消化内镜杂志》副总编辑。从事消化系统疾病及消化内镜研究、临床、教学及保健工作近 40 年,率先提出以消化内镜隧道技术为代表的超级微创技术,创建了该项目内镜下分型,完善了隧道技术理论体系,出版了全球第一部消化内镜隧道技术专著——*Therapeutics of Digestive Endoscopic Tunnel Technique*(Springer 出版)。牵头制定了世界首篇消化内镜隧道技术专家共识;在国内率先开展消化道早癌内镜黏膜下剥离术（ESD）；创新性简化了胰腺囊性肿瘤诊治流程，建立超声内镜下不同分型胰腺囊性肿瘤分型标准及 SpyGlass 下分型标准；提出的覆盖全消化道的食管胃底静脉曲张内镜下分型法被中华医学会 3 个分会采纳并写入指南；首次提出肝移植术后胆管狭窄在逆行胆管造影下 Ling 分型。

牵头"十三五"国家重点研发计划项目 2 项，军队、省部级等课题近 10 项。以第一作者或通信作者发表 SCI 文章 130 余篇，累计影响因子 790 余分。主编专著 7 部，译著 1 部。以第一完成人获国家发明专利、实用新型专利多项。被评为中央保健工作先进个人，原总后勤部优秀中青年技术专家。获国家科学技术进步奖二等奖 1 项，军队科学技术进步奖一等奖、二等奖各 1 项，军队医疗成果奖一等奖 1 项、二等奖 3 项、三等奖 1 项，军队教学成果奖二等奖 1 项，美国胃肠病学会（ACG）年度科学大会杰出科学论文国际奖 2 项、"杰出临床科学研究 ACG 主席团奖" 1 项，吴阶平医药创新奖 1 项，北京医学科技奖一等奖 1 项，荣立三等功 2 次。

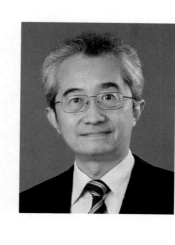

张澍田 主任医师、教授、博士研究生导师，现任首都医科大学附属北京友谊医院院长，国务院政府特殊津贴获得者。兼任国家临床医学研究协同创新战略联盟秘书长，国家消化系统疾病临床医学研究中心主任，国家临床重点专科主任，北京市消化疾病中心主任，世界消化内镜学会委员，世界华人消化医师协会会长，中国医师协会常务理事、消化医师分会会长，中华医学会常务理事、消化内镜学分会前任主任委员、消化病学分会前任副主任委员。

牵头制定2项消化道内镜操作指南和4项消化道早癌及癌前病变筛查诊断相关共识，主编专著4部，副主编专著7部；近10年作为第一作者或通信作者发表论文344篇，其中SCI收录论文91篇，总影响因子约391分。获国家发明专利授权5项，申请国家发明专利20项。获北京市科学技术进步奖三等奖、华夏医学科技奖二等奖等奖项。获"北京市青年五四奖章""北京十大杰出青年""北京市先进工作者""科技北京百名领军人才"荣誉称号，获评"北京市有突出贡献的科学、技术、管理人才"，原卫生部有突出贡献中青年专家，百千万人才工程市级人选。于我国首个"中国医师节"荣获"中国医师奖"。

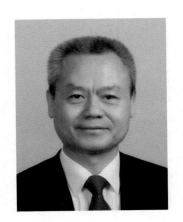

米卫东　主任医师、教授、博士研究生导师，现任中国人民解放军总医院第一医学中心麻醉科主任，专业技术少将军衔，军队重点实验室负责人，"十三五"国家重点研发计划项目首席科学家，国务院政府特殊津贴获得者。兼任中国医师协会常务理事、麻醉学医师分会第五任会长，中华医学会麻醉学分会前任副主任委员，中国人民解放军医学科学技术委员会麻醉与复苏专业委员会主任委员，北京医学会理事、麻醉学分会前任主任委员；《麻醉安全与质控》主编，《中华麻醉学杂志》《临床麻醉学杂志》《北京医学》杂志副总编辑，多本专业杂志编委或常务编委，中华医学科技奖评审委员会委员。

牵头建设"十四五"军队后勤科研重点实验室——"战场一线救治重点实验室"。以第一负责人承担和完成多项国家重点研发计划项目、国家自然科学基金项目、军队"十二五"重点项目、军委科技委基础加强计划重点项目、军队后勤科研重大项目和重点项目、军队医学创新专项、军委后勤保健专项和中国人民解放军总医院创新项目等。获国防发明专利1项、实用新型专利多项。主持、参与编纂《战创伤麻醉指南（2017）》等专业领域指南或专家共识20余部。以第一作者或通信作者在重点期刊发表论文 220 余篇。主编、主译、参编《全国高级卫生专业技术资格考试指导：麻醉学》《麻醉科诊疗常规》《麻醉的秘密》等著作 26 部。获军队科学技术进步奖一等奖 1 项、二等奖 1 项，军队医疗成果奖二等奖 2 项。2008 年获卫生部等四部委"抗震救灾先进个人"称号；2016 年荣获"中央保健先进个人"称号；享受军队优秀专业技术人才一类岗位津贴；多次荣获"解放军医学院优秀研究生导师"称号。

主编简介

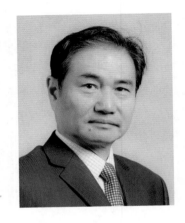

　　田　鸣　主任医师、教授、博士研究生导师，曾任首都医科大学附属北京友谊医院麻醉科主任、教学督导，首都医科大学国际学院督导。兼任国家卫生健康委员会麻醉质控委员会委员，北京市临床麻醉质量控制和改进中心顾问，中华医学会消化内镜学分会麻醉协作组、气道管理学组名誉组长，北京市医疗纠纷人民调解委员会麻醉病案评审专家；曾任北京市临床麻醉质量控制和改进中心主任，北京市住院医师规范化培训麻醉专科委员会主任委员；《临床麻醉学杂志》《国际麻醉学与复苏杂志》编委，《麻醉安全与质控》杂志常务编委，以及中华医学会多本杂志审稿专家。从事麻醉学临床、教学和科研工作 40 余年，对困难气道处理、肝移植麻醉、心胸血管麻醉、高龄患者麻醉，以及危重疑难患者的麻醉积累了丰富的临床经验，在自体输血、麻醉质量控制和消化内镜麻醉的管理等方面做了大量工作。在培养住院医师、本科生、硕博士研究生方面取得了较好的成绩，培养硕、博士研究生 60 余名，培养住院医师百余名。在临床科研方面发表 SCI 论文和核心期刊论文百余篇，培养的博士研究生获多项国家自然科学基金、北京市自然科学基金等多个科研项目。

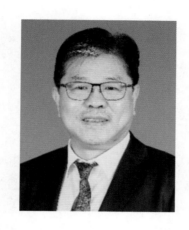

　　孙　立　主任医师，现任中国人民解放军总医院第一医学中心麻醉科副主任，中央保健委员会会诊专家、中央军委保健委员会会诊专家。兼任第十届中国人民解放军医学科学技术委员会麻醉与复苏专业委员会常务委员兼秘书长，中华医学会消化内镜学分会麻醉协作组组长，中国心胸血管麻醉学会胸科麻醉分会常务委员，北京医学会麻醉学分会日间手术麻醉学组委员。在国内首次开展了术中高场强磁共振手术的临床麻醉，并执笔撰写了该类手术麻醉管理专家共识。发表学术论文 40 余篇，参编专著多部，包括《神经外科麻醉学》《精准神经外科》《临床麻醉系列丛书·神经外科麻醉分册》《妇产科药物手册》等。获国家实用新型专利 1 项。获军队科学技术进步奖二等奖和三等奖各 1 项（均为第一完成人），获河北省科技成果奖 1 项（第五作者）。参与"首发基金"、国家卫生健康委专项课题等多项。曾担任海南省社会科学基金项目、国家高技术研究发展计划（863 计划）项目子课题、国防科技创新重点项目子课题、国家重点研发计划项目重点专项子课题负责人。

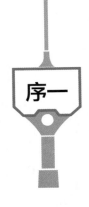

序一

食管癌、胃癌、结直肠癌的发病率和病死率均排在我国恶性肿瘤的前五位。但如早期发现，消化内镜下就可以达到治愈目的；全面清除结直肠息肉，就能降低结直肠癌的发病率与病死率。因此，在中国贯彻执行消化内镜筛查就至关重要。随着消化内镜学的发展，尤其是超级微创手术的发展，使消化道疾病早期治疗成为现实，这就充分说明筛查的重要性。但筛查需要患者有很好的依从性，如果首次内镜检查给患者造成痛苦，患者就不愿意进行后续的检查和治疗。无痛消化内镜的实施可以使患者有很好的就医体验，能够配合进行长期随访、筛查。在中国消化道癌的管理控制中，消化内镜的安全、无痛和舒适化非常重要，能够极大地提高我国早期消化道癌的治愈率。由于不同内镜诊疗技术对麻醉管理有着不同的要求，这就需要内镜医师和麻醉医师在诊疗过程中及时沟通、密切配合。

2016 年 10 月 25 日，中共中央、国务院发布了《"健康中国 2030"规划纲要》，提出要坚持以人民为中心的发展思想，牢固树立和贯彻落实创新、协调、绿色、开放、共享的新发展理念，其中三项重点内容主要包括：一是预防为主、关口前移；二是调整优化健康服务体系，强化早诊断、早治疗、早康复，更好地满足群众健康需求；三是将"共建共享、全民健康"作为战略主题，实现全民健康。2022 年党的二十大报告提出推进健康中国建设，人民健康是民族昌盛和国家强盛的重要标志，把保障人民健康放在优先发展的战略位置。因此，安全、高效地开展无痛消化内镜诊疗既顺应广大人民群众对美好生活的需求，也是党和政府对医务工作者的殷切希望。

无痛诊疗是麻醉学科的重要领域，消化内镜的麻醉管理已经成为一种专科麻醉，目的是在保障消化内镜手术患者安全的前提下，提高患者诊疗的舒适度，为术者提供良好的操作条件，有效防治相关并发症。应该看到，无痛消化内镜诊疗技术在我国发展并不均衡，开展的水平参差不齐。基于这种现状，中华医学会消化内镜学分会麻醉协作组组织协作组内外的麻醉及消化专家编写了这部《消化内镜手术麻醉管理手册》。本书汇集了在消化内镜手术麻醉领域开展得比较好的医疗机构的经验，针对消化道不同疾病诊疗方法和技术及相应的麻醉管理特点进行重点阐述，尤其强调了诊疗过程中麻醉医师和消化医师的相互配合，内容全面、实用，对这两个专业的医师开展临床工作都有很大帮助。相信这部手册的出版对已经开展和尚未开展无痛消化内镜诊疗的医疗机构都有很好的指导作用。

感谢各位麻醉及消化专家的倾心付出，感谢中华医学会消化内镜学分会麻醉协作组的努力工作，祝贺本书的顺利出版。

令狐恩强

2024 年 8 月 2 日

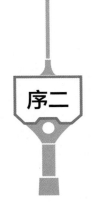

序二

消化内镜学的发展历经两个世纪，经历了早期硬式内镜、半可屈式内镜、纤维内镜、电子内镜及胶囊内镜的发展过程。如今，消化内镜诊疗技术进入一个崭新的时代。在诊断方面，由上至下，由表及里，由宏观到微观，除了最初的胃肠镜外，又出现了突破消化道盲区的小肠镜及胶囊内镜、透视消化道管壁的超声内镜、消化道早癌诊断利器的染色放大胃镜，以及媲美显微镜病理的激光共聚焦显微内镜等。在治疗方面，实现全方位、立体化、微创化。内镜下治疗大体分为以下几类：①止血：包括静脉曲张及非静脉曲张所致的消化道出血，常用方法有注射、机械、热凝及套扎等；②切除：可切除的病变包括消化道息肉、消化道早癌、黏膜下肿瘤（包括间质瘤、平滑肌瘤、神经内分泌瘤等），甚至胆囊息肉和阑尾等，常用方法有内镜黏膜切除术（EMR）、内镜黏膜下剥离术（ESD）及隧道法内镜黏膜下肿物切除术（STER）等；③支撑和扩张：应用于消化道狭窄及梗阻，比如狭窄或梗阻部位支架置入；④摘取消化道异物、胆管结石等：比如胆总管结石的内镜逆行胰胆管造影（ERCP）取石术；⑤引流：比如引流胆汁、胰腺脓肿或囊肿、急慢性阑尾炎及阑尾脓肿等；⑥穿刺活检：比如通过超声内镜引导下的细针穿刺活检，可以明确胰腺癌及各种胰腺炎的诊断，此外还可以诊断消化道黏膜下肿物，如间质瘤等；⑦造口：比如经皮内镜下胃造口术、超声内镜引导下胃（空肠）造口术等；⑧切开和松解：应用于部分狭窄或痉挛性疾病，比如内镜下放射状切开术治疗消化道狭窄、经口内镜食管下括约肌切开术（POEM）治疗贲门失弛缓症、经口内镜幽门括约肌切开术（G-POEM）治疗胃轻瘫等，都取得了非常好的效果。

回顾过去100余年的峥嵘岁月，消化内镜发展迅速、成绩斐然，展望消化内镜的未来，任重道远，前途光明。未来，消化内镜将以无盲区、精细化、智能化、无痛化和微创化的趋势继续发展。消化内镜的诊疗技术需要在麻醉学科的支撑下拓展诊治范围、降低医疗风险、提高医疗质量和改善患者体验，消化内镜学的发展必然与麻醉学科融合。希望消化内镜医师多了解麻醉、与麻醉医师沟通协作，共同促进消化内镜学的健康发展。

张澍田

2024 年 8 月 5 日

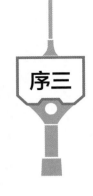

序三

随着人民生活水平不断提高与社会经济飞速发展，社会大众越来越关注个人的健康问题。人们在关注医院对疾病的诊治能力和水平的同时，对于医院所能提供的服务品质和安全舒适度要求也越来越高。"舒适化医疗"的概念提出30年来，理念逐步深入人心，广为社会民众所接受并期盼。所谓"舒适化医疗"，就是患者在整个就医过程中所感受到的心理和生理上的无痛苦、无恐惧和愉悦舒适感。舒适化医疗的具体要求包括三个方面：安全、无痛、舒适。这就要求广大医务工作者通过不断学习和交流，掌握更多先进的理念、知识和技术，这也是更好地开展舒适化医疗的必要条件。舒适化医疗也促使许多大中型医院纷纷转变服务理念，改进服务措施，优化服务环境，力求为大众提供"以患者为中心"的舒适化医疗服务。

2018年，国家七部委联合印发了《关于加强和完善麻醉医疗服务的意见》，明确提出优先发展无痛诊疗技术。之后，国家卫生健康委员会又连续发布了多个文件，要求有条件的医疗单位扩大无痛诊疗的服务范围，提高服务质量和安全性，提升无痛诊疗的普及率。

无痛诊疗是麻醉学科非常重要的一个领域，而消化内镜麻醉又是无痛诊疗的重要内容。随着消化内镜诊断和治疗技术的飞速发展，单纯以减轻痛苦为目的的舒适化医疗模式已经不能满足要求，消化内镜的麻醉管理发展至今已成为一种专科麻醉，其目的是在保障消化内镜手术患者安全的基础上，提高患者检查与治疗的舒适度，为术者提供良好的操作条件，提高检查的阳性发现率及早癌的检出率，有效防治相关并发症。这项工作也让麻醉医师的社会认知度和认可度不断得以提高。

现代化无痛内镜诊疗呈现多元化的趋势，要求麻醉医师与时俱进，熟知不同病种消化内镜诊治的手术方式和麻醉需求，掌握常见并发症的诊断及防治，更加安全、有效地实施消化内镜麻醉。本书由众多临床一线消化内镜医师和麻醉医师共同编写，内容详尽、实用，对消化内镜麻醉工作的组织管理和具体操作实施作了详细、全面的介绍，并以手册的方式撰写，适合麻醉医师和消化内镜医师在临床工作中查阅检索，解决实际问题。本书的出版有助于相关专业人员快速掌握各类消化内镜麻醉的管理流程和实施要点，使新开展的诊疗项目得以顺利启动，已经开展的诊疗项目管理更加优化，同时培养良好的临床思维和诊治理念，最终使我国广大患者获益。

米卫东

2024 年 8 月 3 日

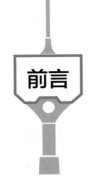

前言

　　消化内镜的发展使得内镜技术成为检查与治疗消化道疾病的重要途径，近10 年来，我国的消化内镜诊疗技术迅速普及、蓬勃发展。《2020 中国消化内镜诊疗技术调查报告》显示，2019 年全国共开展消化内镜诊疗 3 873 万例，较 2012 年增长 34.62%，其中镇静（麻醉）消化内镜 1 720 万例，占消化内镜诊疗的 44.41%。消化内镜的麻醉占比与发达国家相差甚远，各地消化内镜诊疗的发展也不平衡，无论内镜医师还是麻醉医师对消化内镜的麻醉认识仍有不足。为使消化内镜诊疗健康发展，2016 年中华医学会消化内镜学分会成立了麻醉协作组，麻醉协作组最大的优势是将全国开展消化内镜相对有规模、有经验的消化内镜专家和麻醉科专家组织在一起。2019 年 1 月中华医学会消化内镜学分会麻醉协作组在《中华消化内镜杂志》发表了《常见消化内镜手术麻醉管理专家共识》，为消化内镜治疗的规范管理和麻醉方法提供了参考。在此基础上，第二届中华医学会消化内镜学分会麻醉协作组组织学组专家，同时邀请国内有经验的专家共同编写了这部《消化内镜手术麻醉管理手册》。本书前三章力图更系统、更全面地阐述消化内镜的平台设置、梯队建设、规章制度、设备药品等管理方式；第四、五、六章总体介绍了消化内镜麻醉的常用方法、常见并发症，以及麻醉苏醒期的监护管理；第七、八章分别阐述了消化内镜检查和治疗的麻醉管理；第九、十章分别讲述了特殊患者及特殊疾病的消化内镜麻醉。这些内容凝聚了消化内镜学专家和麻醉学专家们对消化内镜诊疗和麻醉管理所认同的共识，为我国消化内镜诊疗麻醉的发展提供参考和指导。

　　消化内镜的治疗与外科腹腔镜并驾齐驱，各有千秋。外科腹腔镜是由外向内的"浆膜外科"，消化内镜是由内向外的"黏膜外科"。单纯减轻疼痛的"无痛内镜"已不是麻醉的全部目标。消化内镜的麻醉也与外科相似，其目的是在确保患者安全的前提下，减轻和消除患者痛苦，预防和处理麻醉手术并发症，为内镜医师提供良好的操作条件，以及快速、高质量的麻醉恢复。消化内镜的诊断和治疗，以及相应疾病谱和患者群都有其特殊性，麻醉多采用镇静镇痛和非插管全身麻醉的方式；复杂内镜检查和手术、误吸风险高的操作，以及特殊患者则需要气管插管全身麻醉。随着消化内镜治疗范围的拓展，从麻醉前评估、麻醉管理到苏醒期监护等整个消化内镜的麻醉已逐步发展为专科麻醉。

本书由全国开展消化内镜工作积累了一定经验的消化内镜医师和麻醉医师联合撰写。其读者群主要面对开展消化内镜工作的麻醉学科，但也为消化内镜学科的医护人员和医院管理人员提供信息和参考，以促进消化内镜临床工作的学科间交流和科学管理。本书规范了实施消化内镜的管理要求，以及各种内镜诊断与治疗的麻醉管理方法，强调了消化和麻醉学科间的沟通合作，同时，也融入了作者的工作经验和方法，以期给读者有所借鉴。相信此书定会给需要开展和提高消化内镜诊疗麻醉业务的医疗机构和医护工作者提供帮助。

由于消化内镜与麻醉的学科结合还不够成熟，加之消化内镜诊疗技术的迅猛发展，作者对新的诊疗技术的认识存在局限性，本书仍会存在不足甚至错误，恳请广大读者给予批评与指正。

感谢所有作者、审校和工作人员为此书所付出的辛勤劳动和作出的贡献，感谢中华医学会消化内镜学分会和人民卫生出版社的大力支持和帮助。

田　鸣　孙　立
2024 年 8 月 31 日

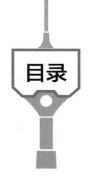

目录

第一章

消化内镜中心的人员配置与要求

　　近年来我国消化内镜技术发展迅速，已成为诊断和治疗消化系统疾病的关键领域。消化内镜中心是规模化开展消化内镜诊疗的场所，也是医院的主要医疗平台，涵盖了操作前的准备、诊疗操作、术后复苏和清洗消毒等各个环节。为了保证消化内镜中心的正常运转，中心应由多学科的医护人员以及相关辅助人员组成，以便有效地保障医疗安全和提升服务质量。消化内镜中心必须配备具备相应资质的消化内镜医师、内镜护士、麻醉医师和麻醉护士。有条件的内镜中心可配备病理医师、放射医师和相应技师团队。由于内镜技术具有特殊的专业要求，因此从业人员必须满足相关专业的条件和标准。

第一节　消化内镜医师的培训和要求

消化内镜是一门对技术要求极为严格且难度颇高的专业领域，其高质量的执行依赖于拥有合格的消化内镜医师。

消化内镜技术除了最基本的消化内镜检查以外，国家卫生健康委员会根据技术难度，将消化内镜手术分为"三级手术"和"四级手术"两个等级。"三级手术"是指临床应用广泛、技术难度及风险相对较低的消化内镜技术，它们构成了每位内镜医师必须掌握的基本技能，这些技术包括黏膜活检术、息肉摘除术、内镜下止血术及食管狭窄扩张术等介入治疗技术。"四级手术"是指操作技术难度较大、手术过程较复杂、风险度较大的内镜手术，通常只有在规模较大的内镜中心和经验丰富的内镜专科医师执行，这些技术包括内镜逆行胰胆管造影（ERCP）及相关介入治疗性操作、内镜超声检查术（EUS）及相关介入治疗技术、内镜黏膜下剥离术、小肠镜检查术及内镜下肿瘤消融术等复杂内镜诊疗技术。因此，医院和科室必须建立消化内镜医师准入和培训体系，培训效果主要通过培训时间和操作数量进行评估，即设定必要的最少时间以及最小操作数量。许多国家已经建立相对完善的内镜培训体系，但结合自身国情，所设定的要求有所不同。例如，美国外科委员会推荐在结肠镜培训期间至少需完成 50 例结肠镜检查，而英国的推荐为 200 例。我国根据国家卫生健康委员会颁布的《消化内镜诊疗技术临床应用管理规范（2019 年版）》所规定的要求：

1. 开展消化内镜诊疗技术的医师，应同时具备以下条件

（1）执业范围涵盖与执行消化内镜诊疗工作相匹配的临床专业。

（2）具备 5 年以上临床工作经验，目前从事消化系统疾病诊疗工作，累计参与完成消化内镜诊疗病例不少于 200 例。

（3）经过系统培训并通过消化内镜诊疗技术相关考核，具有执行消化内镜诊疗技术的能力。

2. 拟独立执行四级手术管理标准的消化内镜诊疗技术的医师，在满足上述条件的基础上，还必须符合以下要求

（1）从事消化内镜诊疗工作不少于 5 年，并获得主治医师及以上专业技术职务任职资格。个人累计独立完成消化内镜诊疗操作不少于 3 000 例；其中包括至少 300 例达到三级手术标准的内镜诊疗操作。

（2）经过符合要求的培训基地系统培训并考核合格，具有了开展相关技术临床应用的能力。

开展消化内镜医疗服务的医院必须遵循国家卫生健康委员会的规定，建立一套完善的消化内镜医师的培训、考核和准入制度。

第二节　消化内镜护士的培训和要求

作为内镜技术的重要参与者，消化内镜护士的工作特点和执业范畴展现其特有的专业性，在内镜诊疗技术发展以及护理需求多元化的背景下，其角色职能和实践领域经历了显著演变，对其专业实践能力的要求亦日益提升，因此内镜专科护士护理的专业性越发凸显。首都医科大学附属北京友谊医院内镜护理的专科培训通常分为三个阶段：初级培训、中级培训和高级培训。

初级培训包括以下几个方面：首先，了解内镜室布局，由带教老师向参加培训的护士介绍消化内镜中心基本情况与布局，确保未来工作的顺利开展。其次，培训采用理论授课和讲座的形式，深入讲解内镜护理的历史发展、不同岗位的工作流程，以及各种内镜相关的应急预案。其中包括内镜工作人员的职业健康与患者的安全管理、内镜室感染控制，主要依据美国消化内镜学会（ASGE）最新发布的《胃肠内镜中心安全指南》。最后，也是培训的核心部分，即内镜清洗消毒。这包括熟悉内镜构造、器械维护的基本知识，掌握内镜清洗消毒技术规范。参加培训的护士至少要在洗消间轮转 2 周，学习内镜清洗消毒机及相关清洗设备的使用，内镜及附件的清洗、消毒，日常的维护与保养，内镜感染监控，以及常见故障处理等。

中级培训内容包括以下几个方面：首先，复习与内镜检查相关的消化道解剖学基础知识。其次，了解各种内镜系统的基本构造、基本操作、医学影像工作站的使用。此外，学习常规内镜检查的适应证、禁忌证，内镜检查术前、术后注意事项。培训还包括熟悉各种内镜操作配合的注意事项，内镜下常见病变的活检方法、操作技巧、操作风险以及标本的规范化处理。这个阶段的培训也采用讲授与实践相结合的方式，以学员实践为主，教师指导为辅。整个中级阶段的培训时间为 4 周。

高级培训内容的重点是提升各种操作技术的熟练程度，并掌握独立配合复杂的胃肠镜治疗操作的技能。具体分为两个阶段：首先，学习常用内镜下治疗器械的基本使用、术前准备及术后护理、术中用药、内镜用高频电发生器的操作及参数调节，以及放射防护相关制度等基础知识。其次，学习各种胃肠镜治疗操作中的护理配合技术，包括各种内镜下止血方法、胃肠道息肉电切术、内镜黏膜切除术、内镜黏膜下剥离术、食管静脉曲张套扎术、胃底静脉曲张栓塞术、ERCP 等。培训遵循由易到难，由简到繁，循序渐进。带教老师对学员给予一对一的指导。整个周期的培训时间为 4 ~ 6 个月。

根据 2016 年中华医学会消化内镜学分会颁布的《中国消化内镜中心安全运行专家共识意见》，对消化内镜护士的专业要求也做出了明确的规定：

1. 内镜室应配备受过专业培训的护士，其护龄至少 3 年。每个操作室应设置一名护士（根据同时进行的内镜操作数量计算），一些复杂的操作可酌情增加护士数量，如 ERCP、EUS 等。拥有 3 间以上操作室的内镜中心，可设立护理组或配备护士长。

2. 鉴于内镜室工作的专业性，护士必须接受相应培训，培训工作应在内镜基础雄厚的三级医院内进行，在条件允许的地区，可采取考核上岗制度。

3. 内镜护士必须熟练掌握心肺复苏等基本急救技能，掌握心电监护等操作技术，要求接受临床急救相关的技能培训。

在消化内镜发展进程中，内镜专科护士的作用与地位至关重要，探索并促进内镜专科护士规范化培训迫在眉睫。

第三节　麻醉医师的培训和要求

随着患者对舒适化医疗服务的需求不断提升，消化内镜检查的麻醉比例也日益增加。事实上，消化内镜治疗的操作与外科腹腔镜手术的性质相似，必须在麻醉下完成，其麻醉目的也和外科相同。消化内镜的麻醉在术前评估、气道管理、并发症防治、术后恢复等方面都具有自身专业特点，因此消化内镜的麻醉管理已成为一种专科麻醉。

消化内镜手术麻醉的目的是保障患者安全、有效防治相关并发症、为手术操作提供理想的条件、为患者提供舒适感以及迅速且完全苏醒，因此给麻醉医师带来了更大的挑战。为了满足消化内镜麻醉的需求，麻醉住院医师从规范化培训第一阶段起，就需要具备手术室外麻醉培训经历，消化内镜的麻醉是其重要的培训环节。内镜中心对麻醉医师的具体要求包括：

1. 内镜中心麻醉专业负责人应由副主任医师（含）以上资质的麻醉科医师担任，且麻醉专业负责人相对固定。既利于稳定地积累消化内镜麻醉的专科技能，又方便与消化内镜医师沟通协调。此外，负责人还可以更专业地指导和培训麻醉科下级医师，形成专业团队，以确保内镜诊疗的安全和质量。

2. 消化内镜麻醉实行主治医师负责制，即每台消化内镜的麻醉必须由具备主治医师（含）以上资质的麻醉科医师负责，一名主治医师可同时监管2～3个操作间的麻醉管理。

3. 实施麻醉的每个操作间配备至少1名麻醉医师，负责麻醉前准备工作、麻醉监测与记录、麻醉实施和麻醉管理。

消化内镜中心应根据患者检查数量、治疗方案的复杂性以及麻醉的方式，合理配备麻醉医师数量。

第四节　麻醉科护士岗位职责

为了满足我国麻醉科医疗服务领域不断拓展的需求，国家卫生健康委员会发布了《国家卫生计生委办公厅关于医疗机构麻醉科门诊和护理单元设置管理工作的通知》（国卫办医函〔2017〕1191号），随后国家七部委联合颁布了《关于印发加强和完善麻醉医疗服务意见的通知》（国卫医发〔2018〕21号），明确阐述了我国二级及以上医疗机构麻醉科护士岗位的设置要求和工作职责。根据规定，医学院校护理学专业毕业生；取得护士执业资格并完成注册，原则上在临床工作满2年以上，经过相关培训并考核合格，才有资格从事麻醉护理工作，包括麻醉宣教、心理护理、药品物品准备、信息核对、体位摆放、管路护理、患者监护、仪器设备管理等适宜的护理工作。内镜中心的麻醉护士主要职责是在操作间配合麻醉医师的辅助麻醉工作，以及在麻醉恢复室进行生命监测和急救等任务。麻醉离不开护士的配合，麻醉护理主要包括麻醉前准备、麻醉中配合和麻醉后护理等环节。

1. **麻醉前准备**　负责患者麻醉前宣教和心理支持；准备麻醉相关药品、物品、仪器和设备，并配合麻醉医师进行核对、检查；核对术前相关检查结果，将检查缺项或异常结果迅速通报麻醉医师。

2. **麻醉中配合**　负责配制常规麻醉药品，维护静脉通路，并协助麻醉医师确保患者气道通畅，协助麻醉医师完成麻醉相关操作，监测并记录生命体征，配合麻醉医师处理术中任何并发症。

3. **麻醉后管理**　在麻醉医师指导下，根据麻醉或苏醒需求妥善摆放并调整患者体位；依照医嘱执行管路（气管、导尿管、引流管、静脉置管等）护理工作；负责给氧并监测记录呼吸、循环和神志等生命体征，发现异常情况及时汇报，遵医嘱给予相应处理；配合抢救及心肺脑复苏；配合麻醉医师进行患者转运护送，并做好护理交接。对恢复室患者作出准确评分，达到出院标准后可离院；协助麻醉医师进行术后随访以及复诊相关工作。

　　4．麻醉护理人员配置　操作间按照麻醉护士人数与内镜操作台数的比例，确保每名护士对应少于 2 台操作台进行配备，麻醉恢复室建议按照每名麻醉护士对应 2～4 张恢复床位的比例进行人员配备。

第五节　其他辅助人员

　　1．清洗人员　内镜技术本质上属于侵入性操作，内镜器械通常需要重复性使用，因此加强内镜的清洗、消毒是预防和控制内镜相关医院感染的关键措施。随着消化内镜技术在临床上的应用日益普及，内镜清洗消毒工作量显著增长，应配备专职的清洗消毒工作人员，其人数也应与各内镜中心的工作量相匹配。同时，定期对内镜清洗消毒人员进行培训和考核也是必不可少的。

　　2．转运人员　负责患者在院内的转运工作，包括从病房到内镜中心的转运、从接诊室到操作间的转运、从操作间到麻醉恢复室的转运，以及从麻醉恢复室到病房的转运。

　　对于较大规模的消化内镜中心，还需要相关放射人员、病理科医师以及仪器药品管理人员等。

（侯海军　田　鸣　王拥军）

参考文献

[1]　中华医学会消化内镜学分会. 中国消化内镜中心安全运行专家共识意见 [J]. 中华消化内镜杂志，2016，33（8）：505-511.

[2]　QAYED E, SHETH S G, AIHARA H, et al. Advanced endoscopy fellowship training in the United States: recent trends in American Society for Gastrointestinal Endoscopy advanced endoscopy fellowship match, trainee experience, and postfellowship employment[J]. Gastrointest Endosc, 2021, 93(6): 1207-1214.e2.

[3]　YU S, ROH Y S. Needs assessment survey for simulation-based training for gastrointestinal endoscopy nurses[J]. Nurs Health Sci, 2018, 20(2): 247-254.

[4]　中华医学会消化内镜学分会麻醉协作组. 常见消化内镜手术麻醉管理专家共识 [J]. 中华消化内镜杂志，2019，36（1）：9-19.

第二章

消化内镜麻醉的
设施和设备

消化内镜麻醉的实施场所以及所配置设备必须满足特定的要求。患者麻醉前评估、预约登记、随访等工作需要在门诊进行；确保内镜检查和手术治疗需要有相应的接诊、手术和恢复区域；同时，必须配备与消化内镜麻醉相关的设备、药品和耗材。

第一节　麻醉门诊的设立

自从 1846 年现代麻醉学诞生以来，已历经 170 余年的发展。近年来，随着日间手术麻醉、舒适化医疗，以及加速术后康复（enhanced recovery after surgery，ERAS）理念的提出，麻醉科已从外科学辅助科室转变为围手术期医学的重要组成部分。在这一改革转变过程中，首要任务是建立和完善麻醉门诊工作，为围手术期医学提供有力保障。

根据《国家卫生计生委办公厅关于医疗机构麻醉科门诊和护理单元设置管理工作的通知》（国卫办医函〔2017〕1191 号），二级以上医院被要求开展麻醉门诊服务。随后《关于印发加强和完善麻醉医疗服务意见的通知》（国卫医发〔2018〕21 号）进一步强调了开设麻醉门诊提高麻醉服务质量安全的重要性。因此，各级医疗单位应在条件允许的情况下，应积极开设麻醉门诊，提升医疗安全，提高服务质量，促进医患关系和谐发展。

麻醉门诊应设置独立诊室，建立完善的信息系统，包括门诊和住院电子病历系统、麻醉手术管理系统、日间手术系统和医院信息系统等。建议配备一台监护仪，以便在麻醉门诊评估患者时监测血压、心电图、脉搏血氧饱和度等信息。必要时，还应配备观片灯以及检查床等设备。

麻醉门诊应由高年资主治医师以上人员出诊，既可以评估消化内镜等日间手术的患者，也可以评估计划住院手术的患者。门诊的麻醉前评估有助于提前发现潜在问题、多学科会诊、充分准备等，从而系统地保障医疗安全，并提高医疗效率。

第二节　消化内镜操作间的要求

随着消化内镜治疗领域的不断扩展、麻醉人员的深度参与，对消化内镜操作间的空间需求也随之提升，建议麻醉手术用内镜操作间的面积至少为 $30m^2$，位置应靠近候诊室和恢复室，通道和门厅宽敞方便转运车通行。操作间内应配备专门用于消化内镜诊疗、麻醉实施、处理并发症和急救的设备、药品柜和耗材柜，以及墙壁或吊塔的电源、网线、中心气源（包括氧气、空气、氧化亚氮、二氧化碳等）和负压装置等设备。

每个消化内镜操作间应配置基本诊疗设备，以及特殊治疗所需设备和耗材。操作间应配备足量的检查用品，包括弯盘、牙垫、治疗巾、敷料缸、纱布、各类镊子、过滤纸片、标本瓶、消毒手套、消毒用桶等。除了内镜器械外，还应具备辅助器械，如吸引器、玻片、标本固定瓶、喷洒管、硬化剂注射针、生理盐水、各种规格的空针、超声清洗机等。必须使用经卫生健康委员会批准的内镜消毒液，例如2%戊二醛、75%乙醇或离子水等。

每个内镜操作间都应配备麻醉必需的设备，包括麻醉机、监护仪、气道管理设备、药品柜以及耗材柜。房间内应配置供氧设备与吸氧装置，以及负压吸引装置、静脉输液装置。麻醉机应具备完善的功能，建议配置空气气源和相应的供气系统。麻醉监护仪应具备心电图、脉搏血氧饱和度、无创血压、呼气末二氧化碳以及体温监测功能；建议配置有创动脉血压监测模块。在条件允许的情况下，应建立麻醉信息系统（详见本章第五节）。

气道管理设备在消化内镜手术麻醉管理中具有其特殊性。根据消化内镜检查和手术的特点，常用的麻醉方式有两种，即保留自主呼吸的非插管全身麻醉（non-intubated anesthesia）和机械通气的气管插管（喉罩）全身麻醉（endotracheal anesthesia）。对于非插管全身麻醉，应选择适合的气道工具，如吸氧鼻导管、鼻咽通气道、可插内镜的面罩、专用鼻罩以及经鼻高流量吸氧导管等。气管插管全身麻醉应配置麻醉用直接喉镜、可视喉镜、各型气管导管；喉罩全身麻醉应配备可插内镜的喉罩、各型常规喉罩、简易呼吸器等（详见本章第六节）。

第三节 候诊区的设置

候诊区的大小和座位数目应根据诊疗例次、患者人数、陪同人员数量、术前和术后的滞留时间等因素综合决定。该区域应包括护士站、候诊室、术前准备区、麻醉评估区、卫生间和绿色通道等。当内镜操作间数量较多时，考虑到胃肠镜受检者和陪护人员数量，建议设立第二候诊区，以优化患者的准备流程与诊间衔接；必要时，该区域可改造为专门用于发热患者检查的备用诊区，以便在紧急情况下可随时启用。

1. 护士站 配备电脑、电话和呼叫系统。在条件允许的情况下，内镜中心可诊前给患者佩戴定位手环，实现患者区域定位，并与科室及医院整体系统联动。该手环能自动激活自动血压仪，便于患者自助测量血压。

2. 候诊室 应分为普通患者候诊室和特殊人群候诊室（如超高龄患者、残疾患者等），并根据诊疗类别划分候诊区域。候诊室内保持良好的通风和采光，温度适宜，并提供电视机、报纸、杂志、健康教育宣传册等。有条件的医疗机构可配置电子显示屏及广播系统，以电子叫号方式协助维护就诊秩序，并滚动播放胃肠道检查注意事项及科普知识视频等。

3．术前准备区　选择相对独立的区域，便于患者术前准备及用药，应注意保护患者隐私。准备区内应设有专门开放静脉的区域，应根据诊疗间数量确定大小，推荐四周摆放沙发或椅子，中心区域放置治疗车。治疗车上应备有静脉穿刺用物等。

4．卫生间　宜就近设置卫生间，便器数量与诊疗量相匹配，适量蹲位、座便和小便器。应考虑无障碍设计，具体可遵照 GB 50763—2012《无障碍设计规范》设置。

5．绿色通道　绿色通道与急诊专用电梯衔接，确保通道直达内镜诊疗区，并方便轮椅和平车出入，供急诊和特殊患者使用。

6．发热筛查区　必要时设定一个相对独立、通风良好的发热筛查区，以便于进行临时筛查、隔离和转运使用。

第四节　麻醉恢复室的设置

消化内镜检查与治疗通常耗时较短，患者周转较快，为了确保麻醉患者在离开恢复室前达到安全的离室标准，应设置麻醉恢复室（post anesthesia care unit，PACU），并确保恢复室床位与内镜操作间床位比例应≥2∶1。恢复室应配备专职的麻醉护士，其人数与恢复室床位数量比例为1∶（2～4），麻醉护士在麻醉医师指导下从事麻醉后恢复期的监护工作。恢复室应建立明确的出入标准和工作流程，特别是在患者清醒后准备离室前，需严格按照标准进行评估，以保障消化内镜手术后麻醉的安全。

恢复室的单元床位面积应不少于 $5m^2$，并应配备监护仪（能够监护血压、心率、心电图、脉搏血氧饱和度等）、麻醉机和 / 或呼吸机、输液装置、吸氧装置、负压吸引装置、气道管理工具、简易人工呼吸器以及急救设备与药品等在内的必要设备。建议在恢复室内配置急救车，用于存放急救药品和除颤仪等急救设备。急救药品主要包括各种血管活性药物以及麻醉药的拮抗剂。除颤仪需要定期检查和维护，确保其始终处于待命状态。

第五节　麻醉设备的配置

所有开展麻醉工作的内镜操作间必须配备保障麻醉安全的必要设备，包括麻醉机、监护仪、气道管理设备和工具等。每个麻醉的消化内镜操作间为一个治疗单元，每个治疗单元建议配备：①麻醉机、多功能监护仪（血压、心率、心电图、脉搏血氧饱和度和体温）；②气道管理工具，如直接喉镜、视频喉镜、各型气管导管、各型喉罩、麻醉专用吸引器、简易人工呼吸器等；③保留自主呼吸的麻醉和气管内全身麻醉都应配备呼气末二氧化碳监测仪；④儿童、高龄、危重患者、复杂疑难消化内镜手术应配备体温监测及保温设备；⑤儿童消化内镜手术麻醉须配备专用的气管插管器具、小儿专用麻醉机和监护仪等。

内镜中心区域备用设备：①备用氧气源、纤维支气管镜、困难气道车或箱、抢救车及除颤仪；②麻醉气体监测仪、麻醉深度监测仪、肌松监测仪；③手术较大和重危患者较多的单位应配备有创血流动力学监测仪、心排血量监测仪、多参数血气分析仪；④床旁便携式超声仪、便携式呼吸机和便携式监护仪；⑤麻醉机回路、纤维支气管镜等器械的消毒设备。

第六节 麻醉专用工具和耗材

1. 麻醉专用工具和耗材 鼻氧管、鼻咽通气道、口咽通气道、麻醉呼吸回路、麻醉面罩、气管导管、人工鼻、牙垫、喉罩、负压吸痰管；留置穿刺针、静脉管道、微量泵延长管、三通旋塞、三通延长管、电极片、各型号袖带、血氧探头、麻醉气体（包括氧气、二氧化碳）采样管、麻醉标签、一次性麻醉喉镜片、麻醉面罩固定带、简易呼吸器、吸氧面罩、湿化瓶、一次性使用压力延长管等。

2. 上消化道气道专用工具和耗材 胃镜检查和治疗通常在非插管全身麻醉下进行。使用鼻氧管给氧具有无刺激、易于患者接受且不影响胃镜操作的优点；缺点是吸氧浓度和流量受限，在全身麻醉诱导后仍常发生低氧血症。此外，鼻氧管无法提高给氧效率，也无法正压通气。一旦出现呼吸抑制或低氧血症，需要借助其他气道工具救援。因此，鼻氧管更适合在病房或恢复室中对清醒患者进行氧疗，而不推荐用于全身麻醉的诱导和维持阶段。另外，常规麻醉面罩会妨碍胃镜经口插入，这为患者的吸氧和通气带来了挑战。因此，配备适合上消化道内镜的气道管理设备和器具是保障胃镜诊疗的关键。在胃镜麻醉中常用的专用气道工具分为两类，即经鼻声门上气道装置和经口双通道声门上气道装置。经鼻声门上气道装置包括各型鼻罩、正压通气鼻咽通气道、经鼻高流量氧疗（HFNO）等，这类气道工具可经鼻腔提供高浓度氧气和通气，而口腔则专门用于内镜操作；经口双通道声门上气道装置包括内镜面罩、内镜喉罩、内镜喉管等，这类气道工具均有两个通道，一个用于给氧通气，另一个则供内镜操作使用（详见第四章第二节）。

完善的消化内镜设施和设备配置是确保患者医疗安全、提升舒适医疗、简化就诊流程以及保障医疗服务高效运转的基础。

（每晓鹏　熊源长　崔　毅）

参考文献

[1] 国家卫生计生委办公厅. 国家卫生计生委办公厅关于医疗机构麻醉科门诊和护理单元设置管理工作的通知（国卫办医函〔2017〕1191号）[EB/OL].（2017-12-01）[2023-11-03]. http://www.nhc.gov.cn/yzygj/s3593/201712/251fb61008bc487797ed18a3a15c1337.shtml.

[2] 国家卫生健康委员会，国家发展改革委，教育部，等. 关于印发加强和完善麻醉医疗服务意见的通知（国卫医发〔2018〕21号）[EB/OL].（2018-08-08）[2023-11-03]. http://www.nhc.gov.cn/yzygj/s3594q/201808/4479a1dbac7f43dcba54e6dce873a533.shtml.

[3] 国家卫生健康委办公厅. 国家卫生健康委办公厅关于印发麻醉科医疗服务能力建设指南（试行）的通知（国卫办医函〔2019〕884号）[EB/OL].（2019-12-09）[2023-11-03]. http://www.nhc.gov.cn/yzygj/s3594q/201912/7b8bee1f538e459081c5b3d4d9b8ce1a.shtml.

[4] GOUDRA B, GOUDA G, SINGH P M. Recent Developments in Devices Used for Gastrointestinal Endoscopy Sedation[J]. Clin Endosc, 2021, 54(2): 182-192.

[5] DOULBERIS M, SAMPSONAS F, PAPAEFTHYMIOU A, et al. High-flow versus conventional nasal cannula oxygen supplementation therapy and risk of hypoxia in gastrointestinal endoscopies: a systematic review and meta-analysis[J]. Expert Rev Respir Med, 2022, 16(3): 323-332.

第三章

消化内镜麻醉管理制度

　　随着消化内镜诊疗技术的不断进步，其与麻醉学科的融合变得日益重要，相较于外科学，消化内镜学与麻醉学的结合相对较新，成熟度上还有待提升。在消化内镜中心的平台设置、人员资质和设备药品管理等硬件基础上，建立健全消化内镜麻醉管理制度是保障消化内镜诊疗技术顺利开展所必备的软件基础，各消化内镜中心应根据自身的实际情况，结合工作经验的积累不断对管理制度进行修订完善。

第一节　消化内镜麻醉人员管理制度

专门从事消化内镜诊疗的麻醉医师与麻醉护士，必须经过专业的培训和考核。这些岗位的主要人员通常保持相对固定。有规模开展消化内镜诊疗的医院，建议成立专门的内镜中心。中心内的麻醉相关医护人员由麻醉科统一培训和管理，并与中心内的消化相关医护人员紧密配合，从而保障消化内镜诊疗流程的顺畅和麻醉的安全性。

一、人员管理与调配

消化内镜中心的麻醉医师和麻醉护士应由麻醉科统一管理与调度。麻醉科将指派一位具有高级职称的麻醉医师（如科室副主任或专业组长等）负责管理内镜麻醉业务，确保岗位相对固定。这位麻醉负责人不仅具备丰富的临床麻醉经验，还应具备出色的科室管理能力，能在麻醉科主任领导下安排和管理消化内镜的日常麻醉工作，培训下级麻醉医师，与消化内镜医护人员保持顺畅的沟通和协调。麻醉住院医师或低年资医师需在消化内镜中心轮转至少1个月，以便熟悉日间麻醉的流程和技术；从事内镜麻醉的人员也必须定期轮转至手术室，以训练各种并发症的防治和增强急救处理能力。不鼓励将内镜的麻醉医师置于麻醉科管理之外的方式，因为这不利于学科梯队建设和个人的成长，且可能会影响医疗质量。麻醉护士由麻醉科护士长统一负责，并指派一名高年资护士负责消化内镜麻醉的准备工作、辅助麻醉以及恢复室监护等日常管理任务和护理人员管理。

麻醉门诊需由主治医师（含）以上资质的麻醉科医师相对固定坐诊，优先考虑专门负责消化内镜麻醉的麻醉医师。所有接受消化内镜麻醉的患者均需前往麻醉门诊进行麻醉前评估。麻醉恢复室的运作应在麻醉主治医师指导下，由麻醉护士进行监护。

目前，急诊消化内镜诊疗的麻醉工作通常由麻醉科值班医师承担，在急诊量较大且条件允许的医院，建议安排专门负责消化内镜麻醉的医师进行值班。

消化内镜的麻醉人员配置应从医疗安全的角度出发，综合考虑患者的数量、ASA分级、是否存在合并症、诊疗时间、手术操作的复杂程度等因素，配置麻醉医师的人数，在保证安全性的前提下提升患者的舒适性和提高诊疗效率。

二、人员的基本要求

消化内镜的麻醉主治医师及以上资质的医师必须精通消化内镜诊疗相关的麻醉技术；能独立管理高龄、病态肥胖、严重肝病、营养不良等特殊患者群体，并具备处理困难气道、心肺复苏、气胸气腹、大出血、误吸等紧急事件的能力。准确评估患者的总体健康状态；熟悉潜在的风险和防治措施，并具备与患者和家属进行有效沟通的综合技能。

麻醉护士应具备手术室内麻醉准备和监护的经验，胜任麻醉前准备、文书书写、患者苏醒期监护等各项工作，能妥善处理常见的并发症。

麻醉门诊评估医师应具备良好的沟通技能；熟悉各种消化内镜诊疗技术的操作流程及注意事项；能够识别患者可能存在的特殊情况（慢性病病史、药物服用史、手术史、过敏史等），综合评估患者的麻醉风险，并初步制定适当的麻醉方案。此外，向患者及家属告知麻醉相关事宜，并确保签署麻醉知情同意书。

消化内镜麻醉的住院医师必须接受正规培训并通过相应的考核，具备患者病史采集与风险评估的能力，并根据患者具体情况，制定个体化麻醉方案；熟知诊疗操作区抢救设备和物品摆放，了解消化诊疗的具体步骤，掌握常见内镜诊疗的并发症及其潜在风险并熟悉相应的防治措施。

第二节 内镜中心麻醉设备和耗材管理

消化内镜中心的每个诊疗室都配置了全套麻醉设备，包括麻醉机、监护仪（监测心电图、脉搏血氧饱和度、无创血压、呼吸末二氧化碳及体温等）、供氧与吸氧装置、单独的负压吸引装置、静脉输液装置、麻醉药物输注泵、常规气道管理设备（功能完善的麻醉机、简易呼吸囊、不同型号喉镜及气管导管、管芯、喉罩、胃镜专用面罩、鼻罩、口咽通气道、听诊器等），以及胃镜专用气道用具和困难气道处理工具。对于需要气管内全身麻醉的诊疗单元，还应配备有创动脉血压监测模块和配备吸入麻醉药装置的麻醉机。

麻醉机、监护仪、药品输注泵等设备的日常消毒、保养和检查均由专人负责管理（麻醉医师、技师或护士），严格执行设备使用情况的登记制度，一旦发现问题及时联系维修团队，以确保设备能安全运行。

在内镜中心区域配备了处理困难气道和抢救的专用设备，包括抢救车和心脏除颤仪等。抢救车内有序摆放处理困难气道的器具，以及常用急救药，如各类血管活性药、抗过敏药和麻醉拮抗药等。所有药品和物品都配有明显的图标或图片显示其位置，由专人（麻醉护士）负责，定期核查和及时补充，以确保随时可用。

麻醉中使用的耗材，如电极片、生理盐水、注射器、胶体液等，均由麻醉护士负责准备。针对高值耗材，如喉罩、动脉传感器、可视喉镜片等，应由专人（麻醉护士）根据手术需要从麻醉科领取，并进行记录登记和核查。

第三节　门诊麻醉药品管理制度

消化内镜中心开展麻醉工作后，麻醉药和急救药变得不可或缺。鉴于患者多为门诊患者，在门诊使用麻醉药品的管理流程与病房略有不同。为方便门诊患者使用麻醉药品，确保药品管理的安全性，必须遵照《中华人民共和国药品管理法》和《麻醉药品和精神药品管理条例》的要求，在此基础上，制定门诊患者在消化内镜中心使用的麻醉药品管理流程。

一、急救药品管理制度

1. 设置急救药品及物品专区，并根据无痛消化诊疗麻醉的病种储备适量的药品基数，便于临床应急使用，工作人员严禁擅自取用。

2. 依据药品及物品种类、性质分别放置、编号定量、定位存放，逐班交接，每日清点，保证备用状态，专人管理。

3. 定期对药品及物品质量检查，避免积压变质，对于出现沉淀、变色、过期、药瓶标签与盒内药品不符、标签模糊或被涂改的情况，应立即停止使用。

4. 所有抢救药品和物品必须固定在抢救车上或专用抽屉中，并加锁管理，定位存放，专人负责，定期检查。

5. 每次抢救结束后，应及时清点并补齐药品和物品，以确保随时可用。

6. 特殊药品及物品应按照相关规定管理，并接受相关部门的指导和检查。

二、住院毒麻药品管理制度

依据《麻醉药品和精神药品管理条例》《处方管理办法》和《医疗机构麻醉药品、第一类精神药品管理规定》等相关规定，为确保毒麻药品的安全使用，麻醉科室需制定科室规章制度，确保科室所有人员严格遵守：

1. 严格审核医师的麻醉处方权，按规定控制麻醉药品的用法及用量。
2. 建立"五专、四清、三监"制度

（1）"五专"：①专人负责：由两名指定人员共同负责毒麻药品的管理工作；②专柜加锁：设立专用保险柜储存毒麻药品，保险柜置于相对独立区域，并由专人看管，同时房间上锁，实行密码和钥匙双人分别管理；③专用账册：设立《毒麻药品出入库登记本》《毒麻药品发放登记本》《毒麻药品使用登记本》《值班毒麻药品登记本》四类专用登记本，确保每日使用和库存变动都有详细记录；④专用处方：毒麻药品采用红色处方，处方留存 3 年备查；⑤专册登记：每日的麻醉处方必须将患者信息核对无误后，登记入册、装订备查。

（2）"四清"：①药品数量清楚；②使用登记清楚；③管理人员清楚；④余液废弃方式清楚。

（3）"三监"：①药品发放环节有人监管；②使用药品环节有人监管；③药品回收有人监管。

3. 做到日清日结，账物相符。每月月底定时盘点，每月检查一次有效期，保障患者用药安全。禁止非法使用、储存、转让或借用麻醉药品。对违反规定、滥用麻醉药品的个人，管理人员有权拒绝发放药品，并及时向上级管理部门汇报。

4. 有药房药师进驻麻醉科的医院，应由药师负责管理、发放和核查相关药品。

三、门诊毒麻药品管理制度

门诊患者使用毒麻药品的管理原则与住院患者保持一致，具体流程可参考以下步骤：

（一）门诊毒麻药品基数申报

麻醉科的毒麻药品管理小组根据消化内镜中心的每周工作量，讨论制定门诊毒麻药品的种类和基数，向医院药学部门提出门诊毒麻药品基数的申请报告，提请药学部审批及备案。

（二）门诊毒麻药品发放及回收

1. 门诊审批的毒麻药品基数由麻醉科统一领取，存放在中心手术室的麻醉准备室进行管理。每日门诊的毒麻药品由当日门诊负责药品管理的麻醉医师和护士共同到中心手术室领取，按要求核对药品、数量、批号以及有效期，锁入专用小药箱，双人随身携带到门诊指定工作区域，进行日常用药。当日工作结束后，核对毒麻药品、红处方及空安瓿，确认无误后将药品放回专用小药箱，双人带回准备室进行登记归还。

2．通过建立门诊智能药柜，实施全流程信息化管理模式，实现由麻醉科统一管理。可有效提升医护人员工作效率，显著降低管控药品差错率及过效期损耗，甚至杜绝麻醉药品的流失，实时、高效的监控确保麻醉药品的正常运转。

3．大型内镜中心应设立专门的毒麻药品存放监管区，并配备保险柜和视频监控设备，建立台账及指定专人管理，直接从药房按照门诊毒麻药基数领取、发放和归还药物。门诊毒麻药品的保管、登记、核对、发放、回收，以及残余药量处理等管理制度和流程均与中心手术室要求相同。

（三）门诊毒麻药品使用及收费

门诊麻醉医师依照患者情况和麻醉方式，向管理毒麻药品的护士处登记并领取毒麻药品。在麻醉结束后，麻醉医师立即开出红处方，并将药品、耗材明细报给护士，护士实时完成计费录入工作并打印缴费单，交给家属或患者在自助机或人工窗口缴费。对于住院患者在消化内镜中心使用毒麻药品时，医师开出红处方并直接进行医嘱录入，完成住院患者毒麻药品、耗材等费用的收取。红处方仅限于在医院内部使用，包括医师、护士以及药房工作人员，患方全程不会直接接触毒麻药品和处方。

第四节　消化内镜中心的工作流程

一、预约安排流程

预约安排流程：①患者需携带检查申请单至内镜预约中心预约；②内镜工作人员在核对检查申请单后，向患者交代检查前准备，与患者协商确定检查日期；③有麻醉需求的患者需要到麻醉门诊接受评估，完善检查后由麻醉医师决定麻醉方式。

（一）内镜中心预约人员对患者进行检查前宣教

1．麻醉或镇静前常规禁食 6~8h，禁饮 2~4h。检查前需排空膀胱，去掉可摘义齿、角膜接触镜及饰品，清除口红及美甲。肠镜检查的患者检查前 1~2 天行无渣饮食，检查前最后一餐可进流食，根据肠镜预约时间不同，肠道准备药物服用时间可按内镜中心印制的时间表进行，确保肠道准备药物在规定的时间服用，禁水时间符合麻醉要求。

2. 了解患者抗凝血类药物服用情况及其他特殊情况，指导患者签署内镜检查同意书。

3. 告知患者检查当天注意事项，需家属陪同；检查结束后，应避免驾驶交通工具；取镜检报告和病理结果的时间。

4. 针对具有特殊情况和病情特殊的患者，预约人员需及时与麻醉评估医师沟通，建立预约—评估—诊疗之间的反馈渠道，合理安排此类患者的就医流程。

（二）麻醉医师对拟行麻醉或镇静的患者进行麻醉前评估

实施麻醉的医师在查阅麻醉门诊评估单后，需向患者或家属进一步了解、核实患者信息；对没有接受麻醉门诊评估的患者需要进行全面评估后决定麻醉方式。

二、择期消化内镜麻醉流程

（一）预约登记

1. 负责预约登记的医护人员需审阅消化内镜诊疗申请单和麻醉前评估单，初步判断适宜麻醉方式，若病情复杂，需与麻醉医师确认。

2. 对于确定可以进行治疗的患者，需登记患者的姓名、电话以及申请诊疗项目等重要信息，并完成消化内镜诊疗与麻醉相关表单；向患者告知诊疗前须知，特别是清肠剂服用方法及禁食禁饮时间。

3. 对于暂时无法安排治疗的患者，应该向患者告知原由，例如患者自身存在治疗的禁忌证或其他健康问题，暂不适合进行内镜治疗，并确保患者理解。

（二）候诊及再评估

患者根据预约时间到达等候区，并通过大屏幕的排序合理安排时间。患者候诊时，医务人员需确认患者基本情况，了解病史及术前准备情况，测量血压、体重、脉搏、脉氧饱和度，必要时测量动脉血气。在麻醉申请单上标注血压、心率、心电图结果及重要病例信息，并标注患者是否为重点关注对象等，再确认患者可监测指标是否符合麻醉或镇静镇痛条件。

（三）术前准备

1. 患者进入输液处，确认其麻醉申请单已签字，麻醉评估已完成，建立静脉通道，等待进入操作间。

2. 患者入室，嘱其喝下消泡剂（结肠镜诊疗时无须服用），协助其取左侧卧位，简要介绍诊疗过程，缓解其紧张情绪。

3. 检查氧源、吸引器、心电监护仪、胃镜检查的相关设施完好，备齐抢救用药及用具。

4. 监测患者生命体征；使用面罩或鼻罩高浓度给氧，指导患者深呼吸、给氧去氮，等待检查。

（四）术中情况

由麻醉医师给予麻醉药物，严密监测患者的心率、血压、氧饱和度、呼吸等情况。根据操作时间及患者体动情况，麻醉医师需按需追加药物，配合诊疗过程完成。

（五）术后恢复

操作结束后，所有患者需送入麻醉恢复室（详见第六章第二节）。

三、急诊消化内镜麻醉流程

急诊内镜术是指用内镜对急性消化道出血、消化道异物、急性化脓性胆管炎等紧急情况进行检查或治疗的过程。

（一）急诊消化内镜的适应证与禁忌证

1. 适应证　①各种原因引起的消化道活动性出血，需要紧急止血治疗，或紧急明确出血部位、原因、出血量等，以便制定紧急救助方案；②需要紧急取出的消化道异物；③胆总管结石嵌顿，需要紧急解除的情况。

2. 相对禁忌证　①患者处于急性失血性休克状态或重度贫血尚未纠正；②疑有胃、肠穿孔或腹膜炎者，以及脓毒症休克患者；③患有严重的心、肺功能不全或其他全身疾病且不能耐受检查者。以上情况并非绝对禁忌，各医院消化内镜与麻醉科室应积极协调，积极改善患者稳态，具体情况具体分析，权衡麻醉下操作内镜的利与弊。

（二）急诊消化内镜的流程

患者的病情特点是起病急、发展快、病情危重，许多患者意识模糊不能配合治疗，饱胃或肠道清洁准备不佳的患者，给消化内镜的操作和麻醉带来了一定的挑战和风险。迅速建立急诊患者的绿色通道及快速反应机制，包括详尽的术前准备和评估，术中关注内镜操作进程，严密监测各项生命体征。术后详细告知患者注意事项，以保证诊疗的安全性和有效性。具体流程如下：

1. 麻醉评估 在麻醉评估的同时积极进行麻醉前准备，与患者及家属就诊疗中的风险进行充分沟通，签署麻醉知情同意书，必要时将危重患者的情况上报医务处备案。在常规评估的基础上，重点了解患者以下情况：①急症的原因；②是否饱胃状态；③病情进展；④邻近脏器是否累及情况；⑤重要脏器的功能代偿情况；⑥内镜诊疗目的；⑦目前处理措施等。

2. 麻醉前准备

（1）液体通路：除病房自带静脉通路外，建立1条或以上麻醉专用通路，以便紧急输血和输液使用。

（2）药品准备：备齐诱导药品及各类抢救药品。

（3）监测设备：除常规的心电图、血压、氧饱和度、呼气末二氧化碳监测外，条件允许的情况下，应准备有创动脉血压、脑电双频指数监测仪、肌松监测仪等监测设备。

（4）气道设备：常规准备气管插管用具，准备不同型号气管导管及困难气道用具。若采用保留自主呼吸的非插管全身麻醉时要准备鼻罩、鼻咽通气道，以及高频通气机等设备；推荐微旁流 $P_{ET}CO_2$ 监测患者自主呼吸通气功能。

（5）其他：吸引器及多条无菌吸引管，除颤仪，血液加温设备等。

3. 麻醉实施 根据急症种类、是否饱胃、内镜治疗部位、手术时间长短、患者一般情况等因素选择麻醉方式，首选方式为气管插管全身麻醉。

麻醉过程中严密监测患者生命体征，对消化道出血的患者应时刻关注出血量及出血的原因和部位，保障患者液体复苏效率及质量；对消化道异物的患者应关注食管异物的性质、位置、与周围脏器毗邻关系以及是否存在穿孔等情况，在取出较大及尖锐异物过程中，配合气管导管套囊的抽放；对合并感染性休克及脓毒血症的患者，应及早给予液体复苏治疗。

4. 麻醉后监护 生命体征平稳及内环境稳定的患者可转入麻醉恢复室观察，一旦出现任何危及生命的急危重症情况，患者需转运至重症监护病房

（ICU）治疗。

5．麻醉后转运　重视急诊患者的麻醉后转运，尽量缩短转运时间，确保转运中的安全。

第五节　沟通协调

一、麻醉医师与内镜医师沟通

无痛消化内镜诊疗过程中，内镜医师与麻醉医师是合作关系，目的是为患者提供安全、舒适的医疗服务。应加强科室间沟通协调、学会换位思考。

1．诊疗前　内镜医师应配合麻醉医师，完善术前检查，做好麻醉评估、制定麻醉方案。特别是基础疾病控制不佳、手术风险高的患者，可启动术前会诊程序，制定适合的麻醉方式及诊疗方案。若患者检查当日出现突发情况，例如重度上呼吸道感染等影响麻醉或诊疗的状况，在麻醉医师与内镜医师及时交流沟通后，应共同与患者或家属进行有效沟通，充分告知诊疗风险，征得家属同意后，可暂缓诊疗。

2．诊疗中　若诊疗中出现低氧血症、血流动力学紊乱等危急情况，内镜医师需立即停止操作，配合麻醉医师抢救；若患者呼吸幅度过大影响内镜医师的操作，麻醉医师应在保障患者安全的前提下配合内镜医师；若出现穿孔、出血等并发症时，内镜医师应及时告知麻醉医师；诊疗中双方医师需实时沟通，安全、顺利地完成诊疗。

3．诊疗后　根据患者的临床表现，若出现麻醉或手术相关并发症，两者应相互告知，共同开展处理和随访等工作。

同时，两学科应定期进行学术交流，分享各自学科新技术，相互理解、共同提升，以期为患者提供更优质的医疗服务。

二、麻醉医师与患者沟通

由于麻醉工作的特殊属性，麻醉医师与患者的沟通不同于内外科医师，存在如下问题：①接触时间短（麻醉医师接触患者多在麻醉门诊或诊疗前一天访视和诊疗当日）；②需要传递的信息量大（麻醉医师需详细了解患者病史、手术史、用药史、过敏史等，向患者介绍麻醉的相关知识及风险并签署麻醉知情同意书）；③患者因术前存在恐惧、焦虑的情绪而影响交流等。

1．术前评估　术前评估是麻醉医师与患者建立信任的重要阶段。麻醉医师应有耐心，注意倾听患者及家属的表述；尽量使用通俗易懂的语言和缓和亲切的语气询问患者病史及告知麻醉相关事宜；体格检查时应注重保护患者的隐私并体现人文关爱；麻醉医师应具备扎实的理论基础、高超的技术水平、丰富的临床经验，用这些专业素养来赢得患者及家属的信任。

2. 麻醉过程　患者进入诊疗室后，应始终以亲切的语气再次询问患者病史，尽量消除患者的紧张情绪，并严格保护患者的隐私；进行麻醉相关操作前，尽量消除患者恐惧心理和不适感；合理使用麻醉药物，避免患者诊疗中知晓；麻醉恢复期需注重患者的舒适度，切忌突然大声呼喊或拍打患者身体，应让患者自然苏醒，并给予细心关怀和照顾。

3. 术后随访　执行麻醉的医师必须对每例患者进行术后随访。门诊患者，术后可进行电话随访；住院患者，麻醉医师可进行床边随访。一旦出现问题，应及时解决。

第六节　传染病防控

众所周知，医院感染不仅会造成极大的医疗成本浪费和经济损失，还可能危及患者生命。医院感染会发生于医疗活动的各个环节，门诊患者和住院患者都可能会面临一定的感染风险，因此加强医源性传染病的防控至关重要。在医院感控管理部门的指导下，科室应成立感控管理小组，制定感控工作计划和工作流程，并强化督导落实。具体措施包括：①保持科室环境清洁，按规范要求进行环境卫生学检测，对检测中存在的问题及时查找原因和整改，复查采样至合格为止；②定期开展感染知识培训和专题讲座，提升医护人员院感知识水平和业务能力；③自觉遵守无菌技术操作和院感工作流程，严格按照诊疗单元建设标准，做到区域划分明确并标识清楚；④对无法改造的老式诊疗室，应制定完善的管理流程，减少因布局不当而增加的院感风险。

一、麻醉医师

在气管插管时，任何非标准的操作都会引起呼吸道感染；在配制麻醉药品和各种有创操作过程中，也可导致血液感染等。因此，麻醉医师在操作中要时刻加强无菌操作的意识，严格遵守无菌操作原则，警惕因操作失误引起感染风险。

二、麻醉药品

麻醉医师应精准管理麻醉药物的配制时间，在保障药物疗效的同时，降低药物不良反应的发生。即麻醉医师应尽量缩短麻醉药物的放置时间，严格遵守无菌操作流程，坚持一药一人的原则。

三、麻醉设备

1. 一次性耗材使用前，应确保耗材包装完好，遵守一人一换的原则；使用后，对耗材进行初步毁形、分类后放入黄色的医疗废弃物袋内运送无害化处理。

2. 可重复使用的物品，如血压计袖带，需每日检查、每周清洗晾干。

3. 液体加温仪、心电监护仪、药品输注泵、除颤仪等特殊设备，使用后需用含复合双链季铵盐消毒液的消毒湿巾进行擦拭，如有血迹，及时清水擦洗干净，随后用 75% 乙醇或 50% 含氯消毒液擦拭消毒，再用清水擦拭。

4. 麻醉机使用后需用 75% 乙醇或 50% 含氯消毒液进行表面擦拭消毒。麻醉机内呼吸回路用麻醉机回路消毒机进行消毒，或者将其送往消毒供应中心进行高压蒸汽灭菌处理。对于特殊感染者使用麻醉机后应清空钠石灰罐，单独进行清洗消毒。内部管路消毒后，应确保彻底干燥以备下次使用。

（朱欣艳　刘学胜　胡　兵　薛富善）

参考文献

[1] 国家卫生健康委办公厅. 国家卫生健康委办公厅关于印发麻醉科医疗服务能力建设指南（试行）的通知（国卫办医函〔2019〕884号）[EB/OL]. （2019-12-09）[2023-11-03]. http://www.nhc.gov.cn/yzygj/s3594q/201912/7b8bee1f538e459081c5b3d4d9b8ce1a.shtml.

[2] 中华人民共和国药品管理法 [S/OL]. （2019-08-26）[2023-11-03]. https://www.gov.cn/xinwen/2019-08/26/content_5424780.htm.

[3] 麻醉药品和精神药品管理条例 [S/OL]. （2016-02-06）[2023-11-03]. https://www.gov.cn/gongbao/content/2016/content_5139413.htm.

[4] 处方管理办法 [S/OL]. （2007-02-14）[2023-11-03]. https://www.gov.cn/zhengce/2007-02/14/content_5713779.htm.

[5] 国家卫生健康委员会. 关于印发医疗质量安全核心制度要点的通知（国卫医发〔2018〕8号）[EB/OL]. （2018-04-18）[2023-11-03]. http://www.nhc.gov.cn/yzygj/s3585/201804/aeafaa4fab304bdd88a651dab5a4553d.shtml.

[6] 医院感染管理办法 [S/OL]. （2006-07-06）[2023-11-03]. http://www.nhc.gov.cn/wjw/c100022/202201/22d85ce0b5f441d094538aff835c1aca.shtml.

第四章

消化内镜常用的麻醉方法

随着消化内镜治疗技术的不断发展，单纯的"无痛内镜"已不能保障其医疗质量，消化内镜的麻醉应按照临床麻醉学的要求进行麻醉前评估、严密监测、选择合适的麻醉药物和方法、掌握麻醉适应证，以及安全的气道管理方法等一系列麻醉管理措施。本章介绍消化内镜麻醉相关的常用监测方法、麻醉药物、麻醉方法和气道管理的相关内容，为各种消化内镜技术和不同患者的麻醉提供参考。

第一节   消化内镜常用监测方法

消化内镜的检查可在镇静下完成，临床对患者意识改变和镇静深度的判断尤为重要；内镜麻醉多为非插管全身麻醉（non-intubated anesthesia），需要维持患者气道通畅和保留自主呼吸，因此能实时监测呼吸运动，及时发现呼吸道梗阻和低氧血症对保障患者安全至关重要。为此，本节将消化内镜镇静和麻醉时对意识和呼吸常用的临床评估和监测方法介绍如下。

一、监测方法

（一）临床监测方法及指标

有助于发现患者体征变化的主要监测方法是临床评估，包括视觉评估、听诊、触诊和问诊，其中视觉评估是最常应用的临床评估方法，主要是临床医师对患者进行观察。临床评估比电子设备监测更敏感，能够及早发现患者体征的变化。电子设备监测不能代替医务人员对患者进行及时、有效的临床评估，但能反映患者生命体征的部分变化，与临床评估结合有助于医师对患者生命体征变化作出准确判断。

1. 分级量表及评分量表   是判断镇静深度和患者意识恢复状态的主要依据，大部分通过临床评估（包括视觉评估和问诊）或临床评估与电子设备监测相结合进行判断，为患者术中镇静深度和术后恢复状态的判断提供重要依据。分级量表及评分量表主要包括 Ramsay 镇静量表、改良警觉/镇静评分（modified observer's assessment of alertness/sedation scale，MOAAS）、儿童镇静状态量表和麻醉后出院评分系统。

（1）Ramsay 镇静量表：在消化内镜检查及治疗的镇静评估中最常应用。Ramsay 具有明确的镇静分级标准，有助于实施镇静镇痛方案的医务人员快速判断镇静深度，常用于术中评估患者镇静深度（表 4-1）。

（2）改良警觉/镇静评分（MOAAS）：在消化内镜检查及治疗中较常应用的评分系统，常用于术中评估镇静深度。虽然 MOAAS 具有简单、可以快速评判镇静深度的特点，但在内镜检查时，非麻醉医务人员可实施评分为 4~5 分的镇静镇痛方案，而 1~2 分的镇静镇痛方案最好由接受过麻醉相关培训的医务人员实施（表 4-2）。

（3）儿童镇静状态量表：可以作为有效记录和快速获得儿童镇静质量的

简单方法，常用于术中评估镇静深度。已有研究表明，观察者在使用该量表进行镇静深度评估时观察者自身一致性和观察者间的一致性均较高，简单、方便、易于学习（表4-3）。

（4）麻醉后出院评分系统：应用涵盖年龄范围较广，适合各个年龄段患者。另外，学习系统所需时间较短，能够让评估人员快速学习该系统的评估方法。麻醉后出院评分系统能够准确评估患者的康复情况是否与手术和麻醉后的预期恢复情况一致，并且能够区分不同患者的恢复状态，常用于术后恢复状态的评估（表4-4）。

表4-1　Ramsay 镇静量表

临床评分 / 分	患者特点
1	清醒：烦躁或不安或两者都有
2	清醒：配合，有导向和安静
3	清醒：但只对命令有反应
4	入睡：对轻拍或听觉刺激反应迅速
5	入睡：对轻拍或听觉刺激反应迟钝
6	入睡：对轻拍或听觉刺激无反应

表4-2　改良警觉 / 镇静评分

分数 / 分	表现
5	对正常音调的呼名易于作出反应
4	对正常语调的呼名呈嗜睡反应
3	仅对大声或反复或两者都有的呼名有反应
2	仅对轻度的摇推肩膀或头部有反应
1	仅对疼痛刺激有反应
0	对疼痛刺激无反应

表4-3　儿童镇静状态量表

分数 / 分	行为
5	患者有意识或无意识地活动影响术者操作，需要制动。包括在手术中哭泣或大喊，但不一定出声。评分基于是否有体动
4	在手术过程中有体动（清醒或镇静状态），需要轻度制动以保持体位。可以用言语表达不适或压力，但没有通过哭喊表达反对

续表

分数 / 分	行为
3	面部疼痛或可能表达不舒服，但没有体动或妨碍手术的完成。可能需要帮忙定位（如腰椎穿刺），但不需要制动以防止患者体动
2	安静状态（入睡或清醒），术中没有体动，没有疼痛或焦虑引起的皱眉或额头出现皱纹。没有语言表达抱怨
1	深度睡眠，生命体征平稳，但需要气道干预和 / 或协助（中枢性或阻塞性呼吸暂停）
0	与需要急救的异常生理状态导致的镇静状态（例如血氧饱和度 < 90%、血压低于基础值的 30%、需要治疗的心律失常）

表 4-4　麻醉后出院评分系统

项目	分数 / 分
生命体征	
血压 + 心率波动在基础值的 20% 之内	2
血压 + 心率波动在基础值的 20% ~ 40%	1
血压 + 心率波动＞基础值的 40%	0
活动	
稳定步态，无眩晕，或达到麻醉之前的水平	2
需要帮助	1
不能走动	0
恶心和呕吐	
轻微 / 口服药物治疗	2
中度 / 肠外给药治疗	1
重度 / 尽管治疗依旧持续存在	0
疼痛	
口服镇痛药控制疼痛并且患者可以接受：	
是	2
否	1
手术出血	
轻微 / 没有伤口换药	2
中度 / 达到需要 2 次伤口换药	1
重度 / 需要大于 3 次伤口换药	0

注：评分≥ 9 分出院。

2．口唇颜色　通过口周发绀判断是否为低氧血症。但这种临床评估方法是存在个体差异的。许多因素会影响监测，例如皮肤本来颜色、房间光线、观察者间视觉差异和患者的血红蛋白浓度等。毛细血管中未氧合血红蛋白达到大约 5g/L 时，就会呈现暗蓝色，临床表现为发绀。但该阈值对于不同患者可能对应不同的动脉氧饱和度和动脉血红蛋白含量。

3．呼吸节律　麻醉期间应持续监测所有患者通气是否充足，包括观察临床体征，例如胸部起伏、呼吸音听诊（选用心前区或食管听诊器），以及储气袋运动情况。患者自主呼吸时，应观察有无气道阻塞征象，包括胸部反常运动、打鼾或上气道声响。

（二）监护仪指标

美国麻醉医师协会（American Society of Anesthesiologists，ASA）的麻醉标准监测包括脉搏血氧饱和度、心电监护、无创血压（non-invasive blood pressure，NIBP）和体温监测。另外，ASA 监测标准还要求测定呼气末二氧化碳和吸入氧气浓度。

1．脉搏血氧饱和度监测（SpO_2）　SpO_2 能够准确测量动脉血氧饱和度（SaO_2），推荐对所有进行内镜相关操作的镇静患者进行连续 SpO_2 监测。SpO_2 主要代表肺的换气功能，其反映低通气早期不敏感；SpO_2 下降提示通气功能已明显下降，因此需要严密观察患者呼吸状态。

2．无创呼气末二氧化碳监测（$P_{ET}CO_2$）　$P_{ET}CO_2$ 作为一种较新的无创伤监测技术，已越来越多地应用于手术麻醉的监护中，它具有高度的灵敏性，不仅可以监测通气，也能反映循环功能和肺血流情况，目前已成为麻醉监测不可缺少的常规监测手段。CO_2 测定是指测定气道内的 CO_2，CO_2 描记法可以显示 CO_2 波形，即 CO_2 描记图。CO_2 描记图跟呼吸的连续波形形态一致，因此可实时评估患者气道及通气情况。在内镜检查镇静期间，虽然短暂性低氧血症和严重的心肺意外事件之间的相关性并不明确，但是及时发现低氧血症十分必要。$P_{ET}CO_2$ 能够无创估测 CO_2 浓度或动脉血二氧化碳分压（$PaCO_2$），在低氧血症发生前 $P_{ET}CO_2$ 能够提前检测到呼吸抑制。对于监测通气不足，$P_{ET}CO_2$ 比视觉评估或 SpO_2 监测更敏感。ASA 推荐所有中度至深度镇静的患者均应监测 $P_{ET}CO_2$。有临床证据显示，在非插管全身麻醉中监测 CO_2 波形可以提高患者的安全性。一项纳入 500 多名深度镇静状态下行结肠镜检查患者的研究中发现，与接受标准监测的患者相比，接受 CO_2 波形监测的患者发生一过性低氧血症的发生率明显降低。老年患者呼吸系统疾病发病率较高，容易发生气道阻塞或者呼吸抑制，并且鼾症发生率更高，容易引起高二氧化碳血症和低氧血症，所以对老年患者进行 $P_{ET}CO_2$ 监测尤为重要。经皮 CO_2 监测仪是近年来常用的 $P_{ET}CO_2$ 监测设备，具有无创、便捷的优点，在内镜麻醉过程中可以起到有效监测 $P_{ET}CO_2$ 的作用。

3．其他无创监测　所有经静脉注射镇静药物的患者都需监测心率和血压。心率应连续监测，血压每 3 ~ 5min 监测 1 次。对于儿童患者，术后进入麻醉恢复室（PACU）需要连续血氧监测。如果未完全清醒，则需要进行持续心电监护，至少 5min 记录 1 次心率、血压、呼吸频率和氧饱和度；如果处于清醒状态，则可 10 ~ 15min 记录 1 次。

（1）心电图：ASA 指南推荐，对严重心血管疾病或心律失常患者进行连续心电图监测。其他患者包括有重大肺部疾病史、高龄以及持续较长手术的患者对其进行心电监护也是有益的。

（2）体温：全身麻醉患者均应进行体温监测，尤其是手术时间大于30min 的操作。应在血流灌注丰富的部位监测核心温度，方法为使用探头监测鼻咽（探头插入鼻孔 10 ~ 20cm）或远端食管的温度。

（3）脑电双频指数（BIS）：是常用的监测麻醉深度的指标，BIS 值与镇静程度之间关系因患者而异，对于成年患者 BIS 监测镇静深度是可靠的。

（4）胸部阻抗呼吸容量监测仪是一种监测呼吸容量的有效工具，在监测心电监护时，在心电图电极片周围贴上胸部阻抗电极片可以有效监测呼吸容量。

二、镇静分级及镇静 / 麻醉深度监测阶段

（一）镇静深度分级

在胃肠镜检查过程中，根据患者麻醉方式选择的不同，麻醉的监测方法也有所不同。患者的监测是由临床评分和监护仪监测共同完成的。镇静分级具有连续性，从最轻度的镇静到全身麻醉。根据镇静深度的定义分为四个水平，分别为轻度镇静 / 抗焦虑、中度镇静 / 镇痛（清醒镇静）、深度镇静 / 镇痛、全身麻醉（表 4-5）。BIS 值范围为 0 ~ 100 分，不同数值对应着不同的麻醉深度。85 ~ 100 分表示清醒状态，65 ~ 85 分为镇静状态，40 ~ 65 分为麻醉状态，低于 40 分可能呈现爆发抑制。

表 4-5　ASA 连续镇静深度分级表

	轻度镇静 / 抗焦虑	中度镇静 / 镇痛 （清醒镇静）	深度镇静 / 镇痛	全身麻醉
反应	对言语刺激产生正常反应	对言语或触觉刺激产生有目的的反应	对重复性或疼痛刺激产生有目的的反应	受到疼痛刺激也无法唤醒
气道	不受影响	不需要干预	可能需要干预	经常需要干预
自主呼吸	不受影响	充足	可能不足	经常不足
心血管功能	不受影响	通常可以保持	通常可以保持	可能受损

（二）镇静 / 麻醉深度监测阶段

镇静 / 镇痛引起的并发症相对较少，但仍有可能出现严重的心肺不良事件，因此所有患者都需要认真监护。在胃肠镜检查的过程中评估镇静深度，监测血压、脉搏、呼吸、氧合、心电的变化能够较早地发现临床问题。对患者实施麻醉时，必须实时监测患者的意识和生命体征。评估患者的意识水平和生命体征分为五个阶段：

1．在镇静 / 镇痛开始前　在未用药前对患者镇静深度进行评分，可以了解患者的基础状态，并可对比给药后的镇静效果，至少评估一次并记录。

2．在镇静 / 镇痛药物使用后　连续监测生命体征，评估镇静水平是否达到理想的深度，根据所用药物起效时间不同，给药后的 1 ~ 5min 内应仔细观察患者的意识水平和生命体征变化，镇静深度不够时可以追加适量药物，直至达到所需的镇静评分，方可开始内镜操作。患者对入镜时的体动或应激反应提示镇痛水平不足，必要时可追加适量镇痛药物。

3．手术过程中　连续监测生命体征每 5min 一次，结合手术的刺激时点判断镇静镇痛深度是否能满足手术要求，以及判断追加镇静镇痛药物的时机和剂量。

4．在恢复初期　停止给镇静和镇痛药之后，连续监测生命体征，每 5min 一次，如果患者血流动力学稳定、能够保证充分的自主通气和氧合、镇静评分恢复、能唤醒并遵循口令，方可转入 PACU。

5．进入麻醉恢复室后　继续监测呼吸和循环指标，如果呼吸氧合正常、患者清醒，则可适当延长监测间隔时间。对镇静深度的评估至少在入恢复室和临出恢复室前各做一次，患者在离院前必须根据麻醉后出院评分系统（见表 4-4）评分达到离院标准，方可在陪同下离院回家。

镇静深度的临床评估加之生命体征的连续监测是指导消化内镜镇静镇痛水平的必要前提，每个麻醉医师都应熟练运用这些评分标准，以保证消化内镜镇静镇痛和麻醉的质量。

第二节　消化内镜常用气道管理方法

消化内镜检查是目前筛查消化道肿瘤等疾病的有效手段，消化内镜治疗是治疗早期消化道疾病的微创方法。根据内镜诊疗操作的复杂程度、患者基础状况以及麻醉医师的经验和水平，可采用的镇静或麻醉方式包括镇静镇痛（sedation/analgesia）、非插管全身麻醉（non-intubated anesthesia）以及气管插管全身麻醉（endotracheal anesthesia）。一项对全国 2 758 家医院胃肠内镜镇静的调查报告显示，我国麻醉医师最常采用的内镜镇静或麻醉方案是联合使用丙泊酚和阿片类药物（芬太尼或舒芬太尼）。丙泊酚镇静通常意味着选择非插管全身麻醉或气管插管全身麻醉，这个药物因为对心血管有抑制作用，所以在临床上可能会引起严重并发症。大部分消化内镜诊疗均可在镇静镇痛和非插管全身麻醉下完成，因此在内镜诊疗的整个过程中均不存在确切的保护性气道，导致消化内镜诊疗的大部分患者具有易发生低氧血症、误吸率高以及气道与上消化道共用同一通道的三大特点。

一、低氧血症

（一）低氧血症的高危因素

低氧血症是镇静镇痛、非插管全身麻醉常见的呼吸系统并发症，更多发生在上消化道内镜诊疗操作中，尤其是内镜逆行胰胆管造影（endoscopic retrograde cholangiopancreatography，ERCP）的患者。手术室外操作性镇静镇痛中呼吸暂停发生率约为 54.2%，其中出现低氧血症的患者占 37.8%。ASA Ⅰ～Ⅱ级患者在内镜检查中低氧血症的发生率约为 51%。消化内镜诊疗发生低氧血症的原因主要包括镇静镇痛或非插管全身麻醉导致的呼吸抑制或呼吸道梗阻，镇静不足、气道高反应性导致的呛咳、喉痉挛等。低氧血症可导致其他严重并发症如缺氧性脑损伤、心律失常甚至死亡的风险增加。低氧血症的高危患者具有以下特点：年龄＞ 60 岁、肥胖、ASA Ⅲ～Ⅳ级、合并心肺功能不全、糖尿病、高血压、阻塞性睡眠呼吸暂停综合征、基础 $SpO_2 < 95\%$、急诊内镜检查、内镜操作时间长、困难食管插管等。

（二）低氧血症的预防及处理

1. 麻醉前预氧合 无论采用何种方式的内镜麻醉方案，均建议在给予麻醉药物前使用高流量、高浓度的氧气充分地预氧合。充分预氧合可明显提升功能残气量氧浓度，增高氧储备，从而明显延长患者低通气和呼吸暂停的安全缓冲时间，这对合并高危低氧血症及需快速序贯诱导的高危胃反流误吸的患者尤其重要。

鼻导管（氧流量 1 ~ 4L/min）可为保留自主呼吸的患者提供低浓度（25% ~ 40%）的氧气输送，输送的氧气浓度受呼吸频率、潮气量及经口呼吸程度影响，但鼻导管不能提供高流量、高浓度的氧气，必要时不能行正压通气，因此不能满足麻醉安全的需求。

麻醉面罩是预氧合最常用的工具，面罩与患者面部紧密贴合并连接麻醉回路，可为自主呼吸的患者提供接近 100% 的氧浓度。鼻罩可密封鼻孔，能高浓度和高流量给氧，患者清醒时的接受度高，能提供高达 90% 以上的氧浓度，实现有效的预氧合。

使用麻醉面罩或鼻罩行预氧合的技术主要包括潮气量法和肺活量法。潮气量法是指在氧流量 ≥ 6L/min 时，嘱患者以正常的呼吸幅度和频率呼吸 3min。肺活量法又称快速预氧合法，在氧流量 ≥ 10L/min 时，嘱患者在 1min 内进行 8 次深呼吸，肺活量法可通过深吸气扩张塌陷的肺泡，有效改善功能残气量。

2. 经鼻高流量氧疗（high flow nasal oxygen therapy，HFNO） HFNO 是具有良好临床应用前景的新技术，较传统的给氧设备能提供更好的氧合，已成功用于重症监护病房和困难气道管理。HFNO 系统由主动加热加湿器、流量发生器、单加热回路和鼻导管构成，其特点是可提供高达 40 ~ 80L/min 的湿化氧气，可将吸入氧浓度滴定至 100%。此外，HFNO 可使呼气末正压达到 $7.5cmH_2O$，从而防止上气道塌陷，减少无效腔量，降低了呼吸功，理论上特别适合用于充血性心力衰竭和急性呼吸窘迫综合征的患者。与使用传统经鼻导管给氧行上消化道内镜诊疗的患者比较，使用 HFNO 给氧的患者发生低氧血症的风险显著降低。在合并阻塞性睡眠呼吸暂停综合征高危因素的患者接受丙泊酚麻醉（镇静）行胃十二指肠镜、超声内镜和结肠镜检查时，HFNO 可明显降低为改善氧合进行的气道操作需求。HFNO 的不良反应包括鼻痛、鼻干燥、咽痛、头痛及气压伤（如气胸和皮下气肿）。经济成本高是 HFNO 用于镇静的限制因素，因此更倾向于推荐在高危患者，如病态肥胖、呼吸衰竭、肺动脉高压、阻塞性睡眠呼吸暂停综合征、慢性阻塞性肺疾病和肺纤维化的患者，以及复杂内镜操作，需非插管全身麻醉，以及医师难以靠近气道的诊疗操作时使用，HFNO 用于上述情况时，可在避免气管插管的情况下，降低低氧血症的风险。

3．实时监测呼吸抑制   及时发现和处理低氧血症非常重要，因此在诊疗操作过程中持续进行 SpO_2 监测，密切观察患者胸廓起伏。由于 SpO_2 的降低晚于呼吸暂停或呼吸抑制的发生，故在低氧血症高危患者推荐同时监测 $P_{ET}CO_2$。

4．及时处理   在内镜诊疗过程中发生低氧血症时，可通过仰头抬颏、托下颌、颈部伸展等干预措施解除呼吸道梗阻，及时高流量给氧，置入鼻咽通气道等进行处理，必要时退出内镜行面罩加压给氧，或置入喉罩、气管插管。

二、误吸

（一）消化内镜误吸的高危因素

行上消化道内镜诊疗的患者更容易发生反流误吸，行胃十二指肠内镜诊疗的患者胃反流误吸发生率为 0.05%，而择期手术患者胃反流误吸发生率仅为 0.02% ~ 0.03%，原因可能是镇静镇痛或非插管全身麻醉时抑制保护性咽反射并降低食管下括约肌压力，内镜置入时诱发呛咳和操作过程中胃内充气腹内压增加所致。一项包括 500 万例行胃肠镜检查的门诊患者的研究发现，在检查后 30 天内有 1.1% 患者发生了吸入性肺炎，既往合并糖尿病、肺炎、卒中、吞咽困难和充血性心力衰竭的患者是发生吸入性肺炎的高危因素。而行 ERCP、上消化道出血接受消化内镜诊疗的患者吸入性肺炎的风险分别增加至 3.4% 和 4.8%。合并贲门失弛缓、严重胃食管反流、食管裂孔疝、食管狭窄、食管切除术后、胃瘫、胃肠道梗阻如腹腔间隔室综合征、幽门梗阻、Zenker 憩室、腹水、妊娠晚期以及严重的基础疾病、活动性消化道出血及使用丙泊酚麻醉的患者更容易发生误吸。长期或控制不佳的糖尿病患者可因自主神经功能障碍导致胃轻瘫，即使严格禁食水后仍有 48% 患者处于"饱胃"状态，糖尿病视网膜病变是发生"饱胃"的独立危险因素，有条件的建议在镇静或麻醉前对胃内容物行超声检查。合并严重的胃食管反流（禁食水期间有症状发生或症状每周发生 1 次以上）、对质子泵抑制剂有耐药性或已导致严重病变如 Barrett 食管的患者是胃反流误吸的高危人群。虽然内镜诊疗的全身麻醉患者发生肺误吸的风险高于监测麻醉（monitored anesthesia care，MAC）和清醒镇静的患者，但这可能与患者合并症更多及内镜诊疗操作更复杂相关。

（二）消化内镜误吸的处理

1. 临床判断与决策　消化内镜诊疗的患者中，反流误吸高危因素患者大致可归为三类：食管病变（Zenker 憩室、贲门失弛缓等）、胃食管反流（有症状的胃食管反流或食管裂孔疝）、胃扩张（胃肠道梗阻，机械性梗阻如幽门梗阻，或功能性梗阻如外伤或腹膜炎）。需行气管插管全身麻醉的反流误吸高危患者可参考以下麻醉诱导和气管插管流程（图 4-1）。

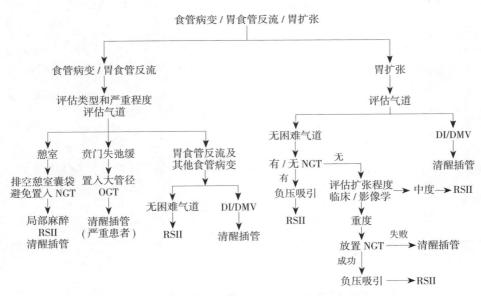

图 4-1　消化内镜误吸高危患者麻醉诱导和气管插管流程

NGT，鼻胃管（nasogastric tube）；OGT，经口胃管（orogastric tube）；RSII，快速序贯诱导气管插管（rapid sequence induction intubation）；DI，困难气管插管（difficult intubation）；DMV，困难面罩通气（difficult mask ventilation）。

2. 快速序贯诱导气管插管（RSII）　尽管没有高质量的循证证据证明快速序贯诱导的安全性和有效性，RSII 仍是目前预防反流误吸的常规方案。经典 RSII 包括：监测生命体征、建立静脉通路、体位、置入胃管、大功率吸引设备、预氧合、静脉麻醉诱导、快速起效的肌肉松弛药、Sellick 手法及带套囊的气管插管。RSII 存在两个问题，一是经典 RSII 与低氧血症和心血管并发症风险相关；二是现有的 RSII 实施的报道具有很大的异质性，并没有公认的 RSII 方案。通过对最新发表的文献和对麻醉医师及气道管理专家的调查报告详细研读，将同质性高和最新研究推荐的可行方法进行总结（表 4-6），供各位麻醉医师参考。

表 4-6   可供参考的 RSII 方案

项目	内容
体位	头高脚低位（头部抬高 15° ~ 30°），反流发生时立即头低位
胃管	反流误吸高危患者麻醉诱导前置入胃管
预氧合	与面部紧密贴合的面罩纯氧预氧合 3 ~ 5min，有条件的可使用 HFNO
	呼吸功能不全患者可谨慎地在吸气压力 < 12 ~ 15cmH$_2$O 时行手动或机械通气
静脉诱导药物	循环稳定时，用丙泊酚；循环不稳定时，用氯胺酮、依托咪酯
	阿片类药物（芬太尼、舒芬太尼）降低镇静药物用量维持循环稳定，降低插管时心血管反应
	肌肉松弛药：氯琥珀胆碱 1mg/kg，罗库溴铵 1 ~ 1.2mg/kg
Sellick 手法	是否使用有巨大争议，使用 Sellick 手法时，若声门显露不佳，立即解除环状软骨按压
视频喉镜	急诊、高危患者、危重患者视频喉镜为一线气道工具，探条处于备用状态
监护	使用 P$_{ET}$CO$_2$ 监测及时发现潜在的食管插管
	高危患者行有创血压监测

注：基于最新文献、麻醉医师及气道专家 RSII 问卷调查。HFNO，经鼻高流量氧疗。

三、上消化道内镜对气道管理的影响

上消化道内镜诊疗操作和气道管理共用通道是内镜镇静（麻醉）与非内镜诊疗的操作镇静镇痛最大的区别。上消化道内镜诊疗操作时，虽然内镜对上呼吸道有支撑作用，但同时也占据咽后间隙。更为关键的是，在除外气管插管全身麻醉下的上消化道内镜诊疗中，即使我们及时发现了存在的呼吸抑制，但却不能立即进行有效的面罩正压通气，这也是潜在的导致内镜麻醉中低氧血症发生率高的原因之一。

近年来，专门设计用于上消化道内镜操作的气道管理工具逐渐用于临床，可在内镜操作过程中持续高浓度、高流量供氧，必要时能在不拔出胃镜时即可正压通气，同时还能监测 $P_{ET}CO_2$，使得上消化道内镜麻醉的安全性更有保障。这些专用气道工具分为经鼻声门上气道装置和经口双通道声门上气道装置。经鼻声门上气道装置包括各型鼻罩、正压通气鼻咽通气道、HFNO 等，这类气道工具使用鼻腔高浓度给氧和通气，而口腔只供内镜操作；经口双通道声门上气道装置包括内镜面罩、内镜喉罩、内镜喉管等，这类气道工具均有两个通道，一个给氧通气，另一个供内镜操作。

（一）经鼻声门上气道装置

1. 鼻罩　与面罩不同，鼻罩是仅通过密封鼻孔就可以实施正压通气的新型通气装置，带有缓冲垫的鼻腔通气口和灵活的通气接口，附有 CO_2 采样接头。使用束缚带将鼻罩固定在鼻翼周围形成密闭回路，为患者提供高浓度氧气并可进行正压通气，还可监测 $P_{ET}CO_2$。由于无须封闭口腔，鼻罩的接受度高，不易产生幽闭恐惧，预氧合过程中不影响与患者沟通，内镜诊疗时不影响内镜在口腔内的操作。鼻罩联合七氟烷吸入已被证实可安全用于 ERCP 检查，并较使用丙泊酚能更好地维持氧合；鼻罩用于肥胖患者内镜诊疗可明显减少低氧合发生率，因此推荐在高体重指数（body mass index，BMI）、高 ASA 分级、阻塞性睡眠呼吸暂停综合征以及行复杂内镜诊疗（如 ERCP 等）的患者使用，以防止低通气风险。鼻罩通气优于面罩的原理是：采用鼻罩通气时，仅在鼻咽腔产生正压，鼻咽与口咽之间形成的压力梯度能够克服软腭和舌体的下垂力，向前推进并打开上气道；使用面罩通气时，鼻咽腔和口腔内同时施加正压，不会在这两个腔隙间产生压力梯度，在重力的作用下软腭和舌体受压更易造成气道阻塞。常用的鼻罩有华舒达鼻罩（图 4-2）、SuperNO$_2$VA™ 鼻罩。

2. 正压通气鼻咽通气道　鼻咽通气道不仅可提高吸氧浓度，还可防止舌后坠和其他软组织塌陷阻塞气道，保持气道通畅，有轻微的刺激性，适用于镇静镇痛和非插管全身麻醉的患者。合适的鼻咽通气道型号应根据患者鼻尖至一侧下颌角的距离，而不是鼻孔直径来选择。置入前应充分润滑或表面麻醉，在接受复杂内镜诊疗操作的患者也可先给予适量的丙泊酚或阿片类药物，在达到适度镇静后置入。置入时，沿鼻腔底部稍微倾斜置入咽后部，如遇阻力，可轻微旋转导管。切忌暴力操作损伤鼻黏膜引起出血甚至误吸，在极端情况下如导管过长，鼻咽通气道末端会置入食管，或插

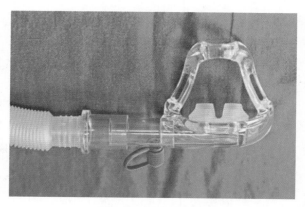

图 4-2　华舒达鼻罩

入方法不当、方向错误导致导管误入颅内，出现罕见的严重并发症。鼻咽通气道可通过标准接头与麻醉回路相连，氧气经通气道直达喉部入口，并可行持续气道正压通气（continuous positive airway pressure，CPAP）或间歇正压通气（intermittent positive pressure ventilation，IPPV），此时，即使在低通气的患者，高浓度供氧和正压通气的联合亦可缓解低氧血症的发生。鼻咽通气道特别适用于镇静镇痛、非插管全身麻醉的肥胖患者。常用的带标准接头的正压通气鼻咽通气道见图 4-3。

3．魏氏鼻咽通气道　魏氏鼻咽通气道（图 4-4）在类似标准鼻咽通气道管壁的基础上嵌入两个额外通道，一个通道用于向喉部入口喷射通气，另一通道监测 $P_{ET}CO_2$。该通气道需要配置高频通气机或高频通气装置来实现喷射通气，已有研究显示魏氏鼻咽通气道能降低消化内镜麻醉时低氧血症发

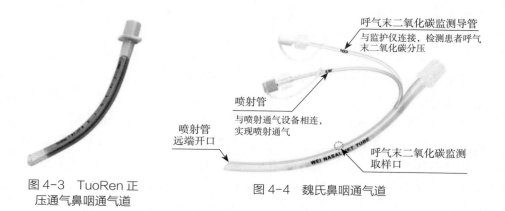

图 4-3　TuoRen 正
压通气鼻咽通气道

图 4-4　魏氏鼻咽通气道

生率，并能有效通气。长时间喷射通气可能导致咽喉干燥。该通气道也有标准接头，能连接麻醉回路供氧和通气。像其他鼻咽通气道一样，魏氏鼻咽通气道也有潜在的鼻出血风险，应轻柔操作。

4. 经鼻高流量氧疗（HFNO）　HFNO 是一种新型的通气技术，它通过特殊的设备将氧气加温（31~37℃）、加湿（绝对湿度 44mg H_2O/L）后输送给患者，并且可以提供恒定的氧气浓度（FiO_2 为 21%~100%）和高的气体流量（40~80L/min）。目前 HFNO 可以用于多种疾病的通气治疗；还可以用于麻醉诱导期预氧合等。已有研究证实，HFNO（图 4-5）能有效减少消化内镜麻醉时低氧血症的发生。详见本节前述。

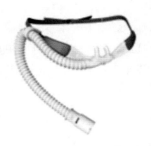

图 4-5　HFNO 一次性通气管

（二）经口双通道声门上气道装置

1. 内镜专用面罩　内镜专用面罩自带适合上消化道内镜或支气管镜通过的密封端口，其面罩部分可与面部轮廓紧密贴合，并使用挂钩和束头带固定实现充分密封，可为深度镇静或非插管全身麻醉的患者提供接近 100% 纯氧。其优点是麻醉诱导前可以实施给氧去氮，并在胃镜操作的过程中能持续高浓度给氧，且当发生上呼吸道梗阻时能在不拔除胃镜的状态下实施托下颌和正压通气，显著提高了胃镜麻醉的安全性。不足之处是该面罩占据了口腔的外空间，增加了口外的阻力，给胃镜操作带来不便。在困难气道，如阻塞性睡眠呼吸暂停综合征患者，并不能完全纠正低通气和低氧血症。在正压通气时，有导致反流误吸的风险。常用的内镜专用面罩是 TuoRen 内镜面罩（图 4-6）和 DEAS 内镜面罩。

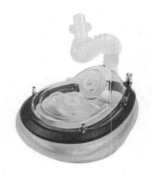

图 4-6　TuoRen 内镜面罩

2. POM（procedural oxygen mask）面罩　POM 面罩通过增加吸入氧气浓度改善氧合，设计类似于无重复吸入面罩。POM 面罩自带一专用自密封中心孔允许内镜通过，并且还有一个可连接标准气体采样管的接头，可监测 $P_{ET}CO_2$。其纠正低氧血症的原理是可提供近 100% 的纯氧，从而延长安全无通气时间，且可降低飞沫传播的风险，缺点是价格偏高，且不能行 CPAP。

3．内镜专用喉罩 内镜专用喉罩类似于双管喉罩，除了标准的通气通道外，其背部有允许内镜通过的第二个通道，使用时置入和拔除方法与标准喉罩类似，因此只能在全身麻醉时使用。在定位理想、密封压良好的情况下，可行正压通气。有胃反流误吸高风险患者应谨慎使用。其价格偏高、影响胃镜操作等限制了临床的普及，国产的内镜专用喉罩价格更趋合理，结构也有创新，提供了新的选择。常用的内镜专用喉罩有简成内镜专用喉罩（图 4-7）、LMA®Gastro™ 喉罩。

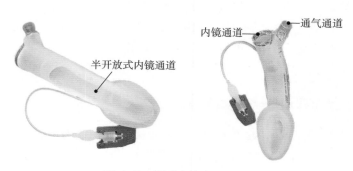

半开放式内镜通道

内镜通道 通气通道

图 4-7 简成内镜专用喉罩

4．内镜专用喉管 内镜专用喉管（gastro-laryngeal tube，GLB）是一种用于成人复杂消化内镜操作时保护气道的专用导管，为双腔结构，中心主管腔提供内镜通道，侧管腔是通气道，导管远端和近端各有一个套囊，通气道远端开口在两个气囊之间，近端是连接呼吸回路的标准接头。使用时将导管置入食管，远端套囊充气后密封食管防止气体进入，近端套囊充气后可阻止鼻咽 / 口咽部的空气泄漏。通气接头与呼吸回路连接后可行正压通气，可监测 $P_{ET}CO_2$。内镜专用喉管尺寸较大，置入操作较为复杂，并发症发生率明显增加，如咽喉痛、食管上段黏膜糜烂，甚至马洛里 - 魏斯综合征。必须在全身麻醉下使用是其另一个缺点。因此目前只推荐将 GLB 用于复杂内镜诊疗的患者，如 ERCP 和经皮内镜下胃造口术。

四、消化内镜麻醉气管插管技术的选择

（一）消化内镜麻醉气管插管指征

与常规外科手术相比，消化内镜诊疗操作属于微创手术，因此大部分均

可在镇静镇痛、非插管全身麻醉下完成。除与"饱胃"相关的需气道保护的明确适应证外，消化内镜诊疗过程中的气管插管全身麻醉应用主要取决于诊疗需求、有无困难气道、心肺功能储备以及全身状况等，可参考消化内镜麻醉气管插管指征评分量表（表4-7）。如果评分≥4分，或已知患者"饱胃"、幽门梗阻，都强烈建议行气管插管全身麻醉以保护气道。

表4-7　消化内镜麻醉气管插管指征评分量表

项目	分类	评分/分
BMI	< 25kg/m²	0
	25 ~ 35kg/m²	1
	> 35kg/m²	2
诊疗状态及时间	择期	0
	急诊/18：00后开始/周末诊疗	1
	急诊下消化道出血	2
	急诊上消化道出血	4
误吸风险	禁食水	0
	无或控制良好的胃食管反流	0
	有症状的胃食管反流/误吸史/已放置鼻胃管	1
心肺功能	稳定	0
	脓毒症/肺动脉高压/需氧疗	1
	不稳定	2
气道	Mallampatti分级< 3级	0
	Mallampatti分级≥ 3级	1
	确诊或疑似睡眠呼吸暂停	1

（二）特殊患者气管插管技术

常规静脉快速诱导适用于大部分内镜诊疗需全身麻醉气管插管的患者。结合内镜诊疗患者消化道疾病特征（特别是上消化道）及患者气道特点，某些特殊患者需采用不同的麻醉和气管插管技术。单纯反流误吸高危患者的麻醉和气道处理见本节误吸部分内容，以下主要向各位麻醉医师推荐清醒气管插管和遗忘镇痛慢诱导气管插管两种技术。

1. 清醒气管插管（awake tracheal intubation，ATI） 清醒气管插管适用于明确困难气道患者。内镜麻醉属于手术室外麻醉，因此在麻醉前应对所有内镜麻醉患者进行更加完善的评估，合并头颈部病理性改变（包括恶性肿瘤、既往手术或放疗）、张口度／颈部伸展严重受限、重度阻塞性睡眠呼吸暂停综合征、病态肥胖等困难气道高危患者，应在充分准备后行 ATI。虽然高反流误吸患者行 ATI 仍有误吸风险，但当高反流误吸风险患者合并困难气道时，仍建议行 ATI。ATI 的关键组成部分是镇静，局部麻醉、氧合和操作，最常采用的方法是清醒可视软镜（纤维支气管镜）引导插管和清醒视频喉镜下插管。结合清醒插管相关指南及最新研究，将清醒插管各组成部分的最新建议进行总结（表 4-8）。

表 4-8　清醒气道插管推荐流程

流程	推荐
干燥剂	插管前 20～30min 格隆溴铵 0.2mg 静脉注射
体位	仰卧位或坐位，坐位有生理上和解剖上的优势（鼾症患者平卧位时咽部更容易塌陷）
氧合	ATI 期间使用低流量给氧技术时低氧血症（$SpO_2 \leqslant 90\%$）发生率高达 12%～16% 如果可行，尽早使用 HFNO，调节氧流量 30～70L/min，在 ATI 期间持续 HFNO
局部麻醉	经鼻 ATI，在鼻腔局部使用缩血管药，推荐使用去氧肾上腺素联合利多卡因（2.5ml=125mg 利多卡因 +12.5mg 去氧肾上腺素） 由于心血管、全身毒性风险低，利多卡因是最常用的局部麻醉药，推荐使用可雾化的工具，如喉麻管 局部使用利多卡因的剂量不应超过 9mg/kg（瘦体重） 推荐步骤：1% 丁卡因或 2%～4% 利多卡因溶液在口咽、扁桃体弓及舌根处喷雾或雾化局部麻醉；在患者吸气时喷洒利多卡因，每次 2～3ml，时间 > 5min；使用无创方式测试局部麻醉效果（如压舌板、吸引器头等）；置入 VL 或 FB 看到声门或会厌，使用喉麻管（使用 VL 时）或经 FB 置入硬膜外导管分别在声带上方、声带、声带下方喷洒 2% 利多卡因 2ml
镇静	建议在预氧合开始后、气道局部麻醉开始前行镇静 瑞芬太尼 TCI（Minto 模型）效应室浓度 1.0～3.0ng/ml，如果有第二个麻醉医师辅助，可添加咪达唑仑 0.5～1mg 瑞芬太尼 0.075～0.15μg/（kg·min） 负荷剂量盐酸右美托咪定 1μg/kg 10min 内泵注单独使用，或在泵注完成后根据患者镇静深度持续以 0.1～0.7μg/（kg·h）持续泵注，直至插管完成

续表

流程	推荐
操作	尽量选择加强型气管导管 确保操作者能直接看到监护仪、输液泵及插管设备视频监测 清理分泌物 ATI（FB）：操作者面对患者；插管时建议将导管尖端的斜面朝向后方 ATI（VL）：操作者在患者后方；管芯和探条处于备用状态 全身麻醉诱导前确认气道导管在气道内的两项检查：FB 检查气道导管在气管管腔内，VL 直视下看到气管导管通过声门；$P_{ET}CO_2$ 排除食管内插管

注：ATI，清醒插管；HFNO，经鼻高流量氧疗；TCI，靶控输注；$P_{ET}CO_2$，呼气末二氧化碳分压；VL，视频喉镜；FB，可视软镜。

2. 遗忘镇痛慢诱导（sedation-analgesia amnesia induction，SAAI）**气管插管**　早在 1981 年，中国人民解放军总医院麻醉科靳冰教授就已在《中华麻醉学杂志》介绍，2022 年 2 月米卫东教授又在《临床麻醉学杂志》论述。该技术是在清醒插管的基础上，更加注重患者感受的同时，保留了清醒插管的安全性。通过应用适当的药物组合进行麻醉诱导，使接受气管插管的患者产生顺向遗忘；能正确应答，主动配合，保留意识和自主呼吸，无明显缺氧迹象，避免快诱导麻醉所致的循环波动，安全系数高；插管过程中无须暴露声门，咽喉部刺激小，导管插入后无明显呛咳反应，应激反应小，术后咽痛发生率低等。对气管插管过程中的疼痛及其他一切不良刺激没有痛苦和记忆，最佳效果为全健忘状态，从而达到遗忘镇痛气管插管的目的。遗忘镇痛慢诱导气管插管技术的关键三要素为镇静、镇痛和表面麻醉。该技术几乎适用所有人群，对于困难气道、高龄、危重患者（特别是心肺功能严重不全，不能耐受全身麻醉诱导或者任何呼吸暂停的患者）更具有独特的优势。该技术与快诱导气管插管以及清醒气管插管的主要区别表现在意识、记忆和自主呼吸 3 个方面。快诱导气管插管，通常无意识，无记忆，无自主呼吸；表面麻醉气管插管，通常有意识，有记忆，有自主呼吸；遗忘镇痛慢诱导气管插管，通常有意识，无记忆，有自主呼吸。综上所述，遗忘镇痛慢诱导气管插管技术兼具了患者的接受度和安全性，值得推广。

第三节　消化内镜常用麻醉药物

消化内镜诊疗的麻醉多为非插管全身麻醉（non-intubated anesthesia），因此麻醉既要满足进镜的要求，更要维持患者的自主呼吸，同时消化内镜大多是门诊患者接受检查或治疗，要能快速苏醒，安全回家。这些特点要求消化内镜麻醉的药物包括全身麻醉药、镇静药、镇痛药都要具备安全范围广、镇静/麻醉深度容易调控、呼吸抑制轻、作用消失快，或有拮抗剂，以及恢复质量高等特点，以提高安全性、舒适性和周转率。

具体到消化内镜诊疗的某种操作，应该选择哪些药物，取决于多方面的因素。需要综合考虑：内镜操作需要的镇静或麻醉深度、患者自身的状态（年龄、心肺合并症、预期的气道风险等）以及临床医师的经验等。以下将结合内镜麻醉的特点，按照全身麻醉药、镇静药、阿片类镇痛药等的顺序，分别作简要介绍。

一、全身麻醉药

（一）丙泊酚

丙泊酚是内镜麻醉最常用的短效静脉全身麻醉药，具有起效迅速（30s）、作用时间短（5～10min）、苏醒迅速完全等特点，麻醉深度可控性较强，适用于胃肠镜诊疗的麻醉。丙泊酚具有镇吐效应，尤其适用于消化内镜这类易诱发咽喉反应的操作，但无镇痛作用。

对于一般单纯胃镜检查、胃镜简单活检与治疗，单用丙泊酚即可满足要求。但是胃镜进镜时，咽喉部位的刺激强度大，要求深度镇静或全身麻醉。成人静脉注射丙泊酚 1.5～2.5mg/kg，当患者睫毛反射消失、全身肌肉放松和下颌松弛时，即可进镜。结肠镜进镜时，肛门部位的刺激相对较小，所需的麻醉深度偏浅，可适当减少丙泊酚的初始剂量；但结肠镜操作时间较长，且操作过程中肠管受到进镜和充气的牵拉刺激，会引起疼痛甚至体动。因此，在结肠镜进镜前，可静脉注射丙泊酚 1～2mg/kg，联合小剂量阿片类药物（如舒芬太尼 3～10μg）和苯二氮䓬类药物（如咪达唑仑 1～2mg），达到深度镇静或全身麻醉水平后进镜。无论胃镜还是结肠镜操作，如果进镜时间延长或操作刺激较强，患者会出现心率增快、呼吸加深，甚至体动，可间断静脉追加 0.2～0.5mg/kg 或酌情持续静脉泵注丙泊酚 [6～10mg/(kg·h)] 维持麻醉。麻醉医师应随时关注内镜的操作过程，需维持良好的镇静/麻醉深度，以确保患者无知觉和体动，开始退镜时停药，直至检查结束。

丙泊酚的恢复质量高，可提高患者对内镜操作的满意度。然而，丙泊酚有如下缺点：

1. 丙泊酚的治疗指数较窄 给药剂量过大时，患者可迅速进入全身麻醉状态，导致呼吸、循环的严重抑制，如呼吸道梗阻、呼吸暂停、低氧血症和 / 或低血压。由于丙泊酚无特异性拮抗剂，麻醉过深的患者必须保持气道通畅、吸入纯氧，必要时给予呼吸和循环支持治疗，直至药物作用消失。

2．丙泊酚镇静深度可能无法预测 在进镜时，如果剂量不足，可引发咳嗽或喉痉挛，而剂量太大，或丙泊酚与阿片类等药物联用时，则会导致呼吸暂停。因此，应逐渐调整剂量至起效。有研究发现，单用丙泊酚麻醉时，正常体重成人成功插入胃镜的剂量，如半数有效量（ED_{50}）为 1.90mg/kg，ED_{95} 为 2.15mg/kg。对于老年患者，尤其高龄患者，要注意诱导时应小剂量滴定给药，直至达到适合进镜的麻醉深度；根据诱导时的具体反应，决定后续的追加剂量。应避免单次给药剂量过大，导致麻醉过深以及呼吸、循环的严重抑制。

3．静脉注射痛 丙泊酚静脉注射痛的发生率可达 70%。推注前静脉注射利多卡因 20 ~ 30mg 可有效减轻注射痛。

（二）依托咪酯

消化内镜的全身麻醉大多是非插管全身麻醉，对保留自主呼吸和维持循环稳定要求较高，尤其是老年和体弱患者。依托咪酯是对血流动力学影响最小的全身麻醉药，其呼吸抑制作用也小于丙泊酚，非常适合消化内镜的麻醉。依托咪酯快速起效（30 ~ 60s），其全身麻醉诱导剂量为 0.2 ~ 0.3mg/kg，单次推注作用持续时间为 3 ~ 12min，苏醒迅速，麻醉可控性好。如果手术时间延长，可每次追加 0.1mg/kg，也可持续泵注 0.3 ~ 0.6mg/（kg·h），但对疼痛刺激需要麻醉性镇痛药的辅助。在消化内镜的非插管麻醉时，应采用复合用药的方式发挥协同作用，以求达到个体化最小有效剂量。给依托咪酯前注射小剂量咪达唑仑（1mg）和阿片类药物（舒芬太尼 2.5 ~ 5μg，或瑞芬太尼 15 ~ 20μg）。依托咪酯与丙泊酚合用时，可以原液等容量混合（丙泊酚 10mg/ml：依托咪酯 2mg/ml）后分次静脉注射（5 ~ 10ml），以达到睫毛反射消失、呼吸和循环平稳的效果。另外，也可以在预镇痛充分后给依托咪酯原液如 3ml（6mg），再给丙泊酚原液 3 ~ 5ml（30 ~ 50mg），这样能根据血压抑制情况相应减小后续丙泊酚的剂量，尤其适合高龄患者。依托咪酯与丙泊酚的联合使用显著减少了丙泊酚剂量，有利于呼吸和循环的稳定；同时，丙泊酚也有助于降低恶心、呕吐和肌阵挛的发生率。因消化内镜麻醉的时间相对较短，除非患者有肾上腺皮质功能减退等疾病，一般都能安全应用。

（三）氯胺酮类

包括氯胺酮（ketamine）和艾司氯胺酮（esketamine），是一种非巴比妥类、中枢神经系统非特异性 N- 甲基 -D- 天冬氨酸（NMDA）受体拮抗剂，起效迅速。能选择性地抑制大脑联络径路和丘脑 - 新皮层系统，但对中枢神经的某些部位，如脑干网状结构影响轻微。注射氯胺酮后，患者对周围环境的变化不敏感，表情淡漠，眼睑或张或闭，泪水增多，但对手术刺激有深度镇痛作用，表现出与传统全身麻醉不同的意识与感觉分离现象，故称之为"分离麻醉"（dissociative anesthesia）。氯胺酮类的麻醉性能与其旋光性质有关。氯胺酮是其对映体的外消旋合剂，R（−）氯胺酮（左氯胺酮）与 S（+）氯胺酮（右氯胺酮）含量各一半。等效剂量时 R（−）氯胺酮与 S（+）氯胺酮对心血管的影响、苏醒期精神反应等作用相似；艾司氯胺酮则为 S（+）氯胺酮，其麻醉作用更强，据报道其镇痛效力比左旋体强 3 ~ 4 倍，催眠效能强 1.5 倍，故在等效条件下，艾司氯胺酮所需剂量减小，相应的不良反应更少，更加安全。

消化内镜诊疗中，氯胺酮适用于小儿患者。静脉给予小剂量氯胺酮（0.25 ~ 0.5mg/kg）可产生遗忘、强效镇痛作用，呼吸抑制作用较轻。1 ~ 5 岁小儿肌内注射 3 ~ 4mg/kg 后开放静脉，待患儿入睡后开始检查，必要时可持续泵入 2 ~ 3mg/（kg·h）维持。艾司氯胺酮麻醉诱导剂量为 0.5mg/kg 静脉注射，麻醉维持以 0.5mg/（kg·h）的剂量连续输注，非插管麻醉时需要减少剂量。小剂量氯胺酮类联合阿片类用药时，可增强镇痛作用、减少对阿片类药物的需求；联合丙泊酚时，也可减少丙泊酚用量、减轻心血管抑制作用。

氯胺酮的缺点有：

1. 氯胺酮麻醉期间，患者可保持睁眼状态，并且可进行有意骨骼肌运动，可加快心率和升高血压。

2. 氯胺酮会使口腔分泌物增加，可提前静脉给予止涎药，如阿托品，减少分泌物。也需警惕喉痉挛。

3. 氯胺酮麻醉苏醒期可产生梦境和幻觉等反应。小剂量氯胺酮（0.25 ~ 0.5mg/kg）多次推注（30min 内最大剂量限制为 2mg/kg）、合用苯二氮䓬类或其他全身麻醉药如丙泊酚等，可提高苏醒质量。

二、镇静药

（一）咪达唑仑

咪达唑仑是一种短效的苯二氮䓬类药物，具有抗焦虑、遗忘和镇静作用，但没有镇痛效应。其对呼吸和循环的抑制轻微，且具备"顺行性遗忘"作用的独特优势，即患者在检查过程中有"知晓"且可配合医师，但完全清醒后对操作过程无记忆。静脉推注咪达唑仑起效时间为 1～3min，达到峰值效应约 5min，维持时间 10～40min。成人初始负荷剂量为 1～2mg（或小于 0.03mg/kg），可每隔 2min 重复给药 1mg（或 0.02～0.03mg/kg）滴定到理想的轻、中度镇静水平。

在消化内镜的诊疗中，咪达唑仑很少单独应用，更常与静脉全身麻醉药（丙泊酚等）、阿片类药物（舒芬太尼等）联合应用，以达到不同的镇静水平，满足各类内镜诊疗操作的需要。如患者存在呼吸道梗阻（如病态肥胖）、反流误吸风险增高（有症状的胃食管反流、食管裂孔疝、消化道梗阻、出血、超声内镜需要给上消化道注水）、心功能差等不适合接受深度镇静或全身麻醉的情况，可用咪达唑仑联合小剂量阿片类药物，提供"清醒镇静"（中度镇静）的监测麻醉。

需要注意的是，在联合应用时，咪达唑仑可增强阿片类和其他镇静药物的作用，需适当减量，并密切监测有无呼吸和循环抑制。此外，咪达唑仑的镇静作用可控性较差，但是咪达唑仑具有特异性拮抗药——氟马西尼。作为苯二氮䓬受体的非特异性竞争性拮抗剂，氟马西尼可拮抗咪达唑仑导致的镇静和呼吸抑制作用，但是逆转其他药物所致呼吸抑制的效果有限。对怀疑咪达唑仑导致的残留镇静和呼吸抑制，或合并阻塞性睡眠呼吸暂停、高龄等对镇静药物敏感的患者，可给予氟马西尼，保障内镜门诊患者安全、迅速恢复和尽快离院。氟马西尼的成人剂量为 0.2mg 静脉给药，给药时间维持 15～30s，可每分钟重复给予 0.2mg，5min 最大总剂量为 1mg。氟马西尼作用维持时间为 20～40min，应监测患者有无再镇静和呼吸抑制的征象，可根据需要每隔 20min 重复给予，1h 最大总剂量为 3mg。

（二）右美托咪定

右美托咪定是一种选择性 α_2 肾上腺素受体激动剂，具有镇静、抗焦虑和轻度镇痛作用，用于镇静时，呼吸抑制作用小于其他镇静药。

右美托咪定的负荷剂量通常为 0.5 ~ 1.0μg/kg 静脉泵注，10 ~ 15min 后，以 0.2 ~ 1.0μg/（kg·h）维持。快速或大剂量给药可能会导致心动过缓、低血压或高血压。右美托咪定可与丙泊酚联合给药，以减少丙泊酚用量。

右美托咪定的适应证为消化内镜诊疗时间长、内镜操作或体位不影响呼吸和循环、在镇静下容易发生呼吸抑制的患者（如病态肥胖、阻塞性睡眠呼吸暂停）。右美托咪定可使患者安静地处于睡眠状态，呼之能应，循环稳定且无明显呼吸抑制。

若患者适合给予右美托咪定，可以用丙泊酚开始镇静，然后输注右美托咪定。采用此方法可以马上开始内镜操作，当右美托咪定输注 10 ~ 15min 起效后，停用丙泊酚。右美托咪定的停药时机取决于内镜操作的具体进程，可在操作结束前 15min 停止输注右美托咪定，之后根据需要使用丙泊酚。

右美托咪定的缺点如下：

1. 使用右美托咪定镇静，不能完全预防呼吸抑制和呼吸道梗阻，尤其对于高危患者，不可轻视和大意，也需密切关注气道和呼吸状况。

2. 右美托咪定起效较慢，停止输注后患者的苏醒时间不定，无特异性拮抗药，可控性较差。不适用于接受胃肠镜检查或治疗的门诊患者和日间患者，导致其在消化内镜的应用受到一定限制。

（三）瑞马唑仑

瑞马唑仑是 2020 年 7 月上市的临床新药，是一种超短效苯二氮䓬类药物，适用于结肠镜检查的镇静。

瑞马唑仑具备理想镇静催眠药的特点。第一，瑞马唑仑具备镇静、抗焦虑和顺行性遗忘作用，其镇静效应不亚于丙泊酚，苏醒质量高。第二，瑞马唑仑起效迅速（1 ~ 3min），作用持续时间短（10min）。可被血液中非特异性的组织酯酶降解，可安全应用于肝肾功能不全患者。无论输注时间长短，停止给药后，患者可快速苏醒。其代谢产物无活性，可被氟马西尼拮抗，镇静可控性强。第三，与丙泊酚相比，瑞马唑仑导致低血压、呼吸抑制发生率低，且几乎无注射痛，有更高的安全性和舒适性。

瑞马唑仑的初始负荷剂量为 5mg 静脉注射，给药时间为 1min；2min 后可重复给药 2.5mg，按需多次追加，15min 内追加不超过 5 次。

在消化内镜诊疗中，瑞马唑仑和阿芬太尼可联合用药，发挥各自的优势，提供良好、可控的镇静镇痛作用。

三、阿片类镇痛药

消化内镜诊疗操作通常无切皮刺激，但仍会导致内脏疼痛和机体的应激反应，需要麻醉性镇痛药提供充分镇痛。目前临床最常用的是阿片类镇痛药，有芬太尼、舒芬太尼、瑞芬太尼和阿芬太尼，具备起效快、作用持续时间短的特点，可满足消化内镜门诊患者检查或治疗需求。在消化内镜的"清醒镇静"技术中，阿片类药物提供镇痛作用，可减轻进镜反应，具有不可或缺的作用；此外，阿片类药物也具有轻度镇静效应，在高龄患者与其他镇静和全身麻醉药合用时具有协同作用，应酌情减量。

1. 芬太尼　芬太尼是短效阿片类药物。起效时间为 1 ~ 3min，达到峰值效应需要 3 ~ 4min，作用持续时间为 30 ~ 60min。用于消化内镜诊疗时，通常成人初始负荷剂量为 50 ~ 100μg。这几种阿片类药物中，由于芬太尼持续时间最长，需警惕残余的呼吸抑制，必要时用纳洛酮拮抗。

2. 舒芬太尼　舒芬太尼是目前内镜诊疗最常用的短效阿片类药物。起效时间为 3 ~ 5min，达到峰值效应需要 5 ~ 6min，这几种阿片类药物中，达峰时间最长。舒芬太尼和咪达唑仑、丙泊酚等联用时，往往需要最先给药，使药物的达峰时间尽量重叠，保证进镜时麻醉效果最佳。舒芬太尼作用持续时间为 30 ~ 60min。通常用法也是小剂量、间断静脉推注 0.05 ~ 0.2μg/kg。成人初始负荷剂量为 5 ~ 10μg（高龄患者可为 2.5μg），应逐步滴定给药直至满足内镜操作需要。对肥胖、高龄或体弱的患者，或给予舒芬太尼剂量较大时，也需警惕残留的呼吸抑制，必要时用纳洛酮拮抗。

3. 瑞芬太尼　瑞芬太尼是超短效阿片类药物，起效时间非常快，为 1 ~ 1.5min。药效作用时间不受静脉持续输注时间影响。无论持续输注多久，停药后药效都会在 3 ~ 5min 消失。瑞芬太尼可提供强效、可控的镇痛而无残留呼吸抑制，一般无须用纳洛酮拮抗。通常用法是经静脉输注，起始剂量为 0.1μg/（kg·min）（根据患者因素酌情调整），也可在操作开始时或操作过程中有较强刺激时，间断、缓慢、小剂量静脉推注，作用持续时间为 3 ~ 10min。但应用时，要密切监测心动过缓和低血压，可采用麻黄碱治疗。

4. 阿芬太尼　阿芬太尼是短效阿片类药物。起效时间仅次于瑞芬太尼，为 1 ~ 2min，达到峰值效应为 1 ~ 2min，作用持续时间约为 15min。其呼吸抑制作用轻微，特别适用于内镜诊疗麻醉。通常用法是小剂量、间断静脉推注 5 ~ 7μg/kg。阿芬太尼的主要缺点是可局灶性激活易感患者的大脑皮质，产生类似癫痫发作的电活动。因此，对于有癫痫发作危险因素的患者，应避免使用阿芬太尼。

阿片类药物的残留作用通常表现为瞳孔缩小、呼吸频率减慢和镇静。阿片残留导致的通气不足引起的高碳酸血症可进一步加重镇静。若内镜诊疗结束后，为拮抗阿片残留所致的呼吸抑制和镇静作用，可静脉给予 40μg 的小剂量纳洛酮，必要时每隔 2 ~ 5min 重复给予 40μg，最大总剂量为 10μg/kg，直到患者清醒且无呼吸抑制，特别是肥胖或老年患者。值得注意的是，纳洛酮的半衰期为 1 ~ 1.5h，可能比需要逆转的阿片类药物半衰期更短，极少数患者可能需要持续输注纳洛酮来治疗复发性呼吸抑制。

5．纳布啡　纳布啡作为阿片受体激动拮抗型镇痛药，主要激动 κ 受体部分拮抗 μ 受体，用于中度到重度疼痛的镇痛。纳布啡对内脏痛更有效，安全范围大，不仅具有良好的镇痛作用，而且引起的呼吸系统不良反应轻微，快速起效，患者苏醒时间短，依赖性低。纳布啡是精神药品二类，白处方。用于胃肠镜麻醉，静脉缓慢推注纳布啡 0.05 ~ 0.08mg/kg，5 ~ 10min 后静脉给予丙泊酚，达到中度镇静时，开始内镜检查。

6．奥赛利定（oliceridine）　奥赛利定是全球首个 G 蛋白偏向性 μ- 阿片受体激动剂，能够选择性激活 G 蛋白信号通路，显著减少对 β- 抑制蛋白通路的激活，在保留镇痛效力的同时，显著减少阿片相关不良反应。其药理特点是：①起效迅速（1 ~ 3min），代谢产物无活性，药物蓄积风险低；②镇痛效价是吗啡的 5 倍，可用纳洛酮拮抗；③呼吸抑制、恶心、呕吐等不良反应发生率显著降低；④肾功能不全以及轻中度肝功能不全患者无须调整剂量；⑤在老年人、肥胖、有合并症等麻醉风险患者具有良好的安全性与耐受性。这些特点可能成为消化内镜镇痛的又一选择。

四、神经肌肉阻滞药

消化内镜诊疗的麻醉多为非插管全身麻醉，因此，神经肌肉阻滞药（肌肉松弛药）的应用相对较少。

对于操作复杂、时间长，如 ERCP、消化道早癌切除如内镜黏膜下剥离术（endoscopic submucosal dissection，ESD）、经口内镜食管下括约肌切开术（peroral endoscopic myotomy，POEM）等消化内镜的高级诊疗技术，可能需要气管插管全身麻醉，需要使用肌肉松弛药。常用的药物为中效肌肉松弛药，包括罗库溴铵、顺阿曲库铵、维库溴铵等。这类药物使用的原则、方法与手术室内插管全身麻醉相同。需要指出的是，由于消化内镜操作对神经肌肉阻滞程度的要求往往不高，可以把握"较浅肌松、适度镇静"原则，再结合内镜操作进程，灵活应用为宜。对于上述肌肉松弛药，尤其罗库溴铵，有特异性拮抗药——舒更葡糖钠。这是一种 γ- 环糊精，通过结合血浆中的肌肉松弛药，使神经肌肉接头处的肌肉松弛药浓度迅速降低，产生快速、有效的拮抗作用，从而恢复正常的神经肌肉传递功能，但其费用高昂，仅用于特定患者。

消化内镜操作常用的全身麻醉药、镇静药和阿片类镇痛药的剂量、起效时间、维持时间和内镜应用的特点见表 4-9。

表 4-9 消化内镜操作常用的全身麻醉药、镇静药和阿片类镇痛药

药物	常用剂量	起效时间	维持时间	应用特点
全身麻醉药				
丙泊酚	单次推注 1 ~ 2mg/kg i.v.	30s	5 ~ 10min	镇静和催眠作用 起效和苏醒迅速，苏醒质量高 常见呼吸抑制和低血压 无拮抗药
	持续输注 1.5 ~ 4.5mg/ （kg·h）i.v.	3 ~ 4min （无单次 推注）	停止输注后 4min	
依托咪酯	0.15 ~ 0.3mg/kg i.v.， 持续输注 0.3 ~ 0.6mg/（kg·h） i.v.	30s	3 ~ 12min	镇静和催眠作用 起效和苏醒迅速 呼吸抑制、低血压发生率低 无拮抗药
氯胺酮	0.25 ~ 0.5mg/kg i.v.	1 ~ 2min	20 ~ 60min	分离性镇静、镇痛、遗忘作用 起效迅速，持续较短，苏醒质量不高 小剂量时，呼吸抑制、低血压发生率低 无拮抗药
镇静药				
咪达唑仑	0.5 ~ 2mg i.v.， 2 ~ 5min 后可重复 给药	1 ~ 2.5min	10 ~ 40min	镇静、抗焦虑、顺行性遗忘作用 起效迅速，持续时间较短 呼吸抑制、低血压发生率低 肝肾功能受损时，作用时间延长 拮抗药：氟马西尼

续表

药物	常用剂量	起效时间	维持时间	应用特点
右美托咪定	负荷剂量 0.5~1μg/kg i.v.，10~20min 内输入 维持剂量 0.2~1μg/(kg·h) i.v.	5~10min	30~40min	镇静和镇痛，无遗忘作用 起效慢、苏醒时间不定 呼吸抑制发生率低，可出现高血压 无拮抗药
瑞马唑仑	负荷剂量 5mg i.v.，1min 内给药 2min 后可重复给药 2.5mg，15min 内追加不超过 5 次	1~3min	10min	镇静、抗焦虑、顺行性遗忘作用 起效快、持续时间短，苏醒迅速，无残留作用 呼吸抑制、低血压发生率低 肝肾功能受损时，作用时间不变 拮抗药：氟马西尼

阿片类镇痛药

芬太尼	0.5~2μg/kg i.v.，25~50μg 静脉分次注射	2~3min	30~60min	起效迅速，作用时间最长 常见呼吸抑制，循环影响小 拮抗药：纳洛酮
舒芬太尼	0.05~0.2μg/kg i.v.	3~5min	30~60min	起效较快，作用时间较长 常见呼吸抑制，循环影响小 拮抗药：纳洛酮
瑞芬太尼	操作开始前 5min，持续输注 0.1μg/(kg·min) i.v.，酌情减量至 0.05μg/(kg·min) i.v.	1~1.5min	停止输注后 3~5min	起效最快，作用持续时间最短 常见呼吸抑制，低血压发生率最高 一般无须拮抗
阿芬太尼	5~7μg/kg i.v.	1~3min	15min	起效迅速，持续时间短 呼吸抑制轻微，循环影响小 拮抗药：纳洛酮

注：i.v.，静脉给药。

五、口咽部表面用局部麻醉药

口咽部表面麻醉可以增强轻度与中度镇静下患者的耐受性，抑制咽反射，利于内镜操作，并减少镇静药的剂量；接受深度镇静及全身麻醉状态的患者可不使用口咽部表面麻醉。常用的局部麻醉药包括利多卡因、苯佐卡因等。

1. 利多卡因　常用 2% 和 4% 的利多卡因溶液或凝胶。利多卡因对黏膜的麻醉作用在几分钟内起效，持续时间至少 30min。利多卡因除了会从黏膜吸收外，吞咽后也会从胃肠道吸收。当重复或大剂量应用时，应注意利多卡因的极量（4.5mg/kg，每次不超过 300mg），以防发生局部麻醉药的全身毒性反应。

2. 苯佐卡因　苯佐卡因是速效局部麻醉药，也有溶液凝胶等制剂。口咽部表面麻醉，当黏膜不完整时，苯佐卡因吸收迅速，要警惕出现严重的高铁血红蛋白血症。

第四节　消化内镜常用麻醉方式

消化内镜检查与治疗技术是消化道疾病最常用的诊疗手段，近十几年来，消化内镜技术在国内得到了飞速发展，除了传统的胃镜检查与结肠镜检查外，越来越多消化内镜检查和治疗技术在临床中广泛应用开展，包括 ERCP、超声内镜检查术（endoscopic ultrasonography，EUS）、ESD、内镜黏膜切除术（endoscopic mucosal resection，EMR）、POEM 等。消化内镜检查与治疗的操作越来越复杂和精细，因此很多操作必须在麻醉下进行，不仅能减少患者痛苦，保证患者术中安全，减少围手术期并发症的发生，也能为内镜操作医师提供良好的操作条件。消化内镜手术与外科微创手术虽有相似，却各有特点，其治疗的原发病、手术体位、手术方式和围手术期并发症等都与外科手术不尽相同，因此消化内镜检查与治疗的麻醉方式也有其特殊性。

目前，消化内镜的麻醉多使用丙泊酚进行非插管全身麻醉的方式使患者达到无痛苦、无记忆、无体动的状态，但在整个检查和治疗过程中，麻醉医师与消化内镜医师长时间共用气道，存在极大的安全隐患，特别是 ERCP、ESD、POEM 等消化内镜治疗手术时间长、患者存在不同程度的反流误吸风险等，导致麻醉风险增加。除此之外，消化内镜检查和治疗手术通常在门诊进行，为手术室外麻醉，无论是术前访视与准备，还是术中的监护与抢救，条件均不如手术室内完善，存在一定程度的风险。因此，更要求麻醉医师有良好的风险意识和准确的预判、处理能力。所以，在进行消化内镜麻醉之前，麻醉医师需对患者的全身情况、原发疾病的特点、消化内镜手术方式和常见并发症均有所了解，才能选择合适的麻醉方式。

一、消化内镜麻醉的常见药物

消化内镜检查与治疗多在门诊进行，患者术后很快离开医院，因此应选择起效快、持续时间短、苏醒迅速、对呼吸和循环抑制小的麻醉药物，以提供良好的镇静镇痛效果、促进患者术后恢复、减少并发症发生，确保围手术期安全。可单独使用或联合应用以下常用麻醉药物：

1. 镇静药　可选择咪达唑仑、右美托咪定以及瑞马唑仑等。咪达唑仑是一种短效苯二氮䓬类药物，具有"顺行性遗忘"的优势，可被氟马西尼拮抗；右美托咪定具有镇静和轻度镇痛作用，睡眠状态下呼之能应，呼吸抑制作用轻微。但一项志愿者研究显示，右美托咪定和丙泊酚镇静时引发上气道塌陷和通气驱动减少的程度相近，因此，使用右美托咪定镇静时，特别是高危患者镇静时，也要注意呼吸抑制和呼吸道梗阻事件的发生。右美托咪定因起效慢、苏醒时间变异大而限制了其在消化内镜的镇静使用，更适用于操作时间长、难以控制呼吸的内镜治疗。瑞马唑仑是新型超短效苯二氮䓬类镇静药，苏醒迅速，无明显不良反应，能被氟马西尼拮抗，有望成为消化内镜检查术镇静的适宜选择。

2. 镇痛药　可以选择瑞芬太尼、舒芬太尼、阿芬太尼、纳布啡等，可通过滴定法给药逐渐调整至合适剂量，尽可能减少呼吸抑制的出现。纳布啡是 κ 受体激动剂，同时对 μ 受体具有部分拮抗作用，呼吸抑制和呼吸暂停的风险较低，且具有天花板效应，被认为在结肠镜检查中可以合理、有效地替代舒芬太尼。阿芬太尼在中等镇痛剂量下对呼吸的抑制作用较轻，更适合日间手术的麻醉。

3. 全身麻醉药　可选择丙泊酚、依托咪酯、瑞马唑仑以及艾司氯胺酮等。丙泊酚已被广泛用于无痛内镜检查，并可提高患者对内镜操作的满意度。对于有心血管合并症的患者，可选择依托咪酯。瑞马唑仑在消化内镜全身麻醉时能达到丙泊酚的效能，呼吸和循环抑制轻，代谢快是其优势。艾司氯胺酮是一种新型的具有镇静、镇痛作用的静脉麻醉药物，具有呼吸抑制轻微、轻度兴奋循环的特点。

消化内镜的麻醉中，保障患者围手术期安全、减少相关并发症发生、为术者提供良好操作条件，均有利于患者早期康复。麻醉医师应根据患者的全身状况和内镜操作的复杂程度，决定单独或联合用药以满足不同镇静需求。目前，丙泊酚虽然已被广泛用于内镜麻醉，但存在呼吸、循环抑制风险，特别对高龄、危重患者存在较大风险。我们提倡通过复合使用镇痛药、镇静药以减少丙泊酚用量，减轻药物对心肺功能的抑制作用，提高围手术期安全性。例如，可联合应用舒芬太尼和咪达唑仑达到轻、中度镇静；联合应用艾司氯胺酮和丙泊酚达到深度镇静等。有关消化内镜常用麻醉药物的详细内容见本章第三节。

二、消化内镜麻醉前准备

1. 术前禁食禁饮时间要求　清饮 2h；母乳 4h；牛奶、配方奶和淀粉类食物 6h；脂肪、油炸类食物 8h。可按需服用少量黏膜清洁剂。如患者存在胃排空障碍或误吸风险较高，应适当延长禁食禁水时间，必要时可行胃肠减压。

2. 术前含服利多卡因凝胶进行咽喉部表面麻醉，抑制咽反射、增强患者耐受性。

3. 术前开放静脉通路，监测生命体征，麻醉开始前充分吸氧去氮（8～10L/min，持续 3～5min）。

三、以镇静深度为导向的消化内镜麻醉方式

不同患者耐受内镜操作所需要的镇静/麻醉深度不同，麻醉医师通过单独或联合应用镇痛、镇静、全身麻醉药物使患者意识水平下降或消失，减轻或消除患者在接受消化内镜检查或治疗过程中的焦虑、疼痛、恶心、呕吐等主观不适感，达到安全、舒适、无记忆、无体动的目的，以满足不同复杂程度的消化内镜操作技术的需要。镇静的目标因患者和手术因素而异，应相应地调整药物剂量实现安全、有效的镇静深度。参考连续镇静分级，根据患者意识水平受抑制的程度，常用消化内镜镇静/麻醉方式可分为以下三种：镇静镇痛、非插管全身麻醉、气管插管全身麻醉。

（一）镇静镇痛

1. 定义　镇静镇痛是以镇痛为主要目标的镇静方案，使患者达到神志淡漠、有意识的轻度或中度镇静水平，患者对语言指令和触觉刺激能作出目的的反应，可以在无气道干预的情况下维持自主呼吸，心血管功能可维持。轻度镇静是抗焦虑，中度镇静镇痛即清醒镇静，都属于监测麻醉（MAC）的范畴。镇静镇痛可以降低患者的恐惧与焦虑，减少痛苦，减少不良事件发生。适用于胃肠镜检查、超声内镜检查、ERCP 等。

2. 适应证　①内镜操作相对简短，如普通胃肠镜检查，或取活检

等；② ASA Ⅰ～Ⅱ级患者，精神状态正常，能听从指令主动配合；③身体状态较差不耐受全身麻醉的患者，如高龄、病情稳定的 ASA Ⅲ～Ⅳ级患者；④有一定反流误吸风险的检查和治疗，例如 ERCP、EUS 等；⑤怀疑困难气道的患者，如病态肥胖、阻塞性睡眠呼吸暂停综合征等。

3．禁忌证　①患者拒绝行镇静/麻醉下消化内镜操作；②无监护人陪同的患者；③未得到控制的呼吸、循环系统疾病，或其他重要器官疾病：如未控制的严重高血压、严重心律失常、不稳定型心绞痛、急性呼吸道感染、支气管哮喘和慢性阻塞性肺疾病（COPD）发作期等；④重要器官功能失代偿：如肝功能严重障碍（Child-Pugh C 级以上）、急性上消化道出血伴休克等；⑤ ASA Ⅴ级患者；⑥有麻醉药物过敏者或有其他严重麻醉风险。

4．镇静镇痛方案的实施　对于大多数消化内镜检查而言，单独或联合使用镇静药、阿片类镇痛药可以提供有效的轻 - 中度镇静。

通常术前需在咽喉部喷洒表面麻醉药或者含服利多卡因凝胶，随后静脉给予舒芬太尼 0.1μg/kg、咪达唑仑 1～2mg。术中根据患者情况每间隔 2～5min 追加舒芬太尼 0.05μg/kg 或咪达唑仑 1mg，逐渐滴定至理想的镇静状态。此外，也可采用瑞芬太尼靶控输注（target controlled infusion，TCI）或右美托咪定静脉泵注的方法，术中根据患者及手术情况酌情调整剂量以维持镇静深度。

对于高龄、合并症较多、状态虚弱的患者，应酌情减量，从小剂量开始逐渐滴定至所需镇静深度，例如可单独使用舒芬太尼 2.5μg 开始，或联合咪达唑仑 0.5～1mg，缓慢滴定至所需镇静深度，避免镇静过深、避免呼吸和循环抑制。

（二）非插管全身麻醉（non-intubated anesthesia）

1．定义　使患者进入意识消失的深度镇静水平，但能维持气道通畅和自主呼吸、能对疼痛刺激作出反应。非插管全身麻醉可以有效减少患者术中体动，提供更好的内镜操作条件。

适用于全身情况较好、通气功能良好、气道可控性强的患者行内镜检查与治疗，例如胃肠镜检查、水囊法超声内镜检查、超声内镜下穿刺术、小肠镜检查、结肠 ESD、结肠 EMR 等。

使用丙泊酚进行深度镇静的患者，很容易发生呼吸抑制、转变成气管插管全身麻醉。因此，非插管全身麻醉时应密切监测呼吸频率与幅度，可使用呼气末二氧化碳监测患者的通气状态，有利于早期发现呼吸抑制等气道不良事件，预测低氧血症的发生，降低呼吸抑制引起的损伤。同时应准备适合内镜操作的辅助通气设备，如胃镜专用面罩、鼻罩（或使用小号面罩作为成人鼻罩）、鼻咽通气道等。

2. 适应证　①消化内镜操作时间较长、操作相对复杂的检查和治疗，例如结肠 ESD 等；② ASA Ⅰ~Ⅱ级，或经过规范治疗病情稳定的 ASA Ⅲ级患者；③不能配合的患者，如小儿、精神系统疾病，咽部敏感、对内镜操作存在恐惧等；④既往行普通内镜检查失败，且一般情况良好、气道可控性强的患者。

3. 禁忌证　①反流误吸高风险患者，如饱胃、上消化道活动性出血等；②难以维持气道通畅的患者，如困难气道、病态肥胖、中 - 重度阻塞性睡眠呼吸暂停综合征等；③难以维持自主呼吸、低氧血症高危患者；④其他禁忌参见"镇静镇痛"禁忌证。

4. 非插管全身麻醉的实施　选用起效快、代谢快、对呼吸和循环抑制小的药物，以有拮抗药的药物为最佳。目前，通常以单独使用丙泊酚为主，可联合使用其他镇静、镇痛药物减少丙泊酚的不良反应为更佳。

现在临床上常用的麻醉方案主要是以下几种：①丙泊酚初始负荷剂量 1.5 ~ 2.5mg/kg 缓慢推注，必要时可追加 0.2 ~ 0.5mg/kg，或持续泵注 2 ~ 10mg/（kg·h）维持深度镇静水平；②静脉缓慢给予舒芬太尼 0.05 ~ 0.15μg/kg 或瑞芬太尼 0.4 ~ 0.6μg/kg，复合使用丙泊酚 1 ~ 2mg/kg 达到深度镇静水平；③静脉缓慢推注咪达唑仑 1mg，复合丙泊酚 1 ~ 2mg/kg 缓慢推注，必要时可追加丙泊酚 0.2 ~ 0.5mg/kg 或持续泵注 2 ~ 10mg/（kg·h）维持麻醉深度；④静脉给予阿芬太尼 5 ~ 7μg/kg 或纳布啡 0.05 ~ 0.08mg/kg，复合使用丙泊酚达到深度镇静状态；⑤瑞马唑仑初始负荷剂量为 6 ~ 10mg，给药时间为 1min，间隔 2min 后，根据患者镇静深度和操作需要可每次追加 2.5mg，每 15min 时间段内追加不超过 5 次；⑥静脉给予艾司氯胺酮 0.15 ~ 0.25mg/kg，复合丙泊酚 1.5 ~ 2.5mg/kg 达到深度镇静水平。

使用靶控输注方式进行非插管全身麻醉：舒芬太尼 0.05 ~ 0.15μg/kg，设定丙泊酚效应室靶浓度为 1.0μg/ml，2min 后靶浓度递增 0.5μg/ml，直到睫毛反射消失，内镜插入后适当降低丙泊酚 TCI 浓度维持麻醉，或瑞芬太尼 0.75 ~ 2.0ng/ml 复合丙泊酚 0.5 ~ 2.0μg/ml 至目标效应室靶浓度。丙泊酚静脉靶控输注的深度镇静是目前最常用的方式，对成人和儿童都是安全的。

（三）气管插管全身麻醉

1. 定义　使患者进入意识消失、对伤害性刺激无反应的全身麻醉状态，通气功能及心血管功能常受到不同程度的抑制，需要进行气管插管或喉罩控制通气，同时应密切监护生命体征，包括血压、心率、脉搏血氧饱和度、呼气末二氧化碳等。

气管插管全身麻醉主要适用于 ERCP、上消化道 ESD、POEM、小肠镜检查等操作时间长、体位对呼吸功能有影响、有潜在误吸风险的消化内镜手术。

2. 适应证　①消化内镜操作时间较长、操作复杂、创伤较大的手术；②有反流误吸风险的检查和治疗，例如内镜曲张静脉套扎术（EVL）、POEM、上消化道 ESD 等；③有困难气道可能的患者应在清醒或慢诱导气管插管下麻醉；④体位对呼吸功能有影响，或因射线等麻醉医师常远离患者的场景；⑤对于目前病情较稳定的 ASA Ⅳ级患者需行急诊内镜下治疗时，应在严密监护下行气管插管全身麻醉，充分权衡利弊。

3. 禁忌证　①有气管插管禁忌证或高风险者：如喉头水肿、急性喉炎，插管创伤可引起严重出血等；②急性上呼吸道感染、未控制的支气管哮喘、COPD 发作期等；③其他禁忌参见"镇静镇痛"禁忌证。

4. 气管插管全身麻醉的实施　麻醉诱导和维持与其他微创外科手术相似，麻醉诱导可静脉注射咪达唑仑 1~2mg，舒芬太尼 0.2~0.4μg/kg，丙泊酚 1.5~2.5mg/kg，罗库溴铵 0.6~1.0mg/kg。麻醉维持可采用全凭静脉麻醉或静吸复合麻醉。

对于反流误吸风险高的患者，例如贲门失弛缓症、上消化道出血等，推荐术前胃肠减压，使用快速序贯诱导加环状软骨压迫法或清醒插管（详见本章第二节），最大限度减少误吸风险及相关并发症。

对各类镇静镇痛的适应证和禁忌证是给内镜和麻醉医师提示原则和思路，因适应证和禁忌证很多情况下是相对的，还受内镜操作医师的技术熟练程度，麻醉医师对气道和循环的掌控能力，以及内镜治疗室监测设备、气道工具、急救条件等情况的影响，应在不违背原则的前提下因人因时因地权衡利弊作出选择，不可机械地执行。

（罗　欣　万　磊　孙浩睿　高　颖）

参考文献

[1] ZHOU S, ZHU Z, DAI W, et al. National survey on sedation for gastrointestinal endoscopy in 2 758 Chinese hospitals[J]. Br J Anaesth, 2021, 127(1): 56-64.

[2] LIEBER S R, HELLER B J, MARTIN C F, et al. Complications of Anesthesia Services in Gastrointestinal Endoscopic Procedures[J]. Clin Gastroenterol Hepatol, 2020, 18(9): 2118-2127.e4.

[3] GOUDRA B, NUZAT A, SINGH P M, et al. Association between Type of Sedation and the Adverse Events Associated with Gastrointestinal Endoscopy: An Analysis of 5 Years' Data from a Tertiary Center in the USA[J]. Clin Endosc, 2017, 50(2): 161-169.

[4] BIELAWSKA B, HOOKEY L C, SUTRADHAR R, et al. Anesthesia Assistance in Outpatient Colonoscopy and Risk of Aspiration Pneumonia, Bowel Perforation, and Splenic Injury[J]. Gastroenterology, 2018, 154(1): 77-85.e3.

[5] PARDO E, CAMUS M, VERDONK F. Anesthesia for digestive tract endoscopy[J]. Curr Opin Anaesthesiol, 2022, 35(4): 528-535.

[6] EARLY D S, LIGHTDALE J R, VARGO J J, et al. Guidelines for sedation and anesthesia in GI endoscopy[J]. Gastrointest Endosc, 2018, 87(2): 327-337.

[7] GOUDRA B, GOUDA G, SINGH P M. Recent Developments in Devices Used for Gastrointestinal Endoscopy Sedation[J]. Clin Endosc, 2021, 54(2): 182-192.

[8] DOULBERIS M, SAMPSONAS F, PAPAEFTHYMIOU A, et al. High-flow versus conventional nasal cannula oxygen supplementation therapy and risk of hypoxia in gastrointestinal endoscopies: a systematic review and meta-analysis[J]. Expert Rev Respir Med, 2022, 16(3): 323-332.

[9] JONES J W, VARGA J, CHASENS E R, et al. Decreasing the Incidence of Hypoxia and Airway Maneuvers During GI Procedures[J]. Gastroenterol Nurs, 2022, 45(3): 167-173.

[10] TURNBULL D. High-flow nasal oxygen, procedural sedation, and clinical governance[J]. Minerva Anestesiol, 2022, 88(5): 407-410.

[11] FEIGHERY A M, OBLIZAJEK N R, VOGT M N P, et al. Retained Food During Esophagogastroduodenoscopy Is a Risk Factor for Gastric-to-Pulmonary Aspiration[J]. Dig Dis Sci, 2023, 68(1): 164-172.

[12] SAKAI T, PLANINSIC R M, QUINLAN J J, et al. The incidence and outcome of perioperative pulmonary aspiration in a university hospital: a 4-year retrospective analysis[J]. Anesth Analg, 2006, 103(4): 941-947.

[13] GREEN S M, MASON K P, KRAUSS B S. Pulmonary aspiration during procedural sedation: a comprehensive systematic review[J]. Br J Anaesth, 2017, 118(3): 344-354.

[14] GOUDRA B, SINGH P M. Critical Analysis of Guidelines for Providing Sedation to Patients Undergoing Gastrointestinal Endoscopy Procedures[J]. Anesth Essays Res, 2019, 13(4): 601-607.

[15] ZHOU L, YANG Y, YANG L, et al. Point-of-care ultrasound defines gastric content in

elective surgical patients with type 2 diabetes mellitus: a prospective cohort study[J]. BMC Anesthesiol, 2019, 19(1): 179.

[16] BOUVET L, MAZOIT J X, CHASSARD D, et al. Clinical assessment of the ultrasonographic measurement of antral area for estimating preoperative gastric content and volume[J]. Anesthesiology, 2011, 114(5): 1086-1092.

[17] SALEM M R, KHORASANI A, SAATEE S, et al. Gastric tubes and airway management in patients at risk of aspiration: history, current concepts, and proposal of an algorithm[J]. Anesth Analg, 2014, 118(3): 569-579.

[18] AVERY P, MORTON S, RAITT J, et al. Rapid sequence induction: where did the consensus go?[J]. Scand J Trauma Resusc Emerg Med, 2021, 29(1): 64.

[19] ZDRAVKOVIC M, BERGER-ESTILITA J, SORBELLO M, et al. An international survey about rapid sequence intubation of 10,003 anaesthetists and 16 airway experts[J]. Anaesthesia, 2020, 75(3): 313-322.

[20] KLUCKA J, KOSINOVA M, ZACHAROWSKI K, et al. Rapid sequence induction: An international survey[J]. Eur J Anaesthesiol, 2020, 37(6): 435-442.

[21] DIMOU F, HUYNH S, DAKIN G, et al. Nasal positive pressure with the SuperNO$_2$VA™ device decreases sedation-related hypoxemia during pre-bariatric surgery EGD[J]. Surg Endosc, 2019, 33(11): 3828-3832.

[22] BAI Y, XU Z, CHANDRASHEKAR M, et al. Comparison of a simplified nasal continuous positive airways pressure device with nasal cannula in obese patients undergoing colonoscopy during deep sedation: A randomised clinical trial[J]. Eur J Anaesthesiol, 2019, 36(9): 633-640.

[23] FABBRI C, LUIGIANO C, CENNAMO V, et al. The Gastro-Laryngeal Tube for interventional endoscopic biliopancreatic procedures in anesthetized patients[J]. Endoscopy, 2012, 44(11): 1051-1054.

[24] AHMAD I, EL-BOGHDADLY K, BHAGRATH R, et al. Difficult Airway Society guidelines for awake tracheal intubation (ATI) in adults[J]. Anaesthesia, 2020, 75(4): 509-528.

[25] GALWAY U, KHATIB R, ZURA A, et al. Awake fiberoptic intubation: A narrative clinical review based on the Cleveland Clinic experience[J]. Trends in Anaesthesia and Critical Care, 2021, 41: 50-60.

[26] CHIESA P, SORBELLO M, GREIF R, et al. EAMS webinar March 2021: Pragmatic guide to awake videolaryngoscope guided intubation[J]. Trends in Anaesthesia and Critical Care, 2021, 40: 60-66.

第五章

消化内镜常见并发症的预防、诊断和处理

消化内镜诊疗技术从检查诊断到内镜治疗都已进入一个崭新的时代。例如止血技术，包括静脉曲张及非静脉曲张所致的消化道出血，常用方法有注射、机械、热凝及套扎等；切除方法，可切除的病变包括消化道息肉、消化道早癌、黏膜下肿瘤，甚至是胆囊息肉和阑尾等，常用方法有 EMR、ESD 及 STER 等；摘取异物或结石，比如胆总管结石的 ERCP 取石术；切开松解和隧道技术，应用于部分狭窄或痉挛性疾病，比如内镜下放射状切开术治疗消化道狭窄、POEM 治疗贲门失弛缓症的隧道技术、G-POEM 治疗胃轻瘫等。这些内镜下的手术治疗必须在麻醉学科的支撑下开展，不但可以提供舒适化医疗，更能保障患者生命安全。然而，无论内镜手术还是麻醉本身都有引发各种并发症的可能。因此，麻醉医师需要熟悉内镜治疗的方法、步骤和相关并发症；内镜医师也应该了解麻醉的流程及其相关并发症。只有消化和麻醉两个专业团队相互沟通、协调配合，才能确保消化内镜手术的健康发展，持续提高医疗质量，造福患者。

第一节　消化内镜手术并发症

消化内镜是诊断及治疗消化系统疾病的重要手段，是每位消化内科医师必须具备的一项不可或缺的技能。随着消化内镜技术的普及，内镜诊疗数量大幅增多，操作难度增加，内镜医师的工作量增大，相应的并发症也随之增多，包括出血、穿孔、狭窄、电凝综合征、胸腔积液、感染、术后胰腺炎及气体相关并发症（如纵隔气肿、气胸、气腹、皮下气肿）等。发生原因包括内镜操作不当等医源性损伤及患者自身情况的影响，在术前、术中及术后都应通过采取积极的防治措施来减少内镜操作所致的不良事件。内镜和麻醉团队能够充分了解潜在不良事件及其发生的概率和相关风险因素，熟练掌握内镜操作技术，尽早发现不良事件，并及时、有效地处理，这对消化内镜的发展、医患关系的和谐都至关重要。本节主要介绍消化内镜诊疗常见并发症的发生情况、预防措施及处理。

一、出血

出血是内镜诊疗最常见的并发症之一，消化内镜检查中出血发生率为0.01% ~ 0.13%。内镜手术出血包括术中出血和术后迟发性出血。术中出血指术中局部创面出血，需要止血治疗（如电凝及止血夹止血）；术后迟发性出血指术后2周内需急诊留观、住院或干预处理（如再次内镜、血管造影栓塞或外科手术）的出血，多发生在术后48h内。大多数内镜下操作均可能引起术中或术后出血，例如内镜黏膜切除术（EMR）、内镜黏膜下剥离术（ESD）、食管治疗如内镜曲张静脉套扎术或硬化剂注射术后等，其中以结直肠EMR及ESD术后出血最多见。ESD术后出血多发生在术后4周内，常表现为呕血、黑便及便血，伴或不伴血红蛋白下降（＞20g/L）及合并血流动力学不稳定。ESD术后出血的发生率为1.3% ~ 13%，发病时间长，失血量大，预后往往较差。胃十二指肠镜治疗出血的发生率较结肠镜治疗更少见，最常见的出血部位是胃窦。胃ESD术及活检所致的Mallory-Weiss撕裂或者对食管及胃底曲张静脉的损伤均会诱发出血，一般预后较好而常无须特殊治疗。

1. 致病因素　不同操作方式所致出血原因并不完全一致。EMR术后24h内出血的主要原因是息肉或肿瘤切除过程中电凝不完全，尤其是蒂部较粗的息肉，由于其中央的血管未得到充分的电凝而引起出血。圈套器收得过快，机械切割息肉时也会引起出血。术后迟发性出血则源于息肉切除部位电凝过度所致的深溃疡，组织损伤较深，约 14 天后出现焦痂脱落后出血。ESD 术出血的危险因素常与年轻、凝血功能较差、病灶切除范围过大、溃疡形成等因素有关。2019 年一项 1 864 例 ESD 术后患者的回顾性研究显示，早期术后出血（术后 24h 内）的危险因素有：①年龄 ≤ 65 岁；②手术时间 ≥ 20min；③病灶长径 ≥ 3cm；④病灶在靠近胃底 1/3 处；⑤病灶处有溃疡形成及使用氯吡格雷大于 2 周者。晚期出血（超过术后 24h）的危险因素有：①胃中上 1/3 病变；②未分化癌、溃疡形成、早期术后出血史；③长期使用抗血小板药如氯吡格雷者。研究显示，使用抗凝剂如华法林、肾功能不全、长期透析、高血压、糖尿病等因素均易诱发 ESD 术后出血。切除的病灶过大（直径 > 40mm）是 ESD 术后出血的独立危险因素，切除的病灶过大容易造成巨大溃疡或巨大瘢痕形成，导致创口不愈合或延迟愈合，胃酸的长时间侵袭进一步导致术后出血的发生。

内镜下食管支架置入术中出血往往是由狭窄处瘢痕撕裂或肿瘤破裂引起的。术后迟发性出血常因支架本身的缺陷、术后的放化疗引起局部组织坏死所致。食管静脉曲张套扎治疗术时若选择不合适的曲张静脉进行套扎、套扎过程中的吸引力过强、套扎环过早脱落后继发食管溃疡均可致出血的发生。内镜逆行胰胆管造影（ERCP）的出血多由乳头括约肌切口过大、过深所致。另外，患者自身十二指肠乳头的狭窄再切开、凝血功能障碍、壶腹部肿瘤及门静脉高压等因素也均可使出血危险性增加。

2. 治疗方法　术中出血多为自限性，通常会在手术中立即被发现，多为少量渗血，很少表现为急性喷射性出血。可通过电凝，氩等离子体凝固术（APC）、钛夹或尼龙绳套扎治疗阻止出血的发生。如果使用了上述方法出血仍然存在，应及时请胃肠外科会诊，并考虑血管介入治疗。术后迟发性出血的患者应及时入院、禁食、卧床休息并严密监测生命体征，必要时行中心静脉压测定并进行血流动力学复苏，观察患者是否出现呕血、黑便、便血等情况。及时复查血红蛋白浓度、红细胞计数、血细胞比容及血尿素氮，准确判断患者出血情况，酌情进行补液、输血。出血通常会自发停止，但如果出血持续存在，应重复行内镜探查。内镜下处理出血时，建议选择冲水内镜，内镜头端佩戴透明帽，透过透明帽的压迫和冲水内镜的冲洗，找到出血点并尝试在内镜直视下局部喷洒凝血酶、8mg/dl 去甲肾上腺素及 5% 孟氏液，也可在出血病灶注射硬化剂、1∶10 000 肾上腺素进行止血，也可使用高频电灼、激光、热探头、微波、止血夹等方式联合止血。术后静脉注射大剂量 PPI 使胃内 pH > 6。如果出血剧烈且难以确定出血部位时，选择性动脉造影可能有助于定位出血部位，并可考虑行血管栓塞治疗。

3. 预防措施 严格把握手术的适应证及禁忌证。术前对患者病史的了解至关重要，初步判断患者对内镜手术的耐受程度，如患者是否有长期服用抗凝药物史、高血压病史等，并明确心、肺、脑、肾等主要脏器功能情况。在息肉切除术中应时刻保持视野清楚，正确选择高频电的电流强度，遵循"先电凝后电切、逐渐切割"的原则。切除小息肉（≤ 5mm）时采用冷圈套器代替热活检，切除长径≥ 1cm 的息肉时，在进行有效电凝止血前避免机械切割对减少出血是至关重要的。在切除大息肉之前预防性放置尼龙绳或使用止血夹可降低出血发生率。患者术后少渣饮食，上消化道操作前预防性口服 PPI 或钾离子竞争性酸阻滞剂可促进术后伤口黏膜的修复及溃疡的愈合。

二、穿孔

穿孔是消化内镜诊疗过程中最常见的并发症之一。结肠镜诊疗所致的穿孔发生率高于胃十二指肠镜。上消化道内镜所致穿孔最常见的部位是咽部及食管上段，穿孔发生率约 0.03%，有典型的三联征表现，包括发热、疼痛和呼吸困难等。与食管穿孔有关的最常见的病变为食管下 1/3 的良性或恶性病变引起的溃疡或狭窄，多可在术中及时发现，少数在术后发现者往往诊断不及时导致预后较差，病死率高。诊断性结肠镜检查穿孔发生率为 0.016% ~ 0.8%，治疗性结肠镜手术穿孔发生率为 0.02% ~ 8%，多为医源性结肠穿孔。最常见的部位是直肠与乙状结肠及乙状结肠与降结肠交界处。结肠憩室病、炎症性肠病、狭窄、放射性肠炎或手术等因素造成乙状结肠固定于盆腔时穿孔发生率较高。与食管穿孔不同的是，有相当多的医源性结肠穿孔在术中不会被立刻发现，45% ~ 60% 医源性结肠穿孔是在术后行结肠镜检查时发现的。患者常因术后出现发热及腹膜刺激征等表现而再次就诊，此时，绝大多数患者已经错过了最佳的治疗期，死亡率可高达 5% ~ 25%。

1. 致病因素 消化内镜操作所致穿孔的因素众多，有患者自身的因素，也有术者操作生疏及经验不足的因素。上消化道穿孔中，颈段食管的穿孔多源于解剖学因素，如 Zenker 憩室、颈椎骨性隆起等；胸段和腹段食管穿孔的原因则多以器质性病变为主，如食管肿瘤、狭窄、梗阻及重度炎症等。内镜下食管支架置入及球囊扩张时，由于食管过度狭窄、扩张速度过快、肿瘤组织质脆、导丝脱落等情况均可发生穿孔。食管静脉曲张时频繁的内镜下硬化剂治疗、大剂量或高浓度硬化剂注射、活动性出血期内治疗、同时使用气囊压迫及患者肝功能严重减退等因素均促使食管穿孔发生率增高。胃及十二指肠穿孔极其少见，多见于息肉或肿瘤 EMR 或 ESD 切除术后。也见于 ERCP 术时，主要由于切开速度失控致切口过长、远端胆总管壁内过短、强行牵拉过大结石等均易引起穿孔。结肠镜穿孔好发于结肠肿瘤 ESD 或大肠息肉 EMR 术后，由于结直肠疾病发病率高、内镜操作难度大等特点，导致其发病率要高于胃及食管手术。穿孔的主要原因分为机械性因素及气压性因素两种。机械性原因较常见，主要包括圈套器误套正常黏膜、过度灼烧、圈套器与对侧肠壁接触、息肉顶端与对侧肠壁接触（息肉切除时电流通过息肉顶端传到对侧肠壁）等，还有滑镜、解袢、活检等操作过程中，如存在肿瘤组织较脆、狭窄、急性炎症、缺血等情况，则更易发生穿孔；视野不清的情况下盲目地进行电切，也是发生穿孔的重要原因。气压性穿孔罕见，常因肠腔内注入过多气体所致，最常见部位是盲肠，其次是横结肠、乙状结肠和直肠。左半结肠狭窄或回盲瓣功能不良是气压性肠穿孔的易发因素，气体易逆行至回肠并聚集在有病变的回肠袢，从而造成回肠的气压性穿孔。

2. 临床诊断 在结肠镜检查诊断或治疗后，所有表现为腹胀、腹膜刺激征、发热或结肠出血的患者都应通过实验室检查和影像学检查来筛查穿孔。患者白细胞（主要是中性粒细胞）、红细胞沉降率（ESR）及 C 反应蛋白（CRP）升高，腹部 CT 检查发现腹腔游离气体、腹膜后气体、手术部位附近腔外气体影等可以确诊。对于有局部腹膜炎体征的患者，腹部增强 CT 检查可以作为有效的辅助检查手段来确定术后穿孔患者能否行保守治疗。

3. 治疗方法 一旦临床症状及影像学检查诊断穿孔，应根据患者的临床症状及体征确定处理方案，包括保守治疗、内镜下修补或外科手术治疗。选择手术治疗还是保守治疗取决于患者所患疾病种类、肠道准备情况、潜在的病理学结果及患者的身体条件。无论是处理哪种类型的穿孔，对所有出现穿孔的患者都应该进行相关的手术咨询及术前评估，掌握其手术适应证及禁忌证，以便能够随时准备手术治疗。保守治疗包括术后早期禁食、肠外营养、胃肠减压、静脉滴注广谱抗生素预防性抗感染、持续的生命体征及影像学监测等，适用于穿孔早期只有局部腹痛、血流动力学稳定、没有发热以及影像学仅有游离气体而无液体渗出的患者。若患者穿孔小、术中发现及时、肠道准备良好、无肠内容物漏入腹腔且未发生其他并发症（如出血、感染等）时，可在穿孔夹闭后行保守治疗，能有效地促进创面的修复及预防二次穿孔的发生，降低腹膜炎感染的风险，提高患者术后的生存率。禁食的患者当腹痛消失、炎症指标降低及肠道功能恢复正常时，可以适当恢复流质或半流质饮食，一般观察 2 周左右即可出院。内镜下修补治疗为穿孔的重要处理方法，处理的关键在于穿孔范围和发现穿孔的时间。当穿孔小于 1cm 且能在术中或术后 4h 内被发现时，内镜下修补术往往被认为是治疗穿孔的首选方法。此时患者的生命体征及一般状况良好，无肠内容物或仅极少量内容物漏入腹腔中，引起继发性腹膜炎的机会少，肠道准备尚可，这时可选择用金属夹夹闭创面、早期进行创面修补，使用 CO_2 气体减少腔外气体的注入可大大减少行外科手术的概率，改善患者的预后。外科手术治疗的适应证主要包括内镜修补困难或失败、持续肠内容物漏出所致腹膜炎、穿孔超过 4h 而未行内镜下夹闭处理的患者。当患者出现发热、穿孔过大、腹膜炎弥漫至全腹，有腹膜炎相关临床表现且保守治疗失败、肠道准备不良或存在潜在的结肠疾病需要手术治疗时，建议立即行急诊手术治疗，建立静脉通路补液以防患者出现休克而加重病情，术中密切监测患者的生命体征及腹腔感染情况。

4．预防措施　术前做好适应证的选择和掌握娴熟的操作技术对防治穿孔至关重要。有严重憩室病、曾有腹部盆腔恶性肿瘤手术史及放化疗史、有重度结肠炎或中毒性巨结肠的患者及身体虚弱的老年患者应尽量避免进行结肠镜检查；若有适应证，可请经验丰富的医师进行操作。胃镜检查在进入咽部时，应直视下进镜，动作轻柔，不暴力进镜；结肠镜检查时要求循腔进镜，少滑镜，解袢时动作轻柔，时刻观察患者反应，反应剧烈应及时停止操作。对手术患者，要严格遵循操作步骤，做到小心谨慎。在行息肉切除时，息肉圈套切割点应稍远离胃肠管壁；圈套后钢丝要确认收紧，然后向腔内提拉，形成天幕状，避免将周围黏膜套入；选择适当的电流功率，在凝固确切的基础上避免通电时间过长；术中通电时避免胃肠剧烈蠕动，如有剧烈蠕动，应立即断电，暂时中断手术操作。术后尽可能吸净消化道腔内气体。

三、狭窄

内镜术后狭窄多发生于食管及胃 ESD 术后，有时也好发于多次在同一部位套扎或反复硬化剂注射治疗的食管静脉曲张患者，食管由于其管径小、黏膜薄、易修复等解剖学特点容易导致其切除后局部瘢痕组织的形成，故内镜下食管治疗后狭窄的发生率要大于胃 ESD 术后，结肠 ESD 术后狭窄则鲜有病例报道。

1．致病因素　多项临床研究显示，造成术后狭窄的独立危险因素有老年患者、大病灶（切除范围＞3/4 环周）、浸润超过固有膜中层（＞M2）、纵向长度过长、术中使用止血夹等，由于手术后吻合口面积过大而增加了狭窄的发生率。

2. 预防与治疗 由于手术切除的范围是由病灶本身所决定的，可以通过不同的操作方式及药物来预防术后狭窄，但何种为最佳方法目前还未得到共识。2018 年 5 月在日本召开的内镜高峰论坛建议，对 > 1/2 食管环周（≥ 2/3 周预期黏膜缺损）的缺损切除术后进行预防性狭窄治疗。最简单预防食管狭窄的方法是 ESD 后球囊扩张术（EBD），其次为临时置入自膨式金属支架或局部切开，但是支架移除后仍有再狭窄的可能。有报道证明可降解食管支架对于治疗食管狭窄有效，但易出现支架移位、胸痛及迟发性穿孔，且这些支架不能预防食管环切 ESD 术后食管狭窄的形成。局部切开可用于治疗反复 EBD 术后难治性食管狭窄患者，切开术后再次进行 EBD 及局部注射类固醇激素可以防止再次狭窄。第三种方法是食管 ESD 术后内镜下注射或口服类固醇药物。与球囊扩张及支架置入预防狭窄相比，短期注射小剂量激素有助于减少术后并发症的发生。此外，口服类固醇激素也可预防食管半环切 ESD 引起的食管狭窄。但是，长期口服类固醇激素会引起感染、糖尿病等并发症。因此，口服泼尼松龙需要由医师指导，禁忌长期大量服用。

四、电凝综合征

电凝综合征又称息肉切除术后综合征或透壁综合征，多发生于胃肠道良性肿瘤切除术（EMR 或 ESD）后，表现为病变高频电切除后出现的局限性腹痛、发热、白细胞计数升高、腹膜炎，而无明显穿孔征象。多发生于术后 6 ~ 12h，发生率不高。在电凝过程中由于电烧灼侵及肠壁全层可引起浆膜层炎症反应，从而导致局限性腹膜炎症状。ESD 的电切时间常大于 EMR 或者其他切除方法，所以术后电凝综合征发生的概率比其他手术方式更大。

电凝综合征发生的危险因素至今尚未完全明确，可能与患者性别、年龄、肿瘤大小、肿瘤位置等有关。一项 692 名 ESD 术后患者的回顾性研究提示，老年女性、肿瘤位置在盲肠、结肠黏膜下纤维化的患者发生 ESD 术后电凝综合征的概率增加。

息肉切除术后电凝综合征患者通常进行保守治疗即可达到较好的治愈效果，包括早期禁食、静脉补液、预防性使用广谱抗生素等。对于保守治疗没有明显改善的患者，应考虑行手术治疗。

五、感染

主要包括黏膜下"隧道"感染、纵隔感染、脓胸和肺部感染等。由于食管管壁较薄，故好发于内镜下食管治疗时，包括反复食管静脉曲张硬化剂注射术及经口内镜食管下括约肌切开术（POEM）后，较少见于 ERCP 术后。20% ~ 50% 患者食管静脉曲张硬化剂治疗后出现发热，常为低热，持续仅24 ~ 48h，多与硬化剂引起食管静脉炎有关，一般无须特殊治疗。15.4% 患者硬化治疗后出现创口细菌感染而致菌血症，严重者可导致细菌性腹膜炎、脑脓肿、急性脑膜炎、肾周脓肿、腹腔脓肿、纵隔脓肿等。POEM 术在切开食管括约肌时，由于食管黏膜的撕裂很容易继发纵隔腔和腹腔的感染，但发生率不高。在其他手术如胃肠道息肉切除术后虽然有较大的概率发生短暂性菌血症，但相比于未行息肉切除的患者明显的感染症状仍然罕见，经预防性使用广谱抗生素 2 ~ 3 天后感染大多数可消退，产生不良后果的概率几乎为零。

感染发生的原因主要包括内镜设备受污染、术前食管清洁不充分、术中和术后黏膜下隧道内出血或积液等，ERCP 术后感染的常见的原因为继发胆管炎。因此，术前应对内镜及其附件彻底消毒，充分清洗食管，防止少量食物残留在食管内，从而降低在麻醉过程中发生误吸而致吸入性肺炎的概率；术中创面应充分止血，夹闭"隧道"入口前反复无菌生理盐水冲洗，保证黏膜切口夹闭严密，以防创口细菌感染；对于术后有肺部炎症或节段性肺不张者，应加强化痰和静脉应用抗生素治疗，ERCP 术后具有高危风险的患者要预置引流管引流并预防性使用抗生素降低感染的风险。

六、术后胰腺炎

术后胰腺炎（PEP）指在内镜逆行胰胆管造影（ERCP）后新出现的或加重的腹痛伴术后 24h 后血清淀粉酶或脂肪酶 > 3 倍正常值，是 ERCP 术后的严重并发症，需要收住院治疗或延长住院时间。PEP 的发病率估计在3.5% ~ 9.7%，一项超过 120 万例 ERCP 的历史性队列研究显示，PEP 的发生率约为 4.5%。

1. 致病因素　2020 年欧洲胃肠内镜学会（ESGE）指南指出，与患者相关的明确的危险因素包括女性、既往有胰腺炎或术后胰腺炎病史、Oddi括约肌易痉挛或功能障碍者；可能的危险因素包括小于 55 岁的年轻患者、血清胆红素正常、终末期肾病、无慢性胰腺炎、肝外胆管无扩张的患者。

明确的操作相关危险因素包括插管困难或插管时间延长、导丝进入导管 > 1 次及胰管内注射对比剂。可能的操作相关危险因素包括胰腺括约肌的切开或预切开、胆管括约肌的球囊扩张、胆管结石清理失败、管腔内超声等。根据 ESGE 指南，如果患者存在至少一个明确的或两个可能的相关危险因素（患者相关或操作相关），可以被认为是 PEP 的高危患者。除上述情况之外，内镜医师经验不足也与 PEP 的发生有关。

2. 治疗方法　一旦确定发生术后胰腺炎，可以按照急性胰腺炎的标准治疗流程进行处理。轻度患者（无器官衰竭及胰腺坏死等并发症者）多可在术后 24h 内自行恢复。ESGE 建议，ERCP 术后 24h 内出现腹痛的患者，在术后 2～6h 检测血清淀粉酶和 / 或脂肪酶水平分别低于正常值上限 1.5 倍和 4 倍的患者可以出院，而无须担心 PEP 的发生。重度患者可早期行液体复苏、器官支持、减少胰腺及胰酶分泌、抗炎镇痛、预防性抗感染、早期肠内营养等治疗，密切监测患者生命体征，维持内环境稳定，警惕严重并发症的发生，必要时可行手术治疗。

3. 预防措施　降低 PEP 发生的关键在于预防。首先需要严格把握 ERCP 适应证，避免诊断性 ERCP，优先考虑使用磁共振胆胰管成像（MRCP）或超声内镜检查术（EUS）对胆总管结石或胰管结石的患者进行检查和诊断。其次，对必要行 ERCP 术治疗的患者，术前应完善病情评估，及时了解患者的身体情况及潜在的风险因素，在药物、内镜操作等方面提前准备，进行相关的预防措施。

药物的预防包括非甾体抗炎药、胰蛋白酶抑制剂、生长抑素类似物、硝酸甘油等。2020 年 ESGE 指南建议，在 ERCP 之前或之后半小时内用 100mg 吲哚美辛或双氯芬酸钠塞肛可以大大降低 PEP 的发病率。生长抑素及其合成类似物可以减少胰酶的分泌，还可以通过抑制分泌素和胆囊收缩素的产生间接影响外分泌功能，对胰腺细胞可能有保护作用，但其用于预防 PEP 的疗效尚待确定。

操作技术方面的预防包括预防性置入胰管支架、导丝辅助插管及内镜鼻胆管引流术。ESGE 建议，ERCP 后胰腺炎高风险（疏忽的导丝插入 / 胰管不透明化，双导丝插管）的患者进行预防性胰管支架置入术是预防 PEP 最有效的方法，它可以使胰管持续保持通畅，促进胰液引流，有效避免十二指肠乳头水肿及 Oddi 括约肌痉挛。根据 ESGE 指南，直径 5Fr、长度 5cm 的胰管支架在预防 PEP 方面优于直径 3Fr、长度 3cm 的支架；术后胰管支架保留 5～10 天后再取出比术后立即取出支架能更有效地预防 PEP 的发生。插管困难是 PEP 的独立危险因素，且插管难度越大，PEP 发病率越高。应用辅助插管技术可以提高插管成功率，被认为可以降低 PEP 的发生率。ERCP 操作过程中，避免大剂量、快速注射对比剂；避免用力过大及在胰管内反复插入导管或导丝，从而避免造成对比剂注入黏膜下层进而引起十二指肠乳头水肿，造成引流受阻。内镜鼻胆管引流术（ENBD）可有效引流胆汁，降低胆管压力，避免胆汁反流入胰管，减少残余结石及乳头水肿引起的胰管压力增高，能显著降低术后高淀粉酶血症的发生，常作为括约肌切除术后的辅助技术而广泛应用于临床。

七、气体相关并发症及胸腔积液

1. 气体相关并发症 消化内镜手术发生气体相关并发症的概率较低，多由内镜医师操作经验欠缺所致，好发于胃食管反流患者行抗反流术及贲门失弛缓症患者 POEM 术。气体相关并发症包括皮下气肿、纵隔气肿、气胸、气腹等。皮下气肿及纵隔气肿等多可自行吸收及消退，且患者呼吸平稳、血氧饱和度常大于 95%，无须特殊处理。对于肺压缩体积超过 30% 的严重气胸患者（气道压力 > 20mmHg，SpO_2 < 90%），临床上常用静脉穿刺导管在锁骨中线与第 2 肋间隙交界处行胸腔穿刺闭式引流后可继续内镜操作。对于膈下少量游离气体而无明显症状者一般可自行吸收；如腹胀明显，可行胃肠减压，必要时用 14G 穿刺针进行腹腔穿刺放气。轻度的气体相关症状会影响患者术后的主观感受，但并不会造成严重不良事件，重度的纵隔气肿、气胸、气腹等会严重影响呼吸和循环，应及时处理。

2. 胸腔积液 行隧道内镜手术如 POEM 术后有时会并发胸腔积液，发生概率较低，一般积液量少，多可自行吸收，无胸闷、气促、发热等阳性症状者常无须特殊处理。积液量大而影响呼吸者罕见，这时可紧急行超声引导下胸腔穿刺置管引流并预防性使用广谱抗生素抗感染治疗，术后严密监测患者生命体征，预后多良好。胸腔积液的发生多与患者自身感染、免疫力低下及低蛋白血症有关。因此，掌握手术的适应证及禁忌证、积极的围手术期支持治疗对避免此类并发症的发生至关重要。

不仅内镜医师，麻醉医师也应熟悉内镜诊治过程中各种手术并发症的致病因素、预防措施以及诊断和治疗方法，并与内镜医师及时沟通信息，选择合适的监测和麻醉方法、尽早发现并及时处理相关并发症，尤其应加强防治严重并发症所致的不良后果。

第二节　消化内镜麻醉相关并发症

随着人们健康理念及麻醉技术不断进步，消化内镜检查及治疗日益增多，患者接受麻醉内镜的依从性明显高于从前，包括体检人群、合并多种慢性病以及内镜诊疗相对禁忌证的患者。麻醉医护人员在消化内镜操作期间，既要解除患者疼痛与不适，又要保证其生命安全。麻醉相关并发症常危及患者安全，需要积极预防、快速诊断并正确处理，同时，内镜医师与麻醉医师的密切合作也能有效减少并发症的发生。

一、呼吸道梗阻

麻醉期间呼吸道梗阻多为急性，常发生在给予镇静或全身麻醉药之后，临床表现为胸部和腹部呼吸运动反常，患者呼吸困难，不同程度的吸气性喘鸣，呼吸音低或无呼吸音，无通气或通气量很低，呼气末二氧化碳波形消失，甚至低氧血症。常见的呼吸道梗阻有以下几种。

（一）舌后坠

舌后坠是临床上最常见的引起急性上呼吸道梗阻的原因，在非气管插管下的消化内镜麻醉中尤为多见，造成不同程度的缺氧。仰卧位下，给予镇静药、全身麻醉药可使下颌及舌肌松弛，由于重力作用舌体坠向咽部阻塞上呼吸道。舌体过大、身体矮胖、颈短、咽后壁淋巴组织增生以及扁桃体肥大者，更易发生舌后坠。当舌后坠引起不完全性呼吸道梗阻时，主要表现为患者发出强弱不等的鼾声，可出现不同程度的三凹征和喉头拖拽征；如为完全性呼吸道梗阻，因呼吸气流完全中断，患者的鼾声反而消失，只见呼吸动作而无呼吸交换，SpO_2 呈进行性下降，用面罩行人工通气时，挤压呼吸囊的阻力增大。

对于出现舌后坠的患者可采用双手托下颌法，并根据患者不同的体位进行适当调整，以达到气道完全畅通。如果上述手法处理未能解除阻塞，则应置入鼻咽或口咽通气道。同时，应增加吸入氧流量或经麻醉面罩给予高浓度氧。必要时嘱内镜医师退出内镜，给予辅助或控制呼吸，极少数效果不佳的患者应行气管内插管或放置喉罩。如果患者采用苯二氮䓬类药物镇静，还应立即静脉给予氟马西尼拮抗。

在口咽通气道或鼻咽通气道的选用方面，对于张口无明显受限的患者，通常首选口咽通气道。口咽通气道的插入操作较容易，但对清醒或浅麻醉患者可能出现恶心、呕吐、呛咳、喉痉挛和支气管痉挛等反射，因此，只适用于非清醒患者、麻醉深度恰当的患者或昏迷患者。放置口咽通气道所需的麻醉深度与能耐受喉罩所需的麻醉深度相似。口咽通气道安置不恰当会将舌根推至咽腔反而加重阻塞，甚至引起喉痉挛和牙、舌体和咽腔损伤，特别对长时间安置口咽通气道患者，须定时检查其位置是否正确。

鼻咽通气道亦有其优点，其刺激性比口咽通气道更小，浅麻醉状态下，甚至清醒的患者多数可耐受，实施经口消化内镜诊疗时尤其适用，不影响操作的同时保持患者呼吸道通畅。使用鼻咽通气道前，先涂以利多卡因胶浆润滑，检查患者鼻腔的通畅性，是否有鼻息肉和明显的鼻中隔偏曲，应用丁卡因进行表面麻醉，麻黄碱或去氧肾上腺素滴入或喷雾可以使鼻黏膜血管收缩，降低出血风险。置入鼻咽通气道时，应轻柔操作以防止损伤出血。鼻咽通气道必须沿下鼻道插入，即通气道的插入方向必须保持与面部完全垂直，严禁指向鼻顶部方向插入，否则极易引起凶猛的鼻出血。如果鼻咽通气道全部插入后患者出现咳嗽或刺激反应，应该将其退出 1~2cm，防止鼻咽通气道尖端刺激会厌或声带。若鼻咽通气道插入后患者气道仍梗阻，在排除通气道堵塞的情况下，可能是由于鼻咽通气道太短，远端出口不能越过舌根，应及时更换较长或大一号鼻咽通气道。

其他人工通气道：若放置口咽或鼻咽通气道后仍不能解除梗阻，或出现面罩通气困难时，可首先采用声门上通气装置（喉罩和气管食管联合导管等）缓解梗阻，必要时行气管内插管或紧急气管切开。需强调，通气困难的患者可能存在气管插管困难，必须提前做好困难气管插管的准备。

要预防上述急症的发生，需充分做好气道评估，目的是判断有无困难气道，包括困难气管插管或困难面罩通气。气道评估可以先从病史着手，一般包括了解既往麻醉史中有无困难气道情况，有无头颈部、口咽部手术或放疗史等；以及是否患有可影响或累及气道的疾病，如类风湿关节炎、肥胖、肿瘤等。气道评估时更要注意体格检查，提示困难气道的体征有很多，比如张口困难、颈椎活动受限、颌退缩（小颌症）、舌体大（巨舌症）、门齿突起、颈短、病态肥胖、颈椎外伤等。此外，还要注意检查有无气管造口或已愈合的气管造口瘢痕，面颈部的损伤，颈部有无肿块，甲状腺大小、气管位置等，评价其对气道的影响。对某些患者则可能还需做一些辅助性检查，如喉镜、纤维支气管镜等。

面罩通气困难是最危险的，处理起来最为棘手，如何预判是关键。年龄大于 55 岁、打鼾病史、蓄络腮胡、无牙、肥胖（BMI > 26kg/m²）是困难面罩通气的五项独立危险因素。Mallampati 分级Ⅲ或Ⅳ级、下颌前伸能力受限、甲颏距离过短都提示困难面罩通气的可能性较大。当判断为面罩通气困难时，需要提前做好预案，并选择保留自主呼吸的镇静麻醉，谨慎使用影响自主呼吸的麻醉药物。

（二）喉痉挛与支气管痉挛

1. 喉痉挛　喉痉挛是呼吸道的保护性反射，是声门闭合反射过度亢进的表现，是麻醉的严重并发症之一，临床表现为吸气性呼吸困难，可伴有高调的吸气性哮鸣音。喉痉挛是由于在喉部局部或全身性的刺激作用下，使支配喉部的迷走神经张力增高，引起喉内肌群强烈收缩，导致真声带或真假声带反射性关闭所致的急性上呼吸道梗阻。临床上多发生于麻醉较浅（麻醉过渡期）的状态下，此时迷走神经功能处于相对占优势的状态，使喉部迷走神经反射相对亢进，在局部或全身性刺激作用下即可诱发。

喉痉挛的诱发原因包括低氧血症、高二氧化碳血症、口咽部分泌物刺激、口咽通气道置入时直接刺激咽喉部，浅麻醉下进行手术操作如胃镜置入，也可引起反射性喉痉挛，所以要杜绝患者浅麻醉状态置入胃镜和口咽通气道。

轻度喉痉挛仅吸气时呈现喉鸣，中度喉痉挛吸气和呼气都出现喉鸣音，重度喉痉挛声门紧闭气道完全阻塞。轻度喉痉挛患者在解除刺激后多可自行缓解，常仅以面罩高浓度吸氧或行适当的正压辅助通气即可，无须过多的特殊处理。中度喉痉挛患者应迅速行面罩正压通气，如梗阻或低氧血症不能迅速纠正，则应果断使用短效静脉麻醉药（如丙泊酚）加深麻醉，若仍不能纠正，即按重度喉痉挛处理。重度喉痉挛患者由于声门紧闭，面罩正压通气不仅无效，而且可能因口咽腔内的压力增加而加剧声门紧闭，同时过高的面罩通气压力有致胃膨胀的可能，增加反流误吸的风险。此时应立刻以短效静脉麻醉药加深麻醉，使用快速起效的肌肉松弛药以松弛声带，同时做好紧急气管内插管的准备，以防止因低氧引起重要组织脏器损伤和负压性肺水肿的出现。若插管困难，则需紧急行环甲膜穿刺喷射通气或气管切开术。

消化内镜诊疗操作很多是在非气管插管下的镇静/麻醉，要特别注意防止任何固体、液体误入气道，患者出现胃食管反流误吸，或者口咽分泌物过多误吸，均可刺激咽喉部导致呛咳，甚至喉痉挛，影响内镜操作，也影响患者的安全。操作时可尽量使患者侧卧，口角低位，以便于口腔内液体流出，若合并胃潴留，可抬高床头，以防止胃内容物反流误吸导致的喉痉挛。

2. 支气管痉挛　引起支气管痉挛的常见原因为：①气道刺激是导致支气管痉挛最直接的诱因，包括呼吸系统疾病、过敏性疾病、哮喘性疾病等。诱发支气管痉挛的根本原因都在于气道刺激。②手术过程中麻醉偏浅，会导致各种神经反射无法受到抑制，尤其是神经体液反射容易刺激支气管痉挛发作。③气管插管等局部刺激是麻醉诱导期间发生支气管痉挛最常见的原因。由于气道富含迷走神经传入纤维，尤其气管隆嵴部位，气管插管过深直接刺激气管隆嵴，或浅麻醉下行气管插管、吸痰也都可引起反射性支气管痉挛。④应用兴奋迷走神经、增加气道分泌物促使组胺释放的麻醉药、肌肉松弛药或其他药物，也可引起支气管痉挛。

支气管痉挛表现为自主呼吸时出现呼气性呼吸困难，呼气期延长、费力而缓慢，常伴哮鸣音、心率加快，甚至心律失常。机械通气时气道压升高，双肺闻及广泛哮鸣音，以呼气时为著。痉挛严重时，哮鸣音反而减轻，甚至消失（寂静肺）。

预防：①对于既往有呼吸道慢性炎症或支气管哮喘史的患者，应仔细了解其过去发病的情况，分析可能存在的诱发因素。术前应禁吸烟 2 周以上。若近期有炎症急性发作，则应延缓手术 2 ~ 3 周。②避免应用可诱发支气管痉挛的药物。③选用局部麻醉药进行完善的咽喉部和气管表面的麻醉以阻断气道的反射，可防止因刺激气道而诱发支气管痉挛。

处理：①去除病因：对于由药物或生物制剂诱发的变态反应性支气管痉挛，应立即停止使用；②加深麻醉：全身麻醉时，患者即使出现血压下降，也应适当加深麻醉；③面罩吸氧，必要时施行辅助或控制呼吸；④及时适量静脉注射肾上腺素；⑤静脉输注皮质激素类药，如氢化可的松或甲泼尼龙，与氨茶碱等同时应用可能效果更佳。

（三）反流与误吸

消化内镜检查过程中大量注气和注水，如果患者伴有胃食管交界处解剖缺陷、口咽或胃内大量出血或幽门梗阻等，均可增加反流与误吸风险。无论固体或液体吸入呼吸道，均可造成呼吸道梗阻、气道痉挛、吸入性肺不张和吸入性肺炎等严重后果。因此，应采取措施减少胃内容物和提高胃液 pH 值；降低胃内压，使其低于食管下括约肌张力，以保护气道。当胃腔内需要大量注水时，注意注水的部位，如位于食管、贲门等距咽喉部声门裂较近时，应采用气管插管全身麻醉，不宜施行深度镇静。

反流误吸的临床表现有很多，多以急性呼吸道梗阻多见，无论固体或液体的胃内容物，均可引起呼吸道机械性梗阻而造成缺氧和高碳酸血症。较少量的误吸物可引起远端气道的梗阻，导致吸入性肺不张的出现，尤以右上叶后段和右下叶背段最易受累，进一步导致吸入性肺炎、肺脓肿等。大量误吸物会导致完全的机械性呼吸道梗阻，如果患者未使用肌肉松弛药，则可见到用力呼吸，以呼气时更为明显，随之出现窒息。同时，血压骤升、心率加快；若仍未能解除梗阻，则两者均呈下降。由于缺氧使心肌收缩减弱、心室扩张，终致心室颤动。有的患者因吸入物对喉或气管的刺激而出现反射性心脏停搏。

为防止反流误吸，对择期行无痛消化内镜诊疗的患者，术前应严格禁食禁饮。目前推荐成人麻醉前禁食易消化固体食物及含脂肪较少的食物至少 6h；而禁食肉类、油煎制品等含脂肪较高的食物至少 8h。如果对以上食物摄入量过多，应适当延长禁食时间。新生儿、婴幼儿禁母乳至少 4h，禁食易消化固体食物、牛奶、配方奶等非人乳至少 6h。所有年龄患者术前 2h可饮清液，包括清水、糖水、果汁（无果肉）、苏打饮料、清茶等。但对于特殊患者，比如幽门梗阻、十二指肠梗阻、胃动力差等原因导致胃潴留的患者，有必要更严格的限制，禁食固体食物时间应延长至 24h 以上，必要时施行胃肠减压术等措施防止反流误吸。

实施麻醉前须备妥吸引器，对放置鼻胃管患者，应充分吸引减压；当发生反流呕吐时，应立即将患者置于头低位，并将头转向一侧，同时将口咽腔及气管内误吸物吸出，此外还应使用支气管解痉药及抗生素，必要时气管插管，用生理盐水行气管灌洗。

二、呼吸抑制

呼吸功能主要体现在通气与换气两个方面。通气不足，高龄、肥胖、睡眠呼吸暂停以及 ASA Ⅲ级以上是导致呼吸抑制的危险因素。术前应充分评估，术中加强呼吸管理，避免镇静过深造成呼吸抑制。呼吸动作是在呼吸中枢调节下由呼吸肌活动实现的，因此可将呼吸抑制分为中枢性（呼吸中枢抑制）和外周性（呼吸肌麻痹）两种。

常用的麻醉药均可抑制呼吸中枢，过度通气及过度膨肺也可使呼吸中枢受到抑制。对于麻醉药和镇痛药所致的呼吸抑制应以预防为主，内镜麻醉多为保留自主呼吸的非插管麻醉，应选择对呼吸抑制较轻的药物，对具有协同作用的药物可以联合使用以降低各自药物的剂量，对于老年体弱、过度肥胖、颈项短粗等患者须慢速推药，小剂量开始、滴定给药、以实现个体化用药，所有患者都要保持呼吸道通畅并充分给氧。如为麻醉药导致呼吸抑制，适当减浅麻醉，呼吸即可恢复。对麻醉性镇痛药造成的呼吸抑制，可用纳洛酮拮抗；对过度通气及过度膨肺导致的呼吸抑制，应适当减少通气量，并依自主呼吸节律行同步辅助呼吸，使自主呼吸逐渐恢复正常。

使用肌肉松弛药是外周性呼吸抑制的常见原因，低钾血症也会导致呼吸肌麻痹。对肌肉松弛药造成的呼吸抑制，可用新斯的明或舒更葡糖钠拮抗；对低钾血症性呼吸肌麻痹应及时补钾。若胃腔内注气过多，引起胃部积气和横膈上升，也可影响呼吸，导致血氧饱和度下降，应提醒内镜医师减少注气。

对任何原因造成的呼吸抑制，在解除呼吸抑制前，均应立即行有效人工通气，将各项通气指标维持于正常范围。通气方式依呼吸抑制程度选用，如患者存有自主呼吸，但频率慢或潮气量不足，可行辅助呼吸予以适当补偿。实施辅助呼吸须与患者呼吸同步，否则可使自主呼吸消失。如患者无呼吸，须行控制呼吸。

三、心律失常与心肌缺血

1. 心律失常　与患者年龄、肥胖、基础疾病有关，也与内镜医师操作刺激咽后壁、十二指肠乳头及胆总管等部位引起的迷走神经兴奋有关，清醒或轻度镇静下反应更明显；部分麻醉药物对心脏有抑制作用，麻醉后患者对刺激反应的敏感性降低。如心率小于 50 次 /min，可酌情静脉注射阿托品 0.2 ~ 0.5mg，必要时重复给药。如同时伴有血压下降，可选用麻黄碱 5 ~ 10mg，单次静脉注射。为预防心律失常的发生，应规范内镜检查，把握麻醉及内镜的适应证、禁忌证，术前检查生命体征及心电图，必要时行超声心动图及 24h 动态心电图检查。

2. 心肌缺血　正常情况下心肌血流与心肌代谢氧耗处于平衡状态，当冠状动脉狭窄或阻塞时，冠状动脉血流不能满足心肌代谢所需氧量，难以支持心脏正常工作，此种病理状态称为心肌缺血，即心肌缺血性缺氧。决定心肌氧耗的主要因素是心率、心肌收缩力及室壁张力（包括前、后负荷），其中心率最为重要。心电图是诊断心肌缺血简单而常用的方法，心电图监测可帮助麻醉医师早诊断、早治疗。

麻醉期间引起心肌氧消耗量增加或心肌缺氧的原因有：①患者精神紧张、恐惧和疼痛，引起体内儿茶酚胺释放增多，使心脏后负荷加大、心率加快，从而增加心肌氧耗；②血压过低或过高均可影响心肌供血、供氧；③麻醉药对心肌收缩力的抑制使心排血量减少，对血管的扩张使回心血量减少；④麻醉期间供氧不足或缺氧；⑤各种原因引起的心率加快或心律失常。

在内镜操作过程中吸氧可以显著减少心肌缺血的发生，麻醉中应保证供氧，加强监测，维持良好的心肌氧供与氧耗平衡。对任何患者，特别是老年患者、高血压及冠状动脉供血不足的患者，力求做到使心肌氧供与氧耗平衡，努力降低心肌氧耗，如减轻心脏做功（治疗高血压）、消除不良的血流动力学效应（如纠正心律失常，避免血压过低）；提高供氧量（如增加吸入氧浓度、适当减慢心率以保障足够的舒张间期）以及纠正贫血等。心动过速是麻醉期间引起心肌缺血和心肌梗死的重要原因，应控制心率在正常范围。可酌情使用短效的β受体阻滞剂或钙通道阻滞剂等抗心律失常药物。适当使用阿片类药物不仅能降低应激反应，还能增加心肌氧的利用。低氧血症可诱发各种心律失常事件，少数患者可出现心肌损伤、心肌梗死甚至心搏骤停，应注重预防。

四、咳嗽

由于很多消化内镜麻醉是非气管插管下的全身麻醉，反流的胃液和口咽部分泌物均可刺激声门引发咳嗽，咳嗽在非插管麻醉下的消化内镜诊疗过程中经常发生，容易导致低氧血症，也会影响内镜诊疗，比如干扰息肉切除术、影响早癌检出率等。

咳嗽是由于咽、喉、气管等部位的黏膜受到理化因素刺激而产生的一种保护性反射。这种反射的感受器广泛分布于咽喉、气管黏膜，尤其是气管隆嵴，接受外界的机械性和化学性刺激，就会发生咳嗽。

1. 咳嗽的不良反应 咳嗽不仅给患者造成苏醒期间的不愉快体验，还可导致严重的后果，咳嗽引起的胸膜腔内压升高可减少右心房的回心血量，同时持续咳嗽会导致颅内压、眼压和腹内压升高。咳嗽易诱发喉痉挛、支气管痉挛等情况，在儿科患者中尤为明显，可迅速引起低氧血症与肺不张。咳嗽发生时，可激活交感肾上腺髓质系统，使血儿茶酚胺急剧升高，导致血流动力学剧烈波动，引起显著的高血压、心动过速，诱发心肌缺血、心律失常等严重并发症，增加围手术期风险。对于急性上呼吸道感染、慢性支气管炎或肺部感染痰多者，因检查中胃镜刺激咽喉部会使咳嗽、咳痰加重，应改善症状后再接受检查。

2. 咳嗽诱发原因及防治 内镜诊疗中浅麻醉下胃镜置入可能会刺激咽喉部引起咳嗽，加上胃镜检查过程中大量注气和注水，反流误吸容易造成咳嗽，口咽分泌物误吸刺激声门是消化内镜诊疗中诱发剧烈咳嗽的常见原因。冷的挥发性麻醉药或气管内分泌物刺激，也易引起咳嗽。浅麻醉下气管插管、手术直接刺激气管、吸痰时吸痰管刺激气管黏膜等都可引起咳嗽。

当发生咳嗽时，应尽可能侧卧位、口角低位，并轻轻拍打患者的背部，促进咽喉部反流物、分泌物排出；为避免全身麻醉诱导插管及术中导管对气管刺激引起咳嗽，应给予足够的麻醉深度或肌肉松弛药。

五、呃逆

呃逆为膈肌不自主地阵发性收缩。手术操作强烈牵拉内脏，或直接刺激膈肌及膈神经会诱发呃逆；全身麻醉诱导时将大量气体压入食管和胃内，内镜检查时向食管和胃内注入大量气体也会诱发呃逆。发生呃逆后，一般无须进行特殊处理，可适当加深麻醉，必要时可给予肌肉松弛药并行气管插管。

六、术后恶心呕吐

术后恶心呕吐（PONV）是麻醉后常见并发症，其发生与患者情况、麻醉用药及手术种类有关。阿片类药物，吸入麻醉剂、静脉麻醉剂均可引起呕吐，麻醉时应注意麻醉药物种类的选择及剂量的把控。手术时间长者恶心、呕吐发生率高，应尽可能缩短手术时间。临床上恶心、呕吐通常高发于儿童和青少年，发病率随年龄的增长而降低；成年女性比男性更容易发生恶心、呕吐，可能与女性激素有关；术前焦虑或有胃瘫者，有晕动病和偏头痛病史者也常引起呕吐。

恶心、呕吐可以导致患者程度不等的不适，进食进水困难，严重者可致水电解质和酸碱平衡紊乱，并延长患者住院时间。术后 2h 内患者可适量饮水，注意少量多次，每次饮用量低于 50ml，饮水后无恶心、呕吐等表现方可进食，以软质食物为主。为防治术后恶心呕吐，应根据情况及时单用或联合使用地塞米松、氟哌利多和司琼类等药物。

七、中枢神经系统反应

麻醉后可能出现头痛、眩晕、抽搐、不自主运动、惊厥、角弓反张等。轻者不用处理，休息半小时后可自行消失；重者可予以地西泮、氯化钙等药物抑制抽搐。

八、药物过敏

消泡剂、去黏液剂、麻醉药物均可能会引起过敏反应的发生，应以预防为主，术前应详细询问患者过敏史，对有过敏史的患者避免使用过敏药物。如使用后出现面目潮红、皮疹、瘙痒或呼吸困难、喉头水肿等严重过敏反应时，应立即停止用药及操作，将内镜快速、安全撤出体外，立即实施抢救，如采取平卧体位、开放气道、吸氧、快速补液，肾上腺素 0.3 ~ 0.5mg 注射或甲泼尼龙 40mg 静脉注射，必要时气管插管。

九、疼痛与躁动

发生原因多为麻醉偏浅、操作时间过长，疼痛刺激抑制不充分等，可适量追加药物，以维持有效镇静镇痛深度。此外，还可进行心理支持，检查前后医务人员需充分关注患者，给予安慰，以消除不良心理情绪，缓解其对检查的恐惧，引导患者能够积极配合检查的完成。

十、高血压与低血压

血压升高与基础疾病、颅内压增高或麻醉深度不足有关，术前注意问诊及测量血压，减慢输液量及速度，必要时应用硝酸甘油或硝普钠降压。

血压下降可由术中牵拉内脏引起迷走神经反射或失血过多引起，也可能是因为麻醉药物导致外周循环阻力降低，血管扩张，心肌抑制，进而导致血压下降。部分患者因为高龄体弱，禁食禁水时间过久，肠镜检查前腹泻脱水造成患者血容量不足，血压降低。一旦出现血压下降，应立即解除病因、对症处理，补液以复方乳酸林格液为主，酌情给予葡萄糖注射液输注，加快输液速度，严重者需送至病房输液救治，必要时可给予血管活性药物，如麻黄碱、去氧肾上腺素或去甲肾上腺素，根据病情掌握用量；对于失血过多的患者，应立即止血、补充血容量，必要时术中输血。对于术前脱水、操作时间较长、深度镇静 / 麻醉的患者，应常规预防性补充液体。

十一、苏醒延迟

与麻醉药过量、麻醉药代谢不完全、低体温、心肺功能及肝肾功能较差，血容量不足等有关。术中根据患者情况个体化用药，注意保暖，维持循环、呼吸稳定，术后应在麻醉恢复室进行麻醉恢复，监测生命体征，达到离院或离室标准，由麻醉医师评估后方可离开。

十二、坠床

患者坠床可造成四肢及躯体受损，重者可危及患者生命，必须在麻醉全程对患者进行妥善的固定及严密的监护，尤其是麻醉恢复期，以防止坠床的发生。

内镜医师也应熟悉内镜诊治过程中的各种麻醉并发症，与麻醉医师及时沟通信息，相互配合，掌握适应证，预防并及时处理相关并发症，使内镜诊疗麻醉达到安全、无痛、舒适的目的。

（朱振华 潘晓林 刘 丽 关晓辉 祝 荫 苏殿三）

参考文献

[1] YAMAMOTO Y, KIKUCHI D, NAGAMI Y, et al. Management of adverse events related to endoscopic resection of upper gastrointestinal neoplasms: Review of the literature and recommendations from experts[J]. Dig Endosc, 2019, 31 Suppl 1: S4-S20.

[2] NABI Z, REDDY D N, RAMCHANDANI M. Adverse events during and after per-oral endoscopic myotomy: prevention, diagnosis, and management[J]. Gastrointest Endosc, 2018, 87(1): 4-17.

[3] ITO S, HOTTA K, IMAI K, et al. Risk factors of post-endoscopic submucosal dissection electrocoagulation syndrome for colorectal neoplasm[J]. J Gastroenterol Hepatol, 2018, 33(12): 2001-2006.

[4] LEVY I, GRALNEK I M. Complications of diagnostic colonoscopy, upper endoscopy, and enteroscopy[J]. Best Pract Res Clin Gastroenterol, 2016, 30(5): 705-718.

[5] KO C W, DOMINITZ J A. Complications of colonoscopy: magnitude and management[J]. Gastrointest Endosc Clin N Am, 2010, 20(4): 659-671.

[6] REUMKENS A, RONDAGH E J, BAKKER C M, et al. Post-Colonoscopy Complications: A Systematic Review, Time Trends, and Meta-Analysis of Population-Based Studies[J]. Am J Gastroenterol, 2016, 111(8): 1092-1101.

[7] YANG C H, QIU Y, LI X, et al. Bleeding after endoscopic submucosal dissection of gastric lesions[J]. J Dig Dis, 2020, 21(3): 139-146.

[8] DRAGANOV P V, WANG A Y, OTHMAN M O, et al. AGA Institute Clinical Practice Update: Endoscopic Submucosal Dissection in the United States[J]. Clin Gastroenterol Hepatol, 2019, 17(1): 16-25.e1.

[9] AHMED Y, OTHMAN M. EMR/ESD: Techniques, Complications, and Evidence[J]. Curr Gastroenterol Rep, 2020, 22(8): 39.

[10] TAKAMARU H, GOTO R, YAMADA M, et al. Predicting and managing complications following colonoscopy: risk factors and management of advanced interventional endoscopy with a focus on colorectal ESD[J]. Expert Rev Med Devices, 2020, 17(9): 929-936.

[11] CHAVALITDHAMRONG D, ADLER D G, DRAGANOV P V. Complications of enteroscopy: how to avoid them and manage them when they arise[J]. Gastrointest Endosc Clin N Am, 2015, 25(1): 83-95.

[12] HALDERMAN A A, SINDWANI R, WOODARD T D. Hemorrhagic Complications of

Endoscopic Sinus Surgery[J]. Otolaryngol Clin North Am, 2015, 48(5): 783-793.

[13] DE'ANGELIS N, DI SAVERIO S, CHIARA O, et al. 2017 WSES guidelines for the management of iatrogenic colonoscopy perforation[J]. World J Emerg Surg, 2018, 13: 5.

[14] HAYASHI T, KUDO S E, MIYACHI H, et al. Management and risk factor of stenosis after endoscopic submucosal dissection for colorectal neoplasms[J]. Gastrointest Endosc, 2017, 86(2): 358-369.

[15] BHATT H. Post-Endoscopic Retrograde Cholangiopancreatography Pancreatitis: An Updated Review of Current Preventive Strategies[J]. Clin Exp Gastroenterol, 2021, 14: 27-32.

[16] ELMUNZER B J. Reducing the risk of post-endoscopic retrograde cholangiopancreatography pancreatitis[J]. Dig Endosc, 2017, 29(7): 749-757.

[17] PEKGÖZ M. Post-endoscopic retrograde cholangiopancreatography pancreatitis: A systematic review for prevention and treatment[J]. World J Gastroenterol, 2019, 25(29): 4019-4042.

[18] 陈旻湖，杨云生，唐承薇. 消化病学 [M]. 北京：人民卫生出版社，2019.

[19] 林果为，王吉耀，葛均波. 实用内科学 [M]. 15 版. 北京：人民卫生出版社，2017.

[20] JEHANGIR A, BENNETT K M, RETTEW A C, et al. Post-polypectomy electrocoagulation syndrome: a rare cause of acute abdominal pain[J]. J Community Hosp Intern Med Perspect, 2015, 5(5): 29147.

[21] DUMONCEAU J M, KAPRAL C, AABAKKEN L, et al. ERCP-related adverse events: European Society of Gastrointestinal Endoscopy (ESGE) Guideline[J]. Endoscopy, 2020, 52(2): 127-149.

[22] ONO H, YAO K, FUJISHIRO M, et al. Guidelines for endoscopic submucosal dissection and endoscopic mucosal resection for early gastric cancer (second edition) [J]. Dig Endosc, 2021, 33(1): 4-20.

[23] KESSING B F, BROEDERS J A, VINKE N, et al. Gas-related symptoms after antireflux surgery[J]. Surg Endosc, 2013, 27(10): 3739-3747.

[24] NABI Z. Complications of therapeutic gastroscopy/colonoscopy other than resection[J]. Best Pract Res Clin Gastroenterol, 2016, 30(5): 719-733.

[25] MUTNEJA H R, VOHRA I, GO A, et al. Temporal trends and mortality of post-ERCP pancreatitis in the United States: a nationwide analysis[J]. Endoscopy, 2021, 53(4): 357-366.

[26] BAI Y, CAI J T, CHEN Y X, et al. Expert consensus on perioperative medications during endoscopic submucosal dissection for gastric lesions (2015, Suzhou, China) [J]. J Dig Dis, 2016, 17(12): 784-789.

[27] NAM H S, CHOI C W, KIM S J, et al. Risk factors for delayed bleeding by onset time after endoscopic submucosal dissection for gastric neoplasm[J]. Sci Rep, 2019, 9(1): 2674.

[28] 中华医学会麻醉学分会. 2017 版中国麻醉学指南与专家共识 [M]. 北京：人民卫生出版社，2017.

[29] 中华医学会消化内镜学分会麻醉协作组. 常见消化内镜手术麻醉管理专家共识 [J]. 临床麻醉学杂志, 2019, 35 (2)：177-185.

[30] 封莉莉, 丁文霞, 孙媛媛, 等. 麻醉胃镜检查中低氧血症的危险因素分析 [J]. 世界华人消化杂志, 2019, 27 (7)：427-434.

[31] 陈百胜, 李平, 吕意达, 等. 无痛消化内镜患者临床常见并发症原因分析及策略 [J]. 中外医疗, 2018, 37 (28)：80-81, 84.

[32] 邓小明, 姚尚龙, 余布为, 等. 现代麻醉学 [M]. 北京：人民卫生出版社, 2014.

[33] 郭曲练, 姚尚龙. 临床麻醉学 [M]. 4 版. 北京：人民卫生出版社, 2016.

[34] DENG C, WANG X, ZHU Q, et al. Comparison of nalbuphine and sufentanil for colonoscopy: a randomized controlled trial[J]. PLoS One, 2017, 12(12): e0188901.

[35] 中华医学会麻醉学分会. 日间手术麻醉专家共识 [J]. 临床麻醉学杂志, 2016, 32 (10)：1017-1022.

[36] YUSOFF I F, RAYMOND G, SAHAI A V. Endoscopist administered propofol for upper-GI EUS is safe and effective: a prospective study in 500 patients[J]. Gastrointest Endosc, 2004, 60(3): 356-360.

[37] 黄晓刚. 无痛消化内镜患者临床常见并发症原因分析及应对策略 [J]. 临床医药文献电子杂志, 2019, 6 (38)：60.

[38] 黄宝胜, 叶庆明, 周伟, 等. 舒芬太尼复合丙泊酚靶控输注麻醉在 EKCP+EST 中的应用 [J]. 现代医药卫生, 2009, 25 (3)：342-344.

[39] AGOSTONI M, FANLI L, ARCIDIACONO P G, et al. Midazolam and pethidine versus propofol and fentanyl patient controlled sedation/analgesia for upper gastrointestinal tract ultrasound endoscopy: a prospective randomized controlled trial[J]. Dig Liver Dis, 2007, 39(11): 1024-1029.

[40] NAYAR D S, GUTHRIE W G, GOODMAN A, et al. Comparison of propofol deep sedation versus moderate sedation during endosonography[J]. Dig Dis Sci, 2010, 55(9): 2537-2544.

[41] ASGE Standards of Practice Committee, EARLY D S, LIGHTDALE J R, et al. Guidelines for sedation and anesthesia in GI endoscopy[J]. Gastrointest Endosc, 2018, 87(2): 327-337.

[42] 中华医学会麻醉学分会. 2014 版中国麻醉学指南与专家共识 [M]. 北京：人民卫生出版社, 2014.

[43] MERRY A F, MITCHELL S J. Complications of anaesthesia[J]. Anaesthesia, 2018, 73 Suppl 1: S7-S11.

第六章

内镜诊疗及麻醉术后管理

消化内镜麻醉后的苏醒期是一个高风险阶段，必须在专业的监护条件下确保患者安全。设立麻醉恢复室（post-anesthesia care unit，PACU），健全其管理制度，能显著提高消化内镜的诊疗质量和内镜操作间的周转率。

第一节　麻醉恢复期管理

门诊手术麻醉的恢复期分为三个阶段，即早期、中期和晚期。早期和中期恢复在医院内完成，而晚期恢复可在患者家中进行。早期恢复指的是从停止麻醉到患者恢复保护性反射和运动能力的阶段。此阶段，患者应被送入麻醉恢复室（PACU），严密监测生命体征和脉搏血氧饱和度，吸氧，部分患者可能需要使用镇静、镇痛和止吐药。中期恢复阶段，患者在躺椅上接受照顾，逐渐开始活动、饮水、上厕所，准备离开。晚期恢复阶段是从患者回家开始，到完全恢复正常生活、重新开始工作为止。

一、麻醉恢复室的任务

麻醉后患者由于麻醉药物未完全代谢，可能出现不同程度的麻醉后并发症，如烦躁、谵妄、呼吸道梗阻等，对患者生命安全及手术效果产生不良影响。PACU 是为麻醉后未清醒的患者提供的监护场所，是对麻醉后患者进行严密观察和持续监测直至生命体征恢复稳定的单位。由经验丰富的麻醉医师和麻醉护士负责管理和看护，以早期发现并及时处理并发症，确保患者顺利苏醒。患者由手术室转往 PACU 的过程中，麻醉医师负责维持呼吸及循环功能的稳定。消化内镜的 PACU 应紧邻操作间，以便于麻醉医师对患者的观察及处理。患者进入 PACU 须常规监测心电图、血压、脉搏、血氧饱和度；保持呼吸道通畅、吸氧和输液。

PACU 的任务包括：

1. 为患者提供专业性的术后恢复服务　针对术后患者的意识、呼吸、循环等生命体征及感觉和运动的恢复情况做全程无缝持续监测，使其病情平稳并返回病房或离院。

2. PACU 为内镜检查、治疗和麻醉恢复提供了安全保证，提高连台手术效率，同时保证麻醉衔接的安全。连台衔接期麻醉人员既要使下一台手术麻醉如期开始，又要保证上一台手术患者麻醉清醒与恢复的质量，往往难以兼顾，很难保证工作连贯、顺畅地进行，某个环节脱节很可能带来安全隐患，并造成工作忙乱和低效率，同时也浪费人力、物力和时间。PACU 将恢复期患者进行统一的专门管理，充分发挥麻醉护士的作用，使麻醉医师能集中精力管理下一台手术患者。

3. 为患者下一步去处提供指导　患者安全恢复后，可送入第二阶段恢复室或病房；病情不稳定且有潜在发生严重并发症的患者，或已发生严重并发症经及时救治后病情恢复稳定但需持续监测的患者，须继续在 PACU 留观；如病情危重或不稳定，则可护送入 ICU 进一步加强监测治疗；如发生其他情况，需要继续内镜治疗，则转入操作间。

二、麻醉恢复室的基本配置

1. 配置功能完善的麻醉机和麻醉监护仪，配置急救车和除颤仪等急救设备。

2. 应配置麻醉面罩、鼻罩、鼻咽通气道、喉罩等专项气道工具，以及气管插管用具（可视喉镜、各型号气管导管、负压吸引装置、简易呼吸器等）。

3. PACU 与内镜诊疗室床位比例 ≥ 1∶1，每床应配备监护仪、输液装置、吸氧装置、负压吸引装置等。

4. 应由具有主治医师及以上资质的麻醉科医师（二线）负责实施，每个单元配备 1~2 名麻醉医师。

5. PACU 的麻醉护士数量与床位数量之比宜为 1∶（2~4），协助完成术后恢复和随访等。

6. 常规配备麻醉拮抗药以及多巴胺、肾上腺素、阿托品等抢救药品。

三、麻醉恢复室的工作制度及内容

1. **建立培训小组**　由麻醉科主任担任组长，护士长为副组长，由高年资的麻醉医师及护士担任组员，对 PACU 内工作人员进行培训，包括苏醒指征、各种并发症处理措施等，加强理论学习及实践操作，并对组员进行考核。制定定期培训制度，建议每年 1~2 次，内镜及麻醉医师共同培训，提高配合程度。

2. **交接流程**　由麻醉医师及内镜护士陪同患者进入 PACU，PACU 护士核对患者信息，并给予氧气及连接监护，交接病情，安置好患者后进行记录、签字。

3. **交接班制度**　交班护士应向接班护士交接患者术前、术中情况，并汇报患者目前情况及医嘱内容，重点交接意识不清、呼吸困难等患者。

4. **物品管理制度**　交班前应检查所有麻醉用具和仪器，确保处于最佳备用状态；麻醉机、监护仪、喉镜等仪器应由专人负责维护、检查，确保麻醉设备完好；舌钳等重复性使用的抢救器械每次使用结束后应及时浸泡、清洗、消毒，避免交叉感染。毒麻类药物要做到定位放置、定数存储、定期检查、专人管理，专人领取；急救药物应有明显标识，便于抢救。

5．麻醉恢复室内干预措施　①定时记录患者血压、呼吸、脉搏、血氧饱和度、输液量及引流量等；②维持患者舒适的体位，以免出现呕吐；③给患者盖好被子，避免体温丧失对基础代谢及各功能的影响；④注意观察患者面部、呼吸状况及肢体活动情况，掌握离开PACU的指征：全身麻醉患者完全清醒，能正确回答问题，呼吸道通畅、循环功能稳定；⑤麻醉苏醒后，以温和、积极的语言对患者进行安抚。

四、第二阶段恢复室

除了PACU外，还需设"第二阶段恢复室"，门诊手术麻醉的中期恢复阶段在此区域内完成，该区域应紧邻PACU，便于患者的转运及麻醉后管理。所有镇静患者和部分全身麻醉后的患者，在PACU内能够坐立、呼吸恢复良好，便可进入"第二阶段恢复室"。第二阶段恢复应继续观察患者各项生理功能恢复情况，发现异常及时转回PACU，并向上级汇报。患者在此区域逐渐开始活动，停留直至能够耐受饮水、行走和独自活动方可离开。

五、麻醉恢复期间常见并发症及处理

（一）呼吸系统相关并发症

1．上呼吸道梗阻

（1）临床观察：部分呼吸道梗阻表现为呼吸困难并有鼾声；完全呼吸道梗阻常表现鼻翼扇动、三凹征，无气体交换。

（2）常见原因及处理：①舌后坠：托起下颌，放置口咽或鼻咽通气道；②喉痉挛：常因在缺氧时刺激喉头所致，纠正缺氧常可解除；③喉头水肿：可因气管内插管或刺激喉头引起。轻者可静脉注射糖皮质激素，如地塞米松5～10mg，或雾化吸入肾上腺素；严重者应行紧急气管内插管或气管切开。

2．低氧血症

（1）临床观察：停氧呼吸时，$SpO_2 < 90\%$；呼吸急促、发绀、躁动不安；心动过速、心律失常、血压升高。

（2）常见原因和处理：①中枢性呼吸抑制：可由吸入麻醉剂、麻醉性镇痛药和镇静药等的残余作用导致。应以机械通气维持呼吸直到呼吸功能完全恢复；必要时以拮抗药逆转，静脉注射纳洛酮 0.2 ~ 0.4mg、氟马西尼 0.2 ~ 0.6mg。②肌肉松弛药的残余作用：肝肾功能不全、电解质紊乱及抗生素的应用等可使肌肉松弛药的代谢速度减慢，加重术后肌肉松弛药的残余作用。应辅助或控制呼吸直到呼吸肌力的完全恢复，必要时给予拮抗，如静脉注射新斯的明 1 ~ 2mg。③气胸：好发于胃食管反流患者行抗反流术后及贲门失弛缓症患者 POEM 术后。④气体相关并发症包括皮下气肿、纵隔气肿、气胸、气腹等。皮下气肿及纵隔气肿等多可术后自行吸收及消退，且患者呼吸平稳、血氧饱和度常大于 95%，无须特殊处理；对于肺压缩体积超过 30%、$SpO_2 < 90\%$ 的严重气胸患者，听诊或胸部 X 线片可以确诊，应立即行胸腔闭式引流。⑤胸腔积液，行隧道内镜术如 POEM 术后可能会并发，一般积液量少，无胸闷、气促、发热等阳性症状者常无须特殊处理。积液量大而影响呼吸者，可紧急行超声引导下胸腔穿刺置管引流并预防性使用广谱抗生素抗感染治疗。⑥支气管痉挛：哮喘或近期呼吸道感染者容易发生。可以静脉注射氨茶碱 4 ~ 10mg/（kg·h），维持量为 0.5 ~ 1.0mg/（kg·h），地塞米松 5 ~ 10mg 或肾上腺素 0.25 ~ 1.0μg/min。⑦反流误吸：其严重程度取决于吸入物的 pH 值及容量。轻者对氧治疗有效，严重者应行机械通气治疗。

（二）循环系统并发症

1. 高血压

（1）临床观察：收缩压比术前升高 30% 以上；有高血压病史者，收缩压高于 180mmHg 或舒张压高于 110mmHg。

（2）常见原因：①手术结束麻醉变浅、患者意识恢复、疼痛、缺氧和高碳酸血症以及拔管时吸痰的强烈刺激等引起交感神经兴奋性增强，血中儿茶酚胺大量释放；②颅内压升高或膀胱尿潴留；③高血压患者术前停用抗高血压药。

（3）处理：①针对病因治疗，如镇痛、纠正低氧血症和高碳酸血症、降颅内压等。一般情况下，血压中度升高可不处理，但对合并冠心病、主动脉或脑血管瘤及颅内手术者，应以药物控制血压。②应用短效降压药控制血压。常用药物有乌拉地尔，每次 12.5 ~ 25mg 静脉注射，或 2 ~ 4μg/（kg·min）静脉滴注；硝普钠，30 ~ 70μg/min 静脉滴注；硝酸甘油，10 ~ 100μg/min 静脉滴注。

2. 心律失常

（1）窦性心动过缓：较常见。可因内镜操作刺激自主神经兴奋、低氧血症、麻醉性镇痛药或β受体阻滞剂引起，一般对阿托品治疗有效，静脉注射阿托品 0.2 ~ 1.0mg。

（2）窦性心动过速：常继发于疼痛、躁动不安、发热或低血容量。如不合并低血压或心肌缺血，一般只需针对病因处理。

（3）快速室上性心律失常：包括阵发性心动过速、结性心动过速、心房纤颤及扑动，若不及时治疗，可导致心肌缺血。治疗包括β受体阻滞剂，如艾司洛尔 10 ~ 60mg 静脉注射；维拉帕米，2.5 ~ 5mg 静脉注射；地高辛，每次静脉注射 0.25mg，应缓慢注入。

（4）室性心律失常：如室性期前收缩为多源性、频发，表明有心肌灌注不足，应积极治疗。利多卡因 1.5mg/kg 静脉注射后，以 1 ~ 4mg/min 的速度静脉滴注。

（三）反流误吸

上消化道疾病在麻醉下未行气管插管时发生反流误吸的风险增加。

常见原因：①饱胃、术前禁食时间不足；②胃排空延迟；③上消化道梗阻；④麻醉药物的影响；⑤手术操作刺激，腺体分泌增加；⑥术后疼痛、缺氧和低血压。

处理措施：尽量保持内镜检查结束时的体位，对于未插管全身麻醉、无特殊体位要求的患者，建议术后均保持左侧卧位，头高脚低预防反流误吸。一旦发生反流，应立即将头偏向一侧，并置于头低位，充分吸引口腔、咽喉部位的反流物，防止误吸。对发生严重误吸者应迅速行气管内插管控制气道并立即行气管内冲洗，必要时应用呼气末正压通气（PEEP）纠正低氧血症，避免和 / 或减轻肺部损害所致的并发症，适当应用抗生素预防和治疗误吸后的肺部感染。

（四）苏醒延迟

常见原因：①全身麻醉药的残余作用，包括吸入药、静脉全身麻醉药、肌肉松弛药和麻醉性镇痛药等；②病理生理改变引起全身麻醉药排泄时间延长，如高龄、肝肾功能障碍、低温等；③术中并发症引起的意识障碍。

处理措施：①维持循环稳定、通气功能正常和供氧。②药物拮抗肌肉松弛药及麻醉性镇痛、镇静药物的残余作用；及时排查病因，针对病因治疗。

（五）术后恶心呕吐

内镜检查或治疗的患者，多数本身存在恶心、呕吐，加上术中内镜对胃肠的牵拉，通过迷走神经 - 黏膜途径激活呕吐中枢，术后并发恶心、呕吐的概率大大增加。尽管多数患者的病情并不严重，但可造成患者的明显不适和满意度下降，延长住院时间和增加治疗费用。部分患者甚至可能出现严重的并发症，如吸入性肺炎、脱水、切口裂开、食管撕裂、皮下气肿和气胸等。

如果患者出现术后恶心呕吐时，开始应小剂量 5-HT$_3$ 受体拮抗剂治疗。5-HT$_3$ 受体拮抗剂的治疗剂量通常为预防剂量的 1/4，如昂丹司琼 1mg、多拉司琼 12.5mg、格拉司琼 0.1mg 和托烷司琼 0.5mg。无效者可应用丙泊酚治疗（20mg 或根据需要增减），小剂量丙泊酚的止吐效果很短暂，约 30min。对于顽固性的恶心、呕吐，需进一步查明原因，完善治疗措施。

推荐术前预防性应用地塞米松、小剂量 5-HT$_3$ 受体拮抗剂、氟哌利多等降低术后恶心呕吐的发生率。

（六）苏醒期躁动

苏醒期躁动是全身麻醉后的一种"特殊"并发症，是患者苏醒前意识障碍的一种表现，多为自限性，持续时间不等，一般在患者意识完全恢复后可自行缓解。通常可表现为躯体和精神两个方面的症状，即粗暴的动作和强烈或激动的情绪。躁动过程中出现的心率增快、血压升高、强烈的肢体动作，以及无意识地拔除气管导管、导尿管和引流管等，可造成严重的呼吸和循环并发症及躯体的严重伤害，因而必须及时予以处理并加以保护。

苏醒期躁动与麻醉药物、患者的精神状态、内环境紊乱及各种不良刺激有关。苏醒期躁动应以预防为主，术前对患者做相关宣教及心理辅导，苏醒期尽量消除不必要的伤害刺激，让患者自然安静苏醒，不以疼痛刺激催醒，避免长时间处于强迫体位。一旦发生苏醒期躁动，应及时处理对症治疗，防止坠床及不良事件发生。

六、内镜相关并发症的术后管理

1. 消化道黏膜擦伤或撕裂　　患者可出现咽部疼痛、胸骨后疼痛、腹痛、呕血、便血等表现。一般由于内镜诊疗过程中术者操作粗暴或麻醉效果不完全而致患者躁动挣扎所导致。治疗包括保守治疗、内镜下修补或外科手术治疗。

2．消化道出血　患者可能出现低血压、表情淡漠、呕血、便血等表现。出血的患者严密监测生命体征，必要时行中心静脉压测定并进行血流动力学复苏。复查血红蛋白浓度、红细胞计数、血细胞比容及血尿素氮，及时判断出血情况，酌情进行补液。出血通常会自发停止，但如果出血持续存在，应重复行内镜探查。

3．消化道穿孔　患者可出现皮下气肿、腹痛、腹胀等表现。一旦临床症状及影像学检查诊断为穿孔，应根据患者的临床症状及体征确定处理方案，包括保守治疗、内镜下修补或外科手术治疗。

胃肠积气所致腹痛、电凝综合征、咽喉部损伤、下颌关节脱臼、喉头或支气管痉挛、唾液腺肿胀等与以上三种并发症均为常见的内镜相关并发症，一旦发现，应严密监测患者生命体征，及时与内镜医师沟通做进一步处理，防止病情恶化及严重并发症的发生。

七、危重症患者内镜检查术后麻醉恢复室管理

舒适化医疗在内镜检查中的运用得到了内镜医师和患者的积极正面反馈，无痛技术提升了内镜诊疗效果和检查质量。随着临床需要的扩展，无痛内镜的适应证范围不仅仅局限于健康患者和轻微疾病患者，越来越多的危重症患者需要借助内镜技术完成疾病的鉴别诊断、病理分型、疾病分期、疗效判定和治疗等。危重症患者在循环、呼吸、代谢等系统方面的改变，增加了患者发生心脑血管意外的风险，同时患者就诊目的的差异导致内镜下操作时长的不确定性，增加了术中麻醉深度维持的难度。如何保障此类患者在恢复室的安全，引起了格外关注。不同于全身麻醉，内镜检查所需要的麻醉深度和麻醉药用量低于前者，这也为危重症患者的舒适化医疗提供了可能。因此，危重症患者在恢复室的精准管理有利于患者平稳度过苏醒期。

针对危重症患者病情的特殊性，建议 PACU 在条件允许的情况下，设立 1～2 个独立的危重症床位，专人管理，并配置功能完善的麻醉机、麻醉监护仪以及抢救药品及设备，便于危重症患者的术后管理。

1．基础监护管理　内镜检查结束后送入 PACU 时，患者取左侧卧位或平卧头高位，连接吸氧装置，监测 SpO_2、心电图和血压，注意体温。暖风机具有操作简单、应用便捷和效果显著等特点，对于特殊的危重症患者，如高龄、体弱患者具有较好的保暖效果。

2．循环系统管理　既往存在冠心病病史和需要与冠心病鉴别诊断排除

消化系统疾病的患者在行内镜检查术后需要严密监测其心电图，参照患者术前的生命体征及时调整心率和血压，同时适当缩短血压测量时间可以更及时发现患者的血压波动，增加干预窗口时机。五导联心电图在监测 ST 段变化和心律失常类型方面具有较高的精确性，建议作为危重症患者的首选连接方式。

3. 呼吸系统管理　保证患者氧供是危重症患者进入 PACU 的首要工作。依据患者术前呼吸系统评估和术中呼吸稳定性决定监护室采用鼻导管给氧或面罩给氧，而对于存在反流误吸、肠梗阻和呕血的患者，需要提前准备好吸引器。对于术中出现血氧饱和度下降需要托下颌或面罩辅助通气的患者，在恢复室同样需要考虑血氧下降的可能并备好麻醉机，做好应急准备，同时需要注意肥胖、鼾症及阻塞性睡眠呼吸暂停综合征患者等高危人群。其他紧急气道处理装置包括气管插管包和运行良好的呼吸机。

第二节　患者恢复的评估和去向

一、患者恢复评估内容及方法

内镜检查及治疗后患者由于受各种麻醉药、肌肉松弛药的残余作用，加上手术创伤、失血、失液、疼痛及其他用药的影响，容易发生各种并发症。麻醉恢复室良好的仪器设备和专职人员配备，为手术患者的病情观察、生命体征的监测提供了良好的环境，对预防麻醉后并发症的发生、保障患者安全、降低术后死亡率起到了重要作用。准确的恢复评估，能充分了解患者的需求，从而提高工作效率。

消化内镜麻醉恢复室麻醉医师应及时、动态地评估患者的病情，依据患者病情的演变，纳入不同的流程（图 6-1）。

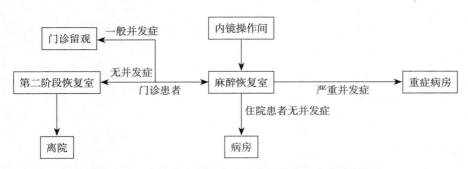

图 6-1　内镜检查及治疗后患者的评估及去向流程图

麻醉恢复时改良 Aldrete 评分，对麻醉苏醒工作有指导意义。目前使用的改良 Aldrete 评分，对表达和沟通不畅的患者也能直观、全面地反映其情况。从神志、呼吸、活动、循环、痛觉、末梢颜色、出血量等方面进行动态监测和评估，可详细了解患者在麻醉恢复期的病情及生命体征变化，从而改进麻醉恢复质量，预防和治疗麻醉恢复期潜在的并发症，保障患者安全的同时使工作更加有序。

建议的具体标准包括：①神志清楚，定向能力恢复，平卧时抬头 > 10s。②能辨认时间地点，能完成指令性动作。③肌肉张力恢复正常，可用电子握力器测量手部握力恢复情况。④血压、心率改变不超过术前静息值 20% 且维持稳定 30min 以上；心电图正常，无明显的心律失常和 ST-T 改变。⑤呼吸道通畅，通气功能正常，呼吸频率在 12 ~ 30 次 /min，能自行咳嗽，排除呼吸道分泌物，吸空气下 SpO_2 不低于 95%。⑥电解质及血细胞比容在正常范围内。⑦无疼痛、恶心、呕吐，体温正常。⑧保护性吞咽、咳嗽反射恢复，患者饮用少量清水且不出现呛咳反应。

麻醉恢复期是围手术期的重要时期，全面、系统地评估患者，及时发现问题并处理，为无痛内镜患者提供连续、高效、整体的治疗和护理。因此，麻醉恢复期的评估对提高患者术后安全起着至关重要的作用（表 6-1）。

表 6-1　改良 Aldrete 评分

项目	内容	评分 / 分
活动	自主或遵嘱活动四肢和抬头	2
	自主或遵嘱活动二肢和有限制的抬头	1
	不能活动肢体或抬头	0
呼吸	能深呼吸和有效咳嗽，呼吸频率和幅度正常	2
	呼吸困难或受限，但有浅而慢的自主呼吸，可能用口咽通气道	1
	呼吸暂停或微弱呼吸，需呼吸器治疗或辅助呼吸	0
血压	麻醉前 ±20% 以内	2
	麻醉前 ±（20% ~ 49%）	1
	麻醉前 ±50% 以上	0
意识	完全清醒（准确回答）	2
	可唤醒，嗜睡	1
	无反应	0

续表

项目	内容	评分 / 分
	呼吸空气 $SpO_2 \geq 92\%$	2
SpO_2	呼吸氧气 $SpO_2 \geq 92\%$	1
	呼吸氧气 $SpO_2 < 92\%$	0
总分		

注：如果患者需要转往其他加强监护病房，则不需要达到所有标准，患者离开麻醉监护室时总分达到 10 分较为理想，但至少达到 9 分可转去病房。

二、患者离院标准

门诊患者手术后均需在第二阶段恢复室留观一段时间，使患者安全度过恢复期，才能离开医院。患者在第二阶段恢复室留观期间应有专职护理人员管理，麻醉科医师负责诊断和指导治疗，直到患者达到符合离院标准，经麻醉科医师和相关医师共同商量认可后，方可离院。患者能否离院需要综合评估主要生命体征、并发症、神志、创面渗（出）血、生理反应能力及功能、消化道症状（恶心 / 呕吐）、疼痛控制程度以及心血管功能稳定与否等方面情况，作出正确的判断。对情况严重或复杂的病例，必要时应收住入院，进一步观察、治疗。

离院标准决定患者能否安全离开医院，包括生命体征稳定，定向力恢复，可以活动而不感到头晕、疼痛，PONV 轻微和手术部位出血很少，无内镜操作相关的严重并发症，可以用改良麻醉后离院评分系统来评价患者是否可以离院（表 6-2）。

表 6-2　改良麻醉后离院评分标准

项目	评分 / 分	标准
	2	波动在术前值的 20% 以内
生命体征	1	波动在术前值的 20% ~ 40%
	0	波动＞术前值的 40%
	2	步态平稳而不感头晕，或达术前水平
活动状态	1	需要搀扶才可行走
	0	完全不能行走

续表

项目	评分 / 分	标准
恶心 / 呕吐	2	轻度：不需治疗
	1	中度：药物治疗有效
	0	重度：治疗无效
疼痛	2	VAS 0 ~ 3 分，离院前疼痛轻微或无疼痛
	1	VAS 4 ~ 6 分，中度疼痛
	0	VAS 7 ~ 10 分，重度疼痛
手术出血	2	轻度：不需换药
	1	中度：最多换 2 次药，无继续出血
	0	重度：需换药 3 次以上，持续出血

注：一般情况下，如果评分超过 9 分，并有人护送，患者就可以离院。

持续的术后疼痛和恶心 / 呕吐是推迟离院的常见原因。严重的术后疼痛与内镜操作时间长有关，后者还会延长患者在 PACU 或第二阶段恢复室内的停留时间。因此，在术前判断可能发生术后严重疼痛的，或者术中出现操作延长可能导致术后严重疼痛的情况，均可预防性给予镇痛处理。

三、转出恢复室的转运与交接

患者离开恢复室送入病房必须由 PACU 医师决定并符合以下条件：意识清楚，能够知道人、事、时、地，体温、呼吸、心率、血压、血氧饱和度都要维持在正常范围。送入病房由病房护士与 PACU 护士交接，包括患者的皮肤颜色、呼吸和循环情况、意识状态、血氧饱和度、静脉通路及随身物品，并进行记录，方可离去。

危重患者转运至重症病房途中，应由麻醉医师和内镜医师共同护送，并且转送途中要求使用便携式监护仪监测心电图（ECG）、SpO_2 和血压（BP），必要时监测 $ETCO_2$ 和直接动脉压，备好抢救药物。向病房值班护士或 ICU 医师与护士详细交代病情，并移交病历，包括监护与治疗记录。在转运途中应该注意观察病情，防治患者躁动、恶心、呕吐、呼吸抑制、坠床以及防止各种导管脱出等，另外护送人员还应考虑到电梯停电或故障、转运车损坏等意外情况，并针对不同意外情况做好相应预案，具备应急处理条件和能力，并安慰患者，使患者保持安静状态。

四、门诊患者离院注意事项

患者离院前应以口头或书面形式告知术后注意事项。

1. 告知饮食、活动、用药和随访时间等注意事项。胃镜检查未活检者术后 1h 进流食，取活检者术后 2h 进流食；结肠镜检查术后即可进流食，随后由流食、半流食逐渐过渡到正常饮食，嘱少食多餐；不同的内镜治疗，术后应严格遵循相应的治疗后特殊要求，避免出现严重的并发症；术后 24h 内避免剧烈活动，根据病情交代用药及随访时间。

2. 患者术后至少 24h 不能驾驶车辆，不能操作电动工具、不能登高或做重要的决定。提前告知术后至少 24h 内还可能会感到头痛、头昏、恶心、呕吐、肌肉痛和伤口疼痛，让患者对可能发生的问题有充分的认识，如果离院后出现上述症状，一般程度会较轻，多在术后 24h 内消失，但是如果持续存在或加重，要与随访医师取得联系。医院必须建立随访制度，在术后的第一天通过电话对患者进行随访以了解其恢复情况。

第三节　术后随访和复诊

消化内镜手术结束后应及时随访，了解患者是否出现麻醉或手术相关并发症。

麻醉随访内容主要关注有无疼痛、恶心/呕吐、呼吸和循环抑制。病房随访应由有资质的麻醉人员于术后 48h 内完成麻醉后评估并记录评估结果，此类人员包括麻醉医师、执业注册麻醉护士或麻醉助理。

麻醉后随访评估的内容如下：①呼吸功能，包括呼吸频率、SpO_2 和呼吸道通畅性；②心血管功能，包括心率和血压；③精神状态，包括反应性和定向力；④体温；⑤疼痛程度；⑥有无恶心和/或呕吐；⑦术后补液情况；⑧评估术后饮食和活动情况。

Aldrete 评分：包含活动、呼吸、循环、意识和氧饱和度这 5 项内容，主要适用于患者在 PACU 第 I 阶段恢复期，改良 Aldrete 系统中包含另外 5 项内容，在患者出院回家前的第 II 阶段恢复期间特别实用、有效，即手术敷料、疼痛、离床活动、进食情况和尿量。

不同的消化内镜手术操作，术后具体关注点有所不同。例如 ESD 术后疼痛轻微，轻中度疼痛可予以非甾体抗炎药辅助镇痛。内镜曲张静脉套扎术（EVL）后 72h 内应密切关注消化道出血的情况，防止术后呼吸和循环抑制。ERCP 术后关注"黄金 24h"：术后第 1 个 24h 是并发症最易发生的时段。术后 3h 及次日清晨化验血常规、血尿淀粉酶、血清脂肪酶，根据检验结果和具体情况决定是否延长观察期。对于容易发生术后并发症的高危人群，应做好相应预防处理。POEM 术后禁食 1 天，静脉输液约 1 500ml，取半卧位，观察有无颈部和胸前皮下气肿，根据情况术后行胸部 X 线、CT 检查。术后 2 天酌情进食流质，如果术中放置了胃管，应根据引流情况决定拔除胃管和进食时间。术后静脉使用质子泵抑制剂 3 天，并使用广谱抗生素；多数患者术后 4 天可以出院，继续口服质子泵抑制剂 4 周；术后 1 周逐步过渡至半流食、软食、固体食物。食管异物多为门、急诊患者，注意选择短效药物；尤其气管插管全身麻醉者，关注肌肉松弛药作用的消除情况。

手术患者离院时多仍未能达到完全康复标准，因此在患者离院后应进行有计划的随访，以确保患者院外期间严格遵循康复医嘱，确定患者受到良好的康复照顾，预防可能出现的并发症，并对已出现的并发症进行及时干预、治疗，以便患者顺利完全康复。

随访方式通常为面对面形式，包括患者回到门诊接受随访。随着计算机通信技术的不断发展，也可以通过电话随访、建立术后微信群、公众号（由专人管理）等方式对患者进行健康宣教。术后随访方案应由麻醉科与消化内科共同完成制定，包括所需随访内容、随访频次、患者复诊时间。具体应由具备消化内镜手术资质的内镜医师和麻醉医师、责任护士相互协助完成。医院可结合自身条件建立自己的出院随访系统，及时完善的随访不仅可以时刻让患者接受医护人员的关心和指导，还可以提高患者对医院的满意度。此外，定时复诊可以保证治疗的持续性，对需要长期复诊的患者，复诊提示非常重要，出院随访系统涵盖了这一作用，能够及时提示患者进行复诊。

（王羲凤　刘亚萍　李红霞　袁建辉　韩冲芳）

参考文献

[1]　SENTO Y, SUZUKI T, SUZUKI Y, et al. The past, present and future of the postanesthesia care unit (PACU) in Japan[J]. J Anesth, 2017, 31(4): 601-607.

[2]　LUO J, MIN S. Postoperative pain management in the postanesthesia care unit: an update[J]. J Pain Res, 2017, 10: 2687-2698.

[3]　MCCOMBE K, BOGOD D. Regional anaesthesia: risk, consent and complications[J].

Anaesthesia, 2021, 76 Suppl 1: S18-S26.

[4] MILLS G H. Respiratory complications of anaesthesia[J]. Anaesthesia, 2018, 73 Suppl 1: S25-S33.

[5] MERRY A F, MITCHELL S J. Complications of anaesthesia[J]. Anaesthesia, 2018, 73 Suppl 1: S7-S11.

[6] REX D K, BHANDARI R, LORCH D G, et al. Safety and efficacy of remimazolam in high risk colonoscopy: A randomized trial[J]. Dig Liver Dis, 2021, 53(1): 94-101.

[7] AMORNYOTIN S. Sedation-related complications in gastrointestinal endoscopy[J]. World J Gastrointest Endosc, 2013, 5(11): 527-533.

[8] HAWKER R J, MCKILLOP A, JACOBS S. Postanesthesia Scoring Methods: An Integrative Review of the Literature[J]. J Perianesth Nurs, 2017, 32(6): 557-572.

[9] CARLI F. Prehabilitation for the Anesthesiologist[J]. Anesthesiology, 2020, 133(3): 645-652.

[10] IRWIN M G, CHUNG C K E, IP K Y, et al. Influence of propofol-based total intravenous anaesthesia on peri-operative outcome measures: a narrative review[J]. Anaesthesia, 2020, 75 Suppl 1: e90-e100.

[11] ABDULLAH H R, CHUNG F. Postoperative issues: discharge criteria[J]. Anesthesiol Clin, 2014, 32(2): 487-493.

[12] AWAD I T, CHUNG F. Factors affecting recovery and discharge following ambulatory surgery[J]. Can J Anaesth, 2006, 53(9): 858-872.

[13] JAKOBSSON J G. Recovery and discharge criteria after ambulatory anesthesia: can we improve them?[J]. Curr Opin Anaesthesiol, 2019, 32(6): 698-702.

[14] 于晶. 行无痛消化内镜患者临床常见并发症原因分析及应对策略 [J]. 临床医药文献电子杂志，2020，7（51）：56，74.

[15] 杜奕奇. 2019 年版《中国急性胰腺炎诊治指南》解读 [J]. 医学研究生学报，2020，33（3）：234-237.

[16] 龚均，董蕾，王进海. 实用胃镜学 [M]. 2 版. 西安：世界图书出版社，2011.

[17] 龚均，董蕾. 实用结肠镜学 [M]. 西安：世界图书出版社，2010.

[18] ALDRETE J A. The post-anesthesia recovery score revisited[J]. J Clin Anesth, 1995, 7(1): 89-91.

[19] 中华医学会麻醉学分会. 日间手术麻醉专家共识 [J]. 临床麻醉学杂志，2016，32（10）：1017-1022.

[20] 中华医学会消化内镜学分会麻醉协作组. 常见消化内镜手术麻醉管理专家共识 [J]. 临床麻醉学杂志，2019，35（2）：177-185.

第七章

常见消化内镜
检查及麻醉

近年来，随着无痛胃肠镜检查的普及，放大内镜、超声内镜等消化内镜检查技术的飞速发展，消化道疾病尤其是早期消化道癌已基本实现早发现、早诊治。因此，单纯以减轻痛苦为目的的舒适化医疗模式已不能满足现代消化内镜检查诊治的要求。消化内镜检查与诊治麻醉的目的是在保障患者安全的前提下，为患者提供更为舒适化的医疗服务，防止相关并发症的发生，为内镜医师创造良好的操作条件，有利于患者的康复。目前，消化内镜的麻醉管理已成为一种专科麻醉，在麻醉药物和方法的选择、麻醉与消化合作点等方面都有明显的进展，有助于无痛消化内镜技术的进一步普及和提高。

第一节　食管和胃镜检查的麻醉

上消化道是指十二指肠悬韧带以上的消化管道，包括口、咽部、食管、胃及十二指肠。普通食管、胃镜检查和放大胃镜检查均属于上消化道内镜检查，适用于所有上消化道疾病的诊疗，放大胃镜尤其适用于早癌筛查。

一、食管和胃镜检查

（一）适应证

1. 上消化道常规内镜检查适应证比较广泛，只要临床考虑上消化道疾病，均可进行此项检查。另外，为了发现一些无症状的早期病变，健康者也可纳入内镜的筛查。主要适应证如下：

（1）存在吞咽哽噎感、胸骨后疼痛、烧灼、上腹疼痛、不适、饱胀、食欲下降等上消化道症状但原因不明者。

（2）上消化道出血需查明原因。急性上消化道出血，早期检查不仅可获病因诊断，尚可同时进行治疗。

（3）X线钡餐检查不能确诊或不能解释的上消化道病变，特别是黏膜病变和怀疑存在恶性肿瘤病变。

（4）需要随访观察的病变，如消化性溃疡、萎缩性胃炎、反流性食管炎、Barrett食管等。

（5）上消化道疾病药物或手术治疗前后的对比观察。

（6）需做内镜治疗的患者，如摘取异物、上消化道出血的止血及食管静脉曲张的硬化剂注射与结扎、食管狭窄的扩张治疗、上消化道息肉摘除等。

2. 上消化道早癌筛查主要适应证

（1）既往存在萎缩性胃炎或低级别上皮内瘤变病史患者。

（2）明确病变的边界，进行内镜手术术前的评估。

（二）禁忌证

1. 严重心肺疾病，如严重心律失常、心力衰竭、心肌梗死活动期、严重呼吸功能不全及哮喘发作期等；轻症心肺功能不全不属禁忌，必要时酌情在监护条件下进行，以保证患者安全。

2. 休克、昏迷等危重状态。

3. 神志不清，精神失常检查不能合作者。

4. 食管、胃、十二指肠穿孔急性期。

5. 严重咽喉部疾病、腐蚀性食管炎和胃炎、巨大食管憩室、主动脉瘤及严重颈胸段脊柱畸形等。

（三）术前准备及检查注意事项

1. 术前准备

（1）检查前禁食 8h。估计有胃排空延缓者，需禁食更长时间。检查当日保持禁食禁水的状态。

（2）简要询问病史，行必要的体格检查，了解检查的指征、有无危险性及禁忌证，做好解释工作，消除患者恐惧心理，说明检查的必要性、安全性和检查的方法以取得患者的配合。

（3）口服去泡剂和去黏液剂，使视野更加清晰。

（4）咽部局部麻醉。

（5）镇静剂：一般无须使用镇静剂。过分紧张者可肌内注射地西泮 2.5～5mg。

（6）检查胃镜及配件，检查电子胃镜的线路、电源开关，检查内镜室应备有的监护设备、氧气及急救药品。

2. 检查方法

（1）胃镜检查方法：

1）患者取左侧卧位，头部略抬高，垫一枕，松开领口及腰带。

2）口边置弯盘，嘱患者咬紧牙垫（咬口）。

3）内镜医师直视下将胃镜经咬口送入口腔，缓缓沿舌背、咽后壁插入食管入口。操作过程中注意动作轻柔，避免暴力，切勿误入气管。

4）胃镜前端在直视下缓缓插入贲门后，循序送镜至十二指肠乳头部。由此退镜观察，逐段扫描，配合注气及抽吸，可逐一检查十二指肠、胃及食管各段病变。注意胃角上部、胃体垂直部、后壁及贲门下为早癌好发位置，应重点观察。

5）对有价值部位进行摄片，可疑病灶进行活检、刷取细胞涂片及抽取胃液检查助诊。

6）术毕尽量吸除气体，防止腹胀。取活检者嘱其勿立即进食热饮及粗糙食物。

（2）放大内镜检查方法：放大内镜操作插镜方法与常规内镜的步骤基本

相同，部分细节上稍有差异。

（四）并发症

包括检查前处理引起的、内镜检查引起的以及其他并发症。

1. 检查前处理的并发症

（1）咽部麻醉剂：盐酸利多卡因的不良反应有休克、体温急剧上升、肌强直、过度换气、大汗、酸中毒、高钾血症、肌红蛋白尿、震颤、抽搐、嗜睡、烦躁及过敏等。

（2）副交感神经阻滞剂：肌内注射副交感阻滞剂（抗胆碱药如阿托品）要注意患者有无前列腺增生、青光眼、严重心脏病特别是心肌梗死、麻痹性肠梗阻、出血性肠炎。肌内注射阿托品后患者经常出现口渴、心悸、视力障碍和排尿困难等药物不良反应。

（3）镇静药：检查时使用地西泮、氟硝西泮等达到镇静的目的，但可存在中枢性呼吸抑制、循环抑制、血压下降、心动过缓和心律失常等。

2. 内镜检查引起的并发症

（1）内镜本身或相关器械摩擦黏膜引起消化道损伤。

（2）内镜下活检及治疗引起消化道出血。

（3）最严重的并发症是消化道穿孔。

3. 其他并发症　患者检查时出现剧烈呕吐，可能导致贲门下或食管下段撕裂。误吸呕吐物可能发生肺炎、心搏骤停、呼吸骤停、脑血管意外等并发症。

二、麻醉管理

（一）麻醉前评估

麻醉前访视包括病史采集、体格检查和实验室检查。根据访视结果，综合评估患者对麻醉手术的耐受能力。重点评估患者是否存在未控制的心律失常、高血压和心力衰竭等可能导致围手术期心血管不良事件的情况；是否存在急性呼吸道感染、支气管哮喘、慢性阻塞性肺疾病、阻塞性睡眠呼吸暂停综合征等可能导致围手术期呼吸道严重不良事件的情况；是否存在困难气道以及困难气道的类型；是否存在消化道活动性出血、梗阻、贲门失弛缓症等反流误吸高风险的情况。

（二）麻醉前准备

1. 术前禁食禁饮时间要求　清饮 2h，但需控制在 5ml/kg 以内；母乳 4h；牛奶、配方奶和淀粉类食物 6h；脂肪、油炸类食物 8h。若患者有胃排空延迟情况，则应适当延长禁食禁饮时间。

2. 麻醉开始前需检查基本抢救药品，如阿托品、肾上腺素、麻黄碱、甲泼尼龙等，以及简易呼吸器、吸氧装置和负压吸引装置等。

（三）监测方法

围麻醉期需监测患者生命体征，保证患者生命安全，尤其对非插管全身麻醉患者，完善监测更为重要。

1. 血压监测　所有患者均应持续监测无创血压（间隔 3 ~ 5min），患者血压波动幅度超出基础值 ±20%，即应给予血管活性药物并调整麻醉深度。需要注意患者体位对血压值的影响。

2. 脉搏血氧饱和度监测　使用麻醉药物的患者均应监测脉搏血氧饱和度，直至离开恢复室。

3. 心电监测　对于高龄和有心脏基础疾病的患者，应行心电监测，及时发现心率和心律的变化并处理。

4. 呼吸监测　上消化道内镜检查因内镜操作空间占用控制通气的口、鼻位置，发生呼吸抑制的风险较高，合理的呼吸监测尤为必要。大部分多功能监护仪均能监测患者呼吸，可根据呼吸波形了解呼吸情况，及时发现呼吸道梗阻和呼吸抑制，亦可通过观察患者胸廓起伏情况了解是否发生呼吸抑制。非插管全身麻醉患者呼气末二氧化碳分压值可作为呼吸监测手段，通过二氧化碳波形及幅度实时了解呼吸情况，可早于脉搏血氧饱和度发现呼吸抑制和低通气状态，气管插管全身麻醉患者应常规监测此项目。

（四）麻醉方法

食管镜和胃镜检查一般采用非插管全身麻醉或镇静镇痛，可以使用单一药物，也可以复合用药。用药途径多为静脉推注，也可行靶控输注（TCI）或微量泵持续泵注。一般情况良好，ASA Ⅰ或Ⅱ级且愿意接受麻醉的患者，推荐非插管全身麻醉，用药方案推荐使用单纯丙泊酚麻醉、丙泊酚复合芬太尼或舒芬太尼麻醉。年龄 ≥ 60 岁，处于稳定状态的 ASA Ⅲ或Ⅳ级，且愿意接受麻醉风险的患者，推荐使用丙泊酚复合依托咪酯。具体方案可根据科室实际情况作出调整。不愿意接受全身麻醉且能配合的患者，可采用镇静镇痛方案。

1. 适应证

（1）因诊疗需要并愿意接受麻醉的患者。

（2）对食管/胃镜检查存在高度恐惧且不能配合的患者。

（3）操作时间较长的早癌筛查，如放大胃镜。

（4）一般情况良好，ASA Ⅰ或Ⅱ级患者。

（5）病情稳定的 ASA Ⅲ或Ⅳ级患者，以及高龄患者可在严密监测下实施非插管全身麻醉。

2. 禁忌证

（1）拒绝麻醉或镇静的患者。

（2）无监护人或陪同人员的患者。

（3）存在未得到控制的可能威胁生命的循环和呼吸系统疾病的患者，如未控制的严重高血压、严重心律失常、不稳定型心绞痛、急性呼吸道感染、支气管哮喘和 COPD 发作期等。

（4）胃排空障碍的患者，如幽门梗阻、肠梗阻、贲门失弛缓症等。

（5）肝功能障碍（Child-Pugh C 级以上）、急性上消化道出血、严重贫血的患者。

（6）ASA Ⅴ级患者。

（7）有麻醉药物过敏及其他严重麻醉风险者。

3. 相对禁忌证　可由麻醉医师在严密监测下实施麻醉，禁止由非麻醉医师管理下实施任何深度的麻醉。

（1）明确的困难气道，如张口度小于 1 指、颈颌部活动受限者。

（2）中重度阻塞性睡眠呼吸暂停综合征，夜间需使用呼吸机者。

（3）严重神经系统疾病，如卒中、偏瘫、癫痫等。

（4）有药物滥用史或病态肥胖等。

4. 麻醉方法　预计多个部位取活检或放大胃镜等操作时间较长的患者，建议首选丙泊酚靶控输注（TCI）复合阿片类镇痛药非插管全身麻醉，联合鼻咽通气道吸氧。COPD 等二氧化碳潴留的患者，建议行气管插管全身麻醉。

（1）镇静镇痛：

1）咪达唑仑复合芬太尼（或舒芬太尼）：静脉注射负荷剂量咪达唑仑 1～2mg（或小于 0.03mg/kg），芬太尼 50～100μg（或舒芬太尼 5～10μg）。可间隔 2～5min 重复静脉推注咪达唑仑 1mg（或 0.02～0.03mg/kg），芬太尼 25μg（或舒芬太尼 2~3μg），直至理想镇静水平。

　　2）右美托咪定复合舒芬太尼（或瑞芬太尼）：静脉泵注右美托咪定负荷剂量 0.2~1μg/kg，泵注 10~15min 后，维持剂量 0.2~0.8μg/（kg·h）；静脉推注舒芬太尼 5~10μg，可间隔 2~5min 重复推注 2~3μg，也可以选择瑞芬太尼静脉泵注 0.1~0.2μg/（kg·min）直至理想镇静水平。

　　（2）非插管全身麻醉：

　　1）单纯丙泊酚静脉推注：丙泊酚初始负荷剂量 1.5~2.5mg/kg 缓慢推注，必要时可追加 0.2~0.5mg/kg，或持续泵注 2~10mg/（kg·h）。检查期间应维持足够的麻醉深度。

　　2）丙泊酚复合依托咪酯静脉推注：0.5~1.0mg/kg 丙泊酚 +0.1mg/kg 依托咪酯缓慢推注，必要时可同时或单独追加 10~20mg 丙泊酚和/或 2~4mg 依托咪酯。

　　3）丙泊酚复合咪达唑仑静脉推注：咪达唑仑 1mg 静脉推注，然后丙泊酚 1~2mg/kg 缓慢推注，必要时可追加丙泊酚 0.2~0.5mg/kg 或持续泵注 2~10mg/（kg·h）。

　　4）丙泊酚复合芬太尼或舒芬太尼静脉推注：芬太尼 30~50μg 或舒芬太尼 3~5μg 缓慢推注，约 30s 后丙泊酚 1~2mg/kg 缓慢推注，必要时可追加 0.2~0.5mg/kg，或持续泵注 2~10mg/（kg·h）。

　　5）单纯丙泊酚靶控输注麻醉：将患者性别、年龄、身高、体重输入 TCI 系统，丙泊酚靶控输注浓度 1μg/ml，逐级递加到睫毛反射消失，内镜插入后适当降低丙泊酚靶控输注浓度维持麻醉，检查结束前 2min 停药，如胃镜通过咽喉部时患者出现呛咳或体动，可酌情提高丙泊酚靶浓度 0.5~1μg/ml。

　　6）丙泊酚靶控输注复合芬太尼或舒芬太尼麻醉：芬太尼 30~50μg 或舒芬太尼 3~5μg 缓慢推注，约 30s 后启动丙泊酚 TCI 系统，丙泊酚靶控输注浓度 1μg/ml，逐级递加到睫毛反射消失，内镜插入后适当降低丙泊酚靶控输注浓度维持麻醉，可根据操作刺激酌情提高丙泊酚靶浓度 0.5~1μg/ml。

　　（3）气管插管全身麻醉：舒芬太尼 0.2μg/kg 缓慢推注，TCI 效应室靶控输注丙泊酚 3.5~4μg/ml，顺苯磺酸阿曲库铵 0.15~0.2mg/kg 静脉推注，3~5min 后行气管插管，检查期间设置丙泊酚维持浓度为 2.5~3μg/ml。检查结束前 2min 停药。待患者呼吸恢复后拔除气管导管，转入恢复室观察。

（五）气道管理

　　内镜中心应常备口咽通气道或鼻咽通气道、简易呼吸器或麻醉机（呼吸机）。给药前应常规高流量（8～10L/min）吸氧3～5min，若患者操作期间出现脉搏血氧饱和度下降，应提高氧流量并使用仰头抬颌法或双手托下颌法帮助患者打开气道，解除呼吸道梗阻，必要时可使用口咽或鼻咽通气道，但应注意凝血功能异常、颅底骨折脑脊液鼻漏、鼻骨骨折等患者应避免使用鼻咽通气道。若患者脉搏血氧饱和度持续下降，则应给予辅助或控制呼吸，必要时行气管插管或放置喉罩。

（六）并发症的防治

1. 呼吸抑制　接受无痛食管/胃镜检查的患者在麻醉诱导期会出现轻度呼吸抑制，多为麻醉药物引起，可通过给药前预吸3～5min中到大流量纯氧预防。术中应密切观察患者的呼吸频率和胸廓起伏，以及脉搏血氧饱和度，有条件时可监测呼气末二氧化碳分压。

2. 呼吸道梗阻　部分患者麻醉诱导后会出现舌后坠，可通过托下颌手法解除，对于病态肥胖患者，可放置鼻咽通气道。咽喉部敏感的患者由于胃镜或分泌物刺激，在麻醉偏浅状态下容易发生喉痉挛，应注意维持合适的麻醉深度，若脉搏血氧饱和度持续下降，应马上退出胃镜并辅助或控制呼吸。

3. 反流误吸　上消化道疾病患者在非插管全身麻醉下反流误吸的风险增加。一旦发生反流，应马上负压吸引液体，并保持侧卧位或半俯卧位，必要时行气管插管。纤维支气管镜明视下吸引气管内误吸的液体和异物，并用生理盐水冲洗。

4. 血压下降　由于某些患者禁食禁饮时间过长存在血容量不足，加之麻醉药物的抗交感作用，麻醉期间容易发生血压下降，可通过快速补液纠正低血压，必要时可使用血管活性药物，如麻黄碱、去氧肾上腺素等。应注意严重低血压或长时间低血压可能引起重要脏器灌注不足而引发的并发症，如心肌梗死、脑梗死等。

5. 心律失常　内镜操作的刺激以及麻醉药物的作用均可能引起心律失常，常见的心律失常类型为窦性心动过缓、房性或室性期前收缩、心律不齐等。原有心脏疾病患者发生心律失常的风险较高。若心率低于50次/min，可酌情给予阿托品0.2～0.5mg；若出现频发室性期前收缩，可静脉给予利多卡因1mg/kg；若发生严重心律失常，导致血流动力学剧烈波动，可启动应急处理预案，必要时行心肺复苏。

6. 出血　如果患者合并有凝血功能障碍疾病或长期口服抗凝药而未正

规停药，活检或钳夹小息肉时，容易造成黏膜血管损伤导致出血。对于出血风险高的患者行内镜操作时，应注意保护气道。

7. 穿孔　食管或胃穿孔是胃镜检查的严重并发症之一，常危及患者呼吸和循环系统，术中应严密监测及时发现并处理。

（七）苏醒期监护

内镜检查结束后尚未清醒或虽已清醒但恢复不满意的患者均应转入麻醉恢复室，由麻醉护士协助麻醉医师负责病情监测、处理与记录。监护项目包括无创血压、心率、呼吸、脉搏血氧饱和度和神志状态，以及有无恶心、呕吐等并发症。内镜操作引起的术后疼痛或其他并发症可请专科医师给予相应处理。

术后文字指导患者饮食、用药和随访时间等注意事项，并嘱咐患者当日不可从事驾驶、高空作业等危险行为或签署重要文件。住院的危重患者应于术后第二天随访。

三、麻醉与内镜诊疗合作要点

1. 如果患者出现脉搏血氧饱和度持续下降且低于 90% 时，麻醉医师应告知内镜医师暂停操作，待麻醉医师妥善处理并使患者脉搏血氧饱和度上升至 95% 以上后再继续操作。

2. 活检取病理时，如果出现出血难止的情况，内镜医师应告知麻醉医师，以做好处理低血压及反流误吸的准备。

3. 如果在食管 / 胃镜检查的过程中发生食管或胃穿孔，内镜医师应马上告知麻醉医师，麻醉医师应密切监测呼吸和循环的变化。

4. 活检多个病理标本等时间较长的操作时，操作如需要提前结束或延迟结束，消化医师应告知麻醉医师，以精准掌握停药时机。

第二节　食管和胃部超声检查的麻醉

超声内镜检查术（endoscopic ultrasonography，EUS）是内镜与超声相结合的检查技术，指将微型高频超声探头放置在内镜头端，当内镜插入消化道管腔后，即可通过白光斜视镜直接观察腔内病变，同时又能实时进行超声扫描以获得消化道管壁层次结构特点、周围邻近脏器的超声图像，评价与周围组织的关系、病变浸润范围、周围淋巴结以及邻近脏器病变情况等。由于超声探头采用高频技术且毗邻病变，声路缩短，降低了声衰减，可明显提高图像分辨力，发现微小病灶。

食管和胃部超声属于超声内镜检查的一部分，由于超声探头较粗，对咽喉部刺激大，检查时间较长，患者的耐受性普遍较差，所以需要在麻醉下完成检查。而超声内镜以无气水为超声介质，检查中存在大量注水的情况，麻醉中出现反流误吸的风险明显增加，故此食管中上段的病变常采用镇静镇痛或气管插管全身麻醉的方式。近几年出现了水囊法超声内镜应用于食管和胃部检查，减少了反流误吸的风险。

一、食管和胃部超声检查

（一）适应证

1. 判断术前消化道恶性肿瘤浸润深度，周围淋巴结和器官的转移情况，术后放化疗复发的诊断，放化疗的疗效评估。
2. 黏膜下肿瘤起源、性质以及腔外压迫的鉴别诊断。
3. 胰腺疾病的鉴别诊断。
4. 肝脏、胆囊及胆管疾病诊断。
5. 壶腹部疾病诊断。
6. 纵隔、腹膜后、盆腔疾病的鉴别诊断。
7. 贲门失弛缓症的诊断及鉴别。
8. 食管、胃腔内静脉曲张的诊断及疗效评价。
9. 消化道及其壁外脏器病变需细针穿刺获得细胞学或组织学检查。
10. 各种需超声内镜介入治疗的疾病。

（二）禁忌证

1. 绝对禁忌证

（1）严重心肺疾病：如重度高血压、重度心功能不全、严重肺功能不全和急性肺炎者。

（2）明显的胸主动脉瘤、脑出血和处于休克状态等危重患者。

（3）食管化学性、腐蚀性损伤急性期。

（4）急性腹膜炎或已知/怀疑内脏器官穿孔。

（5）不能良好合作者：如严重精神病患者或主观不能配合者。

（6）妊娠期患者。

2．相对禁忌证

（1）一般心肺疾病。

（2）急性上呼吸道感染。

（3）食管狭窄、巨大食管憩室、严重食管 - 胃底静脉曲张。

（4）透壁性溃疡。

（5）食管畸形、脊柱及胸廓畸形。

（6）未禁食或存在消化道梗阻患者。

（三）检查及注意事项

1．术前准备

（1）患者准备：

1）符合适应证的患者需空腹 8h 以上；年老体弱及既往行胃肠手术患者应适当延长禁食水时间。上午检查者于前一日晚餐后禁食，可不禁水，当日禁食水；下午检查者早上可进流质饮食，上午 8：00 禁食。幽门梗阻者应禁食 2 ~ 3 天，必要时胃肠减压或催吐。

2）询问患者现病史、既往史、手术史、过敏史、用药史（尤其是麻醉药物及相关不良反应）、月经史（女）以及传染病史，针对性的体格检查及实验室检查等。

3）服用抗凝药物患者：EUS 诊断可不停用，但 EUS-FNA 术前必要时需停服影响凝血的药物，如华法林、氯吡格雷、阿司匹林和非甾体抗炎药等。

4）告知患者 EUS 诊疗的必要性、可行性以及操作过程中和术后可能存在的风险和并发症，并签署相关知情同意书。

5）若有可摘义齿，将其取下避免误吞；注意安抚患者情绪，消除患者顾虑，取得患者积极配合。

6）留置静脉针，便于术前及术中静脉内给药，若行囊性病灶穿刺，还需术前应用抗生素预防感染。

（2）术前用药：

1）去泡剂及咽喉部麻醉：患者检查前 15 ~ 30min 口服去泡剂及去黏液剂去除存在于上消化道内的泡沫及黏液，EUS 对消化道清洁度要求比胃肠镜检查更高。操作时患者应避免做吞咽动作，以免泡沫唾液干扰检查。通常可对咽喉部进行局部麻醉。

2）解痉剂：为缓解胃肠道痉挛，减少胃肠道蠕动，确保超声内镜能够顺利进行，检查前可肌内注射解痉剂（丁溴东莨菪碱、东莨菪碱等），使用前须排除患者有青光眼或前列腺增生等疾病。

（3）器械准备：包括超声内镜、超声内镜附件及注水泵的准备，水囊的安装和调试，以及检查超声系统线路。另外，还需准备吸引器、麻醉机及心电监护仪麻醉设备等，常规配备急救物品与药品。

2．检查方法　超声内镜进镜方式和普通胃镜类似。超声内镜前端硬性部长、外径粗，因而插入较普通内镜困难，超声内镜顺利通过咽喉部是检查成功的关键。EUS 分为大探头 EUS 和小探头 EUS。大探头 EUS 多数情况下不必向检查部位注水，小探头 EUS 在检查时需要向检查部位注入无气水作为超声介质。在操作过程中应密切观察患者生命体征及检查过程中患者的反应，注意观察内镜咬口有无脱落，防止咬损内镜。无气水量过多时，应注意抽吸以防反流误吸。胃内进行超声内镜检查应注意三个技术问题：盲区、焦距、探头频率。胃窦部、胃角部及小弯近贲门部均难以被水浸泡，故而显示困难，即使变换体位有时帮助也不大，这些部位就是相对的盲区。常用的 7.5MHz 和 12MHz 超声的焦距分别为 10mm 和 15mm，显示病灶时，探头应尽量与病灶保持一定距离，加大频率选择范围可提高诊断的价值。

3．术后注意事项

（1）检查结束后，患者需保持侧卧位至完全清醒，避免呛咳，必要时可吸除过多的分泌物。年老者注意排痰，预防吸入性肺炎。密切观察患者生命和腹部体征，防治可能出现的出血、穿孔、急性胰腺炎等并发症。

（2）患者吞咽反射完全恢复后，可进食。内镜下取活检或治疗的患者，可根据活检情况及治疗部位适当禁食 6～24h 甚至更长时间，同时输液及补充能量。对于囊性病灶穿刺或者超声内镜下治疗患者，还需要给予抗生素。

（3）检查后可能出现不同程度的腹胀，可嘱患者适量活动有利于排气。

（四）并发症

1．穿孔　EUS 是在内镜头端安置微型高频探头，末端 4～5cm 长度的镜身僵硬且不可弯曲，故会增加穿孔风险，多发生在食管。术中并发穿孔时，建议吸净消化管腔内的气体和液体，内镜下及时闭合破孔。

2．局部机械性损伤　检查者操作粗暴或麻醉效果不完全时，患者可能出现躁动挣扎，引起消化道黏膜擦伤或撕裂，严重者致穿孔。保证适宜麻醉深度及内镜医师轻柔操作，可减少损伤发生。

3．其他　贲门黏膜撕裂；消化道大出血；误吸甚至吸入性肺炎。

二、超声内镜引导下细针穿刺术

（一）概述

超声内镜引导下细针穿刺术（endoscopic ultrasound-guided fine needle aspiration，EUS-FNA）是近 20 年内镜领域的最大进展之一。1992 年 Vilmann 等首先将 EUS-FNA 用于胰腺囊性病变和胰腺癌，随后陆续报道被用于纵隔淋巴结、胃肠道壁外其他肿瘤的穿刺病理诊断。

通过十二指肠和胃壁的 EUS-FNA 可同步进行胰腺肿块的影像及组织学诊断，克服了靠单一图像诊断缺乏特异性的缺陷。此外，熟练的操作甚至可以对小于 5mm 的微小病灶进行 EUS-FNA，这是其他任何技术难以做到的。EUS-FNA 对于胰腺病灶、胰周淋巴结、主动脉周围淋巴结、胃肠黏膜下病灶、纵隔病灶及肝脏病灶总体敏感性达 80%～90%，特异性为 100%，准确率为 80%～90%。

EUS-FNA 在食管和胃中的应用主要包括黏膜下肿物及癌的诊断，其目的是获取细胞或组织行病理学检查。黏膜下肿物表面覆盖正常黏膜，常规胃镜活检较表浅而难以获得阳性病理结果，EUS-FNA 可通过穿刺针进入病变内，获得病变组织。对于高度怀疑食管癌，两次及以上常规内镜活检无法获得阳性结果者可行 EUS-FNA。

（二）EUS-FNA 方法及主要步骤

1. 按常规 EUS 操作法全面扫查，了解病灶及其周围组织结构、血流分布等情况，测量病灶大小，计算最大可穿刺深度及最小应穿刺深度。

2. 选择穿刺部位及合适的穿刺针。目前有 19G、22G 及 25G 穿刺针，包括常规穿刺针及组织活检针。

3. 直接接触法或无气水充盈法显示病灶，穿刺针呈锐角进入组织部位，快速将穿刺针刺入病灶，可反复穿刺，并可通过抬举钳或旋转镜身从不同角度穿刺病变组织以获得足够组织量。

4. 获取的组织或组织液送细胞学及病理学检查。拔除穿刺针，若穿刺点无明显活动性出血，则吸气退镜；若病变血供丰富或周围大血管包绕，调整穿刺方向仍无法避开，应终止操作。

（三）并发症

EUS-FNA 总体并发症发生率为 0.98%，略高于普通胃镜检查的发生率，明显低于其他部位内镜检查的发生率，尤其低于 ERCP。存在出血倾向者，若 INR > 1.5 或血小板计数低于正常，有出血风险；血小板计数 < 80×10^9/L，出血风险较大；血小板计数 < 50×10^9/L，则不建议进行 EUS-FNA。

1. 术中并发症　术中可能出现穿刺点出血，量较小时可自行停止。若穿刺过程中不慎误伤血管出血较大，应注意防止误吸维持生命体征平稳，可进行内镜下止血。食管主动脉弓附近病变穿刺应特别注意防止穿破食管误伤主动脉。术中穿孔较少见，食管 EUS-FNA 应尤其慎重，避免损伤纵隔。

2. 术后并发症　出血是术后最常见的并发症，可用生理盐水冲洗创面，明确出血点后可直接电凝、止血钳、氩气刀、止血夹等止血。疼痛一般较轻且可自行缓解，若疼痛较明显，应注意有无术后出血、穿孔等出现。术后可有轻度发热，为吸收热，若体温超过 38℃且不断升高，应怀疑合并感染可能。

（四）EUS-FNA 术后处理

1. 卧床休息，密切观察生命体征，以利早期发现出血和穿孔、急性胰腺炎等征象。

2. 穿刺术后应禁食 8 ~ 24h，同时输液及补充能量。

3. 予以止血药物及制酸药物。

4. 预防感染，静脉输注抗生素。

5. 老年患者注意排痰，预防吸入性肺炎。

三、麻醉管理

（一）麻醉前评估

麻醉前访视包括病史采集、体格检查和实验室检查等基本项目。对于特殊人群，超声检查过程中注无气水更容易发生麻醉并发症，应适当增加评估项目，制定个体化麻醉方案，最大限度确保麻醉质量和安全。小儿、阿尔茨海默病、精神类疾病患者由于无法配合检查，建议选择气管插管全身麻醉。对于术中心血管不良事件发生率明显增高的患者（未控制的高血压、心律失常、近期发生急性冠脉综合征、心肌梗死、心力衰竭等）、存在呼吸系统严重并发症的患者（急性呼吸道感染、气管狭窄、慢性阻塞性肺疾病、重度肥胖、阻塞性睡眠呼吸暂停综合征）、消化道排空障碍者（如幽门梗阻、肠梗阻、贲门失弛缓症等）及活动性上消化道出血的患者建议严密监测下选择镇静镇痛或者气管插管全身麻醉。

EUS-FNA 操作时间相对较长，需先使用超声内镜定位，再进行相关诊疗操作，有时为提高检出率，需反复穿刺活检。在穿刺诊疗过程中，为准确定位避免损伤，需要患者高度配合，不能出现躁动、呛咳、频繁呃逆等情况，因此穿刺时应达到足够的镇静镇痛或麻醉深度。术前评估重在与消化医师沟通穿刺部位、难易程度，拟定好备用麻醉方案。

（二）麻醉前准备

1．禁饮禁食　麻醉前禁食 8h，牛奶、配方奶和淀粉类食物 6h，禁饮至少 2h。对胃排空无异常的患者，加速康复外科（enhanced recovery after surgery，ERAS）推荐术前 2h 适量饮用糖类。存在上消化道梗阻、胃排空障碍、胃食管反流等特殊患者，应延长禁饮禁食时间，必要时胃肠减压。

2．急救药物和设备　内镜中心配备的急救药品主要包括各类血管活性药以及麻醉拮抗药。必须配备氧气、多功能监护仪、麻醉机或呼吸机、负压吸引装置（麻醉专用）、急救车、除颤仪，以及面罩、鼻咽通气道或口咽通气道、简易呼吸囊、喉罩、喉镜、各种型号的气管导管等专用气道工具。有条件的可以配备呼气末二氧化碳监测、体温监测及有创动脉血压监测模块。

（三）监测方法

1．常规监测项目　包括监测血压、心率、心律及血氧饱和度，并持续至手术结束完全清醒后。

2．建议监测项目　可利用鼻罩、面罩、鼻导管、鼻咽通气道或经气管导管监测呼气末二氧化碳分压（$P_{ET}CO_2$），可在患者 SpO_2 下降前发现窒息和低通气状态，行气管插管全身麻醉时应常规监测此项目。

3．可选监测项目　有创动脉血压监测适用于严重心肺疾病、血流动力学不稳定等危重患者。体温监测适用于时间较长的超声内镜检查，对小儿和危重患者尤为重要。

（四）麻醉方法

大探头 EUS 虽不需要向检查部位注水，但镜头末端比其他内镜更坚硬且不可弯曲部分长达 4～5cm，故进镜过程刺激剧烈，易发生呛咳和误吸。小探头 EUS 则需反复向检查部位注入一定量的无气水作为超声介质，因此在上消化道 EUS 中的麻醉关注点是防止患者出现剧烈呛咳和反流误吸，特别是食管 EUS，建议采取头高、左侧卧、口角低位，有利于体位性引流，推荐行镇静镇痛。检查前要给予充分咽部表面麻醉以减轻患者不适感，同时保留有效的咽反射，防止误吸发生。

EUS-FNA 操作在穿刺开始前需加深镇静镇痛或麻醉深度。若患者存在通气困难或进行超声内镜下治疗（如囊肿穿刺引流等），建议行气管插管全身麻醉。但不同患者人群有其自身特点，术前麻醉医师应充分评估每位患者个体状况，同消化医师沟通检查和治疗方案后，拟定安全、舒适的个体化麻醉方案。

1. 镇静镇痛 超声内镜检查以无气水为介质，容易发生反流误吸，而镇静镇痛能减少患者的恐惧和不适，同时降低反流误吸及心血管不良事件的发生率，是超声内镜检查较为常用的麻醉方式。尤其是食管部位的超声内镜检查，建议选择镇静镇痛或气管插管全身麻醉。适用于 ASA Ⅰ～Ⅲ级且能够配合的患者。病情稳定的Ⅳ级患者，可在严密监测下实施。

镇静药可选择咪达唑仑、右美托咪定、瑞马唑仑等，咪达唑仑有顺行性遗忘作用，而右美托咪定具有抑制交感神经、催眠、镇痛的作用，不良反应少，适于较长时间的内镜检查。镇痛药主要选择芬太尼、舒芬太尼、瑞芬太尼、阿芬太尼以及纳布啡等阿片类药。常用的麻醉方案包括咪达唑仑复合芬太尼（或舒芬太尼）、右美托咪定复合舒芬太尼（或瑞芬太尼），具体用药方案参照本章第一节。

对于反流误吸风险极高但能够沟通配合的患者，可以采用表面麻醉为主，辅以轻度镇静镇痛。常用 1%～2% 利多卡因或 1% 丁卡因咽喉部喷洒或含服利多卡因凝胶以达到咽喉部表面麻醉作用，增强患者耐受性，抑制咽反射，利于内镜操作。利多卡因或丁卡因过敏患者禁用。

2. 非插管全身麻醉 有发生呼吸抑制的可能，应采用适合消化内镜的辅助给氧及通气设备，如胃镜专用面罩、鼻咽通气道、鼻罩（小号面罩可作为成人鼻罩）等。因未行气管插管或喉罩控制呼吸，主要适用于呼吸功能储备良好的患者。

（1）适应证：①因诊疗需要并愿意接受的患者；②病变位于食管下段、胃部，或病变位于食管中上段但行水囊法超声内镜的患者，可由有经验的麻醉医师实施，严格术前麻醉评估，谨慎选择；③小儿、精神疾病、超声内镜检查存在高度恐惧，不能配合的患者。

（2）相对禁忌证：ASA Ⅳ级及以上、重度肥胖伴有呼吸、循环系统疾病的患者，有中重度上呼吸道梗阻的患者，重要器官功能障碍、严重的房室传导阻滞、哮喘持续状态、严重肺部感染或上呼吸道感染患者。

（3）绝对禁忌证：①重症器质性疾病的患者：哮喘急性发作、呼吸衰竭不能平卧、呼吸道有急性化脓性炎症伴高热；心血管功能或血流动力学不稳定，如休克、严重高血压、心绞痛、近期发生的急性心肌梗死、严重心律失常、心力衰竭；严重的上腔静脉阻塞综合征；未排除心肌梗死的患者。②重度上呼吸道梗阻并有困难气道史的患者。③贲门失弛缓症、幽门梗阻、肠梗阻等消化道排空障碍疾病、上消化道大量出血的患者，麻醉后容易造成反流误吸。④食管中上段超声内镜未行水囊法的患者，容易造成反流误吸。

（4）麻醉方案：静脉全身麻醉药可选择丙泊酚或依托咪酯。依托咪酯对呼吸无明显抑制作用，对心血管功能影响较小，适用于心血管疾病的患者。药物组合方案包括：①单纯丙泊酚麻醉。②丙泊酚复合芬太尼（或舒芬太尼）麻醉。③丙泊酚复合纳布啡麻醉：静脉注射纳布啡 0.1mg/kg，然后缓慢推注丙泊酚 1～2mg/kg，待患者入睡、睫毛反射消失、呼吸平稳后开始进镜检查，必要时追加丙泊酚 0.2～0.5mg/kg，或者丙泊酚 6～10mg/（kg·h）。④丙泊酚复合咪达唑仑、芬太尼（或舒芬太尼）：静脉注射咪达唑仑 1mg，芬太尼 30～50μg（或舒芬太尼 3～5μg），根据患者情况静脉注射丙泊酚负荷剂量 1～2mg/kg。检查过程中每次静脉追加丙泊酚 0.2～0.5mg/kg，也可持续泵注丙泊酚 6～10mg/（kg·h），维持良好麻醉深度。⑤丙泊酚复合瑞芬太尼麻醉。⑥丙泊酚复合依托咪酯麻醉。⑦依托咪酯复合芬太尼（或舒芬太尼）麻醉：芬太尼 30～50μg（或舒芬太尼 3～5μg）静脉推注，1.5～2min 后缓慢推注依托咪酯 0.2～0.3mg/kg，待患者入睡、睫毛反射消失、呼吸平稳后开始进镜检查，必要时追加依托咪酯 0.1mg/kg，或者 10μg/（kg·min）泵注。⑧依托咪酯复合咪达唑仑、芬太尼（或舒芬太尼）：静脉注射咪达唑仑 1mg，芬太尼 30～50μg（或舒芬太尼 3～5μg），1.5～2min 后缓慢静脉注射依托咪酯负荷剂量 0.2～0.3mg/kg。检查过程中每次静脉追加依托咪酯 0.1mg/kg，也可持续泵注依托咪酯 10μg/（kg·min），维持良好麻醉深度。

3. 气管插管全身麻醉　ASA Ⅳ级及以上，重度肥胖伴有呼吸、循环系统疾病的患者，有中重度上呼吸道梗阻的患者，操作时间较长的超声内镜，或反流误吸风险高的情况（如食管中上段的超声胃镜、消化道排空障碍），均建议气管插管全身麻醉。

麻醉诱导可采用静脉注射咪达唑仑 1～2mg，舒芬太尼 0.2～0.4μg/kg，丙泊酚 1.5～2.5mg/kg，罗库溴铵 0.6～1mg/kg（或顺苯磺酸阿曲库铵 0.15～0.2mg/kg）。麻醉维持可采用静吸复合全身麻醉，也可采用全凭静脉麻醉。

（五）并发症的防治

1. 反流误吸　反流误吸是超声内镜检查最常见的并发症。与普通胃镜相比，超声胃镜镜头较粗，对咽喉、食管刺激较大，操作时间较长，使得患者长时间恶心、疼痛不适，增加了患者呛咳呃逆风险；小探头超声需要在病变部位注入较多无气水作为超声介质，特别是行食管的超声检查，造成反流误吸的风险增加；麻醉下气道保护性反射降低或消失，增加了误吸的风险。食管超声宜使用水囊超声镜或者内镜医师控制注水量，及时吸水，并采取最少操作、最短时间原则，均可以降低反流误吸的发生率。病变位于食管中上段，或肝硬化伴重度食管静脉曲张的患者在检查过程中容易出现反流误吸，建议行镇静镇痛或气管插管全身麻醉，以保证安全。检查中如出现呛咳和反流，应保持患者侧卧位或半俯卧位，立即使用吸引器吸出反流液，如血氧饱和度下降，常规处理后不能回升，应果断行气管插管，机械通气控制呼吸，纠正低氧血症。必要时行支气管镜检查并给予肺泡灌洗，防止出现吸入性化学性肺炎。

2. 呼吸抑制　超声内镜检查的患者较容易出现呼吸抑制，可能原因为：①超声内镜镜头较大，压迫呼吸道，引起通气障碍，或患者因紧张而屏气；②药物作用：由于内镜镜头对咽喉刺激大，需要的麻醉药量较大，麻醉深度较深。麻醉药如芬太尼、舒芬太尼、瑞芬太尼和丙泊酚等均有呼吸抑制的不良反应，联合用药时要注意适当减少用量，缓慢推注，避免严重呼吸抑制的发生。术中需要密切注意患者的呼吸频率、潮气量和脉搏血氧饱和度，如发现患者出现呼吸抑制，应暂停检查，采用面罩手控辅助呼吸，待患者呼吸恢复正常，血氧饱和度升至95%以上再继续检查。如患者持续呼吸抑制，应暂停使用麻醉药物，面罩手控辅助呼吸，必要时气管插管或插入喉罩控制呼吸至血氧饱和度恢复正常。

3. 舌后坠　部分患者麻醉诱导后会出现舌根后坠影响患者的呼吸及超声胃镜的置入，可轻托患者的下颌，或者置入鼻咽通气道使患者呼吸道通畅。

4. 喉痉挛　麻醉较浅时喉头应激性增高，刺激可诱发喉部肌肉群反射性收缩，发生喉痉挛。保持足够的麻醉深度和轻柔地操作胃镜可减少喉痉挛的发生。一旦发生喉痉挛，要及时处理，立即停止检查，加深麻醉，采用面罩加压手控辅助呼吸，待患者恢复平静自主呼吸后继续检查。如喉痉挛持续不能缓解，必要时可静脉注射短效肌肉松弛药并行气管内插管机械通气控制患者呼吸，给予地塞米松 10mg 或甲泼尼龙 40mg 缓解喉头水肿。可静脉持续输注镇静药继续检查，检查结束后观察患者至符合拔管标准后可拔除气管导管。

5. 血压下降 丙泊酚可使外周血管阻力下降、心肌抑制、心排血量减少及抑制压力感受器对低血压的反应，从而引起血压下降。丙泊酚对循环功能的抑制呈剂量依赖性，并与注射速度呈正相关，因此应适当控制注射速度。如检查中患者血压比基础血压降低 30%，可静脉注射麻黄碱 5～10mg。

6. 心律失常 超声胃镜经过咽部时，可通过胃迷走神经反射性引起冠状动脉痉挛，造成心肌一过性缺血、缺氧，引起心律失常。慢性肺疾病患者因检查时紧张、焦虑、憋气、挣扎、呼吸抑制可造成心肌供氧量减少，诱发心血管事件发生。因此，内镜操作要轻柔，避免过多刺激，严重心律失常应立即停止检查。如出现心率减慢至 50 次/min 但无血压降低，可给予静脉注射阿托品 0.2～0.25mg；如合并血压下降，则给予静脉注射麻黄碱 5～10mg，必要时可应用抗心律失常药物，如利多卡因、胺碘酮等。

7. 恶心和呕吐 术后恶心呕吐（PONV）可使患者恢复延迟，严重者需在门诊留观。PONV 的危险因素主要有：年轻、女性、早期妊娠、有晕动病病史、曾经有过术后恶心和呕吐、月经期、糖尿病、焦虑、胃内容量增加、肥胖等。可静脉注射止呕药预防。

（六）苏醒期监护

气管插管的患者，需在麻醉医师监护下按医疗常规拔管。所有麻醉后的患者均转入麻醉恢复室观察，由麻醉护士协助麻醉医师监测、处理与记录病情。监护项目包括无创血压、心率、呼吸、脉搏血氧饱和度和神志状态等。麻醉后出现的恶心、呕吐等并发症，由麻醉医师给予对症处理。内镜检查后的疼痛，常见于术后创面、腹腔积气、胃肠胀气、胃肠持续痉挛等，可请消化医师予以处理。

四、麻醉与内镜诊疗合作要点

1. 超声内镜相关治疗操作时间较长，在穿刺治疗过程中需要患者良好配合，不能出现躁动或频繁呃逆等情况，镇静或麻醉深度要求较高。

2. 检查者操作粗暴或麻醉效果不完善时，患者可能出现躁动挣扎，引起消化道黏膜擦伤或撕裂，严重者可导致穿孔。故检查过程中，需要内镜医师与麻醉医师协调配合，共同完成诊疗操作。

3. 检查过程中低氧血症不改善时，请内镜医师暂停操作，退出内镜，必要时辅助呼吸或气管内插管控制呼吸。

4. 要达到足够的麻醉深度，才可以进镜操作。探头插入的过程是整个操作中最大的刺激，需要足够的镇静或麻醉深度以防止呛咳、误吸和喉痉挛。

5. 内镜镜头到达检查部位准备注入无气水介质之前，可将患者上身抬高15°~30°，有利于体位性引流；注水前，尽量使患者处于较深的镇静或麻醉状态，避免在注水后患者出现躁动或呃逆增加误吸风险。

6. 内镜医师应控制单次注水量及注水速度，以水面淹没病变部位为宜，且需反复及时吸引。

7. 食管上段的超声内镜，小病变建议用干超法，由经验丰富的内镜医师操作；大病变采用水囊超声镜或自制水囊的方法，建议采用镇静镇痛或气管插管全身麻醉。

第三节　小肠镜检查的麻醉

小肠是消化与吸收的重要部位，近端与幽门相连，远端止于回盲瓣，全长5~7m，是整个消化道中最长的一段，分为十二指肠、空肠和回肠三个部分。十二指肠又可分为球部、降部、水平部和升部四个部分，呈C形包裹胰头。十二指肠壶腹部易因胃酸分泌异常等原因出现十二指肠溃疡。十二指肠降部有胆总管与胰管的共同开口，即十二指肠乳头，是ERCP检查的入口。

小肠镜检查术是经口、经肛或口、肛联合的方式，完成全小肠无盲区式检查，以诊治小肠疾病的方法。通过小肠镜可观察肠道情况、进行组织活检、治疗，对黏膜及部分黏膜下病变有良好的诊断能力。

一、小肠镜检查

传统的推进式小肠镜进入肠管时往往只是将屈曲的肠管拉长，而内镜并不能进入小肠的深部，因此观察范围十分有限。目前，我国临床应用最广泛的小肠镜是双气囊小肠镜（double-balloon enteroscope，DBE）和单气囊小肠镜（single-balloon enteroscope，SBE），因两者均有气囊辅助，故又统称为气囊辅助小肠镜（balloon-assisted enteroscope，BAE）。DBE于2001年在日本问世，2003年进入中国临床，它主要由主机、带气囊的内镜和外套管、气泵三个部分组成，通过对两个气囊的注气和放气等方法将内镜送达小肠深部，从而实现对小肠疾病的诊治。SBE 是在推进式小肠镜的基础上加装了带气囊的外套管和气泵，使得内镜能被送达小肠深部。2008 年，美国发明了螺旋式小肠镜（spiral enteroscope，SPE），其由内镜和带螺纹的外套管组成，通过旋转外套管将小肠肠管套叠并固定于外套管上，使得内镜逐渐到达小肠深部。

（一）适应证

所有怀疑小肠疾病的患者，如无禁忌证，均可行小肠镜协助诊断与治疗。《中国小肠镜临床应用指南》归纳总结以下情况为小肠镜的主要适应证：

1. 潜在小肠出血（及不明原因缺铁性贫血）。
2. 疑似克罗恩病。
3. 不明原因腹泻及蛋白丢失。
4. 疑似吸收不良综合征（如乳糜泻等）。
5. 疑似小肠肿瘤或小肠增殖性病变。
6. 不明原因小肠梗阻。
7. 外科肠道手术后异常情况（如出血、梗阻等）。
8. 临床相关检查提示小肠存在器质性病变可能。
9. 已确诊的小肠病变（如克罗恩病、血管畸形、息肉等）治疗后复查。
10. 小肠疾病的治疗，如小肠息肉切除术、小肠异物取出术、小肠血管病变治疗术、小肠狭窄扩张术等。
11. 困难结肠镜无法完成的全结肠检查。
12. 手术后消化道解剖结构改变导致十二指肠镜无法完成的 ERCP。

（二）禁忌证

小肠镜检查的禁忌证与胃镜及结肠镜检查的禁忌证类似，一般情况差、有严重心肺功能障碍为此项操作的禁忌证。如怀疑患者有活动期溃疡等致使管壁薄弱的病变存在时，小肠镜检查需谨慎进行，避免深入进镜，增加穿孔风险。值得一提的是，麻醉禁忌并非此检查的绝对禁忌证，如患者有强烈小肠镜检查指征且预估检查时间较短，可于镇静状态下行小肠镜检查。

1. 绝对禁忌证
（1）严重心肺等器官功能障碍者。
（2）无法耐受或配合内镜检查者。

2．相对禁忌证

（1）小肠梗阻无法完成肠道准备者。

（2）有多次腹部手术史者。

（3）妊娠妇女。

（4）其他高风险状态或病变者（如有中度以上食管 - 胃底静脉曲张、大量腹水等）。

（三）检查及注意事项

1．术前检查　相对于胃镜及结肠镜而言，小肠镜进镜更深，检查所需的时间相对更长，故进行小肠镜检查前需完善病史采集及相关检查。

对于长期服用非甾体抗炎药（NSAIDs）的患者，需要警惕药物引起的溃疡，这常为消化道出血的病因之一。小肠经过放射性照射的患者可能引起放射性小肠炎，出现溃疡、狭窄、穿孔，甚至出现肠粘连性肠梗阻等不可逆改变，早期患者小肠组织脆，易出现穿孔，小肠镜检查中需动作轻柔，勿强行进镜。有长期口腔黏膜溃疡及外阴部溃疡的患者，不能排除肠道白塞病，需仔细检查回盲部。有肿瘤病史的患者，如出现长期腹痛或出血，需警惕胃肠道转移瘤并需在检查过程中多次多处取病理活检。有腹部手术史的患者，需仔细询问手术方式及时间，尤其是涉及肠道的手术。详细的病史采集，有助于疾病的定位及定性诊断，为小肠镜的进镜方式及术中治疗方式的选择提供依据。

所有进行小肠镜检查的患者，需完善凝血功能、心电图、肝肾功能、血常规、动脉血气、电解质和传染病筛查等相关检查。除了完善患者一般身体情况评估外，还可选择性完善腹部 CT、磁共振、肠道气钡造影、腹部血管造影等检查以协助定位病变位置，有助于进镜方式选择及肠道病变类型评估。

2．肠道准备　经口进镜的患者，需术前禁食 8～12h，禁水 4～6h，并于手术前 15～30min 口服咽部麻醉去泡剂，一般情况下，进食大约 12h 后，食物残渣可到达结肠，不会影响进镜及观察。经肛进镜的患者，需在检查前 4～6h 开始服用肠道清洁剂，并于 2h 内服用完毕，常用的肠道清洁剂包括复方聚乙二醇，如患者服用时出现严重恶心、呕吐等不良反应，不能坚持服药，可尝试使用 20% 甘露醇、硫酸镁等药物，但需注意此类药物的用药禁忌及相关术中操作禁忌，如甘露醇可在肠道内酵解形成爆炸性气体，故禁止行高频电凝电切息肉治疗。从肛门排出清亮无渣水样液体，提示完成肠道清洁准备。对于无法耐受一次性服用大量复方聚乙二醇的患者，可考虑进行分次服用法，即分别于检查前一天晚上和检查前 4～6h 两次服药。

3．进镜方式选择　小肠镜检查进镜方式包括经口和经肛两种，结合上述病史采集及检查，估计小肠可能病变的位置，由此选择进镜方式，其中小肠中上段病变者选择经口进镜，而怀疑下段小肠病变者选择经肛进镜。对于怀疑病变范围累及全肠道或无明确提示病变位置的患者，可依次进行双侧进镜检查，必要时使用黏膜标记（向小肠黏膜表面喷洒亚甲蓝或结晶紫染色液）协助实现对接。

4．术后注意事项　检查结束后，患者需保持侧卧位直至完全清醒，避免呛咳，必要时可使用吸引器吸除分泌物。术后需观察患者至少1h，监测患者生命体征，防治出现的并发症等。一般而言，患者舌咽反射完全恢复后即可进食，予以内镜下活检或治疗的患者，可根据黏膜损伤部位、深度及病变性质禁食6~24h，甚至更长时间。可从清淡低渣半流质饮食开始，逐渐转变为正常饮食。检查后可能出现不同程度的腹胀，可嘱患者适量活动，有利于排气。

（四）并发症

与其他肠道内镜检查并发症相似，穿孔与黏膜损伤为其主要并发症。小肠镜检查安全性较高，总体并发症发病率不超过1%。此外，有报道提示胰腺炎（发病率约为0.1%）为小肠镜检查术后并发症，且其发生与小肠镜类型、患者性别无关，目前发病机制暂不明确，十二指肠高压、内镜操作时间过长可能为其相关危险因素。

二、麻醉管理

（一）麻醉前评估

拟行小肠镜检查患者一般存在贫血、低蛋白血症，基础状态相对差，麻醉前访视除包括常规病史采集、体格检查和实验室检查外，应该由有经验的麻醉医师评估患者是否有未控制或潜在的基础疾病，是否需要进一步诊断和治疗，是否容易发生麻醉并发症，从而制定个体化麻醉方案，最大限度确保麻醉质量和安全。

（二）麻醉前准备

麻醉前准备主要有：①患者体格和精神方面的准备，由患者、麻醉医师和手术医师共同完成；②麻醉前的胃肠道准备；③做好麻醉用品、仪器设备和药品（包括急救药品）等的准备。全面、充分的麻醉前准备可提高围手术期患者的安全性。

1. 改善患者全身状况   麻醉前应尽力改善患者的全身情况，采取相应措施使各器官功能处于最佳状态。准备要点包括：改善营养状况；纠正贫血和电解质紊乱；停止吸烟；术前心理和精神状态的准备；增强体力和心肺储备功能，以提高患者对麻醉和检查的耐受能力。

2. 胃肠道准备   胃内容物误吸是麻醉期间最危险的并发症之一，应按照相关指南要求禁饮禁食。患者在术前 2h 口服糖类溶液可以防止脱水、提高循环稳定性、降低术后恶心呕吐的发生率，同时减少术后胰岛素抵抗的发生。术前需口服用药的患者，允许在术前 1~2h 将药片研碎后服下并饮入 0.25~0.5ml/kg 清水，但应注意缓控释制剂严禁研碎服用。

（三）监测方法

麻醉期间，所有患者的通气、氧合、循环状态等均应得到实时和连续的监测，必要时采取相应措施维持患者呼吸和循环功能正常。应常规监测心电图、无创血压和脉搏血氧饱和度。对于预计检查时间较长的患者，建议留置尿管，行尿量监测可一定程度上反映肾脏灌注状态。全身麻醉患者必须连续监测呼气末二氧化碳分压，有条件的科室应行麻醉深度监测并对非插管全身麻醉患者行经鼻咽呼气末二氧化碳分压监测。必要时，还应建立有创动脉连续监测血压，尤其当检查时间过长时，也可监测动脉血气。

（四）麻醉方法

小肠镜检查的麻醉方法一般采用非插管全身麻醉、气管插管全身麻醉或喉罩全身麻醉。靶控输注技术、静吸复合麻醉、麻醉深度监测以及肌松监测在全身麻醉管理中的合理应用，有利于患者术毕快速苏醒。气道管理一般可选择气管插管、喉罩、口咽通气道、鼻咽通气道维持呼吸道的通畅。

1. 非插管全身麻醉   经肛小肠镜检查多可采用非插管全身麻醉。若患者有睡眠呼吸暂停或困难气道情况，需慎重考虑是否更改为气管插管全身麻醉。小肠镜检查时间较长，推荐采用靶控输注方式更有利于维持稳定的血药浓度。常用药物为丙泊酚、芬太尼、舒芬太尼、瑞芬太尼等。采用丙泊酚靶控输注静脉麻醉，可复合舒芬太尼等短效阿片类药物，靶控输注初始浓度可设为 1μg/ml，逐级递加到睫毛反射消失，内镜插入后适当降低丙泊酚靶控输注浓度维持麻醉，镜检过程中可给予鼻咽或口咽通气道维持呼吸道通畅。

（1）丙泊酚复合舒芬太尼麻醉：舒芬太尼 3～5μg 静脉推注，30s 后给予丙泊酚 TCI。血浆靶浓度为 2～4μg/ml，如检查过程中患者有体动，可静脉单次追加丙泊酚 0.2～0.5mg/kg。

（2）丙泊酚靶控输注复合瑞芬太尼靶控输注麻醉：丙泊酚靶控输注设定血浆靶浓度为 3～4μg/ml，复合瑞芬太尼靶控输注设定血浆靶浓度为 2～3ng/ml。如检查过程中患者有体动，可静脉单次追加丙泊酚 0.2～0.5mg/kg。

2. 气管插管或喉罩全身麻醉　　由于小肠镜检查耗时较长，对于经口或经口经肛联合操作的患者建议考虑气管插管全身麻醉。部分患者存在消化道出血情况，麻醉前应充分评估麻醉风险，完善术前检查和准备。麻醉诱导药物可选用咪达唑仑、丙泊酚、芬太尼、舒芬太尼、瑞芬太尼、罗库溴铵、顺阿曲库铵等。麻醉维持可使用吸入全身麻醉药如七氟烷，和/或丙泊酚、瑞芬太尼持续静脉泵注。

喉罩作为声门上的通气装置，是介于气管导管和面罩之间的一种特殊人工气道，术中可保留自主呼吸，可行机械通气。此外，具有声带损伤小、肺部并发症少的优点。但需要注意喉罩不能完全隔离气道和食管，可能发生误吸，对于饱胃、呕吐、上消化道出血的患者不宜使用。在小肠镜的适应证包括：①单纯经肛操作；②无反流误吸风险的患者，尤其是非预见性气管内插管困难的患者；③颈椎不稳定患者，施行气管内插管需移动头部而有较大顾虑时。禁忌证主要包括：①饱胃、腹内压过高、有反流误吸高风险的患者；②张口度过小（小于 2.5～3.0cm）的患者；③咽喉部感染、水肿、活动性出血、血管瘤和组织损伤等病变的患者；④通气压力需大于 25cmH$_2$O 的气道狭窄和慢性阻塞性肺疾病患者；⑤经口进镜、操作时间长的小肠镜检查存在潜在气道水肿、通气不良风险也是相对禁忌。使用喉罩还需注意镜检过程中因操作需要改变体位对喉罩位置的影响，必要时调整喉罩位置。

（1）全凭静脉麻醉：使用丙泊酚血浆靶浓度为 2～4μg/ml，舒芬太尼 0.2～0.4μg/kg 静脉推注（或使用瑞芬太尼靶控输注，设定血浆靶浓度为 2～3ng/ml），顺阿曲库铵 0.2mg/kg 静脉推注。术中丙泊酚维持靶浓度为 2～3μg/ml。检查过程中必要时可提高靶浓度 1～2μg/ml。

（2）静吸复合麻醉：使用丙泊酚血浆靶浓度为 3～4μg/ml，舒芬太尼 0.2～0.4μg/kg 静脉推注（或使用瑞芬太尼靶控输注，设定血浆靶浓度为 2～3ng/ml），顺阿曲库铵 0.2mg/kg 静脉推注。麻醉维持采用静吸复合，丙泊酚血浆靶浓度为 2～3μg/ml，吸入七氟烷浓度 1%～3%。检查过程中必要时可提高丙泊酚靶浓度 1～2μg/ml。

因拟行小肠镜检查患者一般状况差，部分人伴有低蛋白血症、贫血甚至电解质紊乱，可能存在药物耐受性差、代谢慢，选用麻醉用药方案要因人而异，术前全面评估患者，依据具体情况拟定个性化用药方案。

（五）并发症防治

1. 呼吸抑制　丙泊酚对呼吸有明显的抑制作用，静脉注射时可发生呼吸暂停。合用芬太尼、瑞芬太尼等阿片类药物会加重呼吸抑制，要注意适当减少用量，缓慢推注。如发生呼吸抑制，可采用面罩手控辅助呼吸，呼吸抑制多为一过性，待患者呼吸恢复正常，脉搏血氧饱和度回升至 95%，再采用鼻导管吸氧或放置口咽通气道。如患者持续呼吸抑制，应停用麻醉药物，面罩手控辅助呼吸，非插管全身麻醉的患者必要时可气管插管或插入喉罩控制呼吸至患者呼吸恢复正常。

2. 舌后坠　部分患者麻醉后会出现舌根后坠。可通过改变头部体位、托患者的下颌、放置口咽通气道或鼻咽通气道，维持患者呼吸道通畅。

3. 心血管系统并发症　丙泊酚对循环的抑制呈剂量依赖性，并与注射速度呈正相关，因此应适当控制注射速度。如检查中患者血压比基础血压低 30%，可静脉注射麻黄碱 5 ~ 10mg 或其他血管活性药物。检查时牵拉肠系膜，可造成迷走神经兴奋，引起心率减慢，如出现心率减慢至 50 次 /min，不合并血压降低，给予静脉注射阿托品 0.2 ~ 0.25mg；若合并血压下降，则给予静脉注射麻黄碱 5 ~ 10mg。如发生严重心律失常，应立即停止检查，对症处理。

4. 反流误吸、穿孔、出血、恶心和呕吐等并发症的防治详见本章第二节。

5. 肠道准备相关的并发症　在老年人、肾功能不全或充血性心力衰竭的患者，肠道准备致泻可能引起致命性电解质紊乱。检查前，麻醉医师要作好相关的麻醉风险评估，检查中密切监测患者，若出现意外情况，应对症处理。

（六）苏醒期监护

小肠镜操作时间相对长，多数患者检查前常合并营养不良、低蛋白血症，术后存在药物代谢慢、苏醒延迟可能。拔管后应送麻醉恢复室持续监护，并记录患者麻醉恢复期的生命体征。观察与记录的基本信息包括：意识状态、呼吸道是否通畅、呼吸频率和通气量、脉搏血氧饱和度、血压、心率和心律、疼痛评分、恶心和呕吐情况、体温、呼气末二氧化碳等。

采用改良的 Aldrete 评分作为离开恢复室的评估标准。患者通气、氧合和血流动力学指标正常，无呼吸抑制的风险，意识清楚或者恢复到基础状态，方可离开恢复室。危重患者必要时应送重症监护室继续监护。

三、麻醉与内镜诊疗合作要点

1. 操作体位 小肠镜检查一般选用左侧卧位，但有时进镜困难需要变换操作体位，需要麻醉医师、内镜医师、护士相互配合，注意保护呼吸管道、静脉通路及监测线路，避免造成损伤。

2. 操作时间过长 小肠段进镜深度需根据病变位置调整，操作时间可能延长，检查过程中需要 CO_2 充气，容易出现高碳酸血症、呼吸抑制、循环抑制等情况，当患者出现上述症状时，麻醉医师应及时与内镜医师沟通，停止操作，辅助或控制通气，使用血管活性药物等，情况稳定后可继续检查，若患者血流动力学不稳定，则中止检查。

第四节 结直肠镜检查的麻醉

结直肠镜检查属于侵入性操作，进肠镜时常出现疼痛，甚至引起肠痉挛、腹痛、腹胀、恶心、呕吐等不良反应。以往是用局部麻醉药涂抹在肠镜表面或者局部麻醉药直接塞肛进行肛门表面麻醉。20 世纪 90 年代后，除了表面麻醉外，还给接受结肠镜检查的患者注射镇静和镇痛药物，但肠道牵拉造成的疼痛还是不能很好解决。21 世纪初，随着新型静脉全身麻醉药丙泊酚的出现，麻醉医师开始采用丙泊酚为接受结肠镜检查的患者进行静脉全身麻醉。随着各种新型短效麻醉药物的问世、麻醉方法的不断完善，结肠镜检查真正能做到无痛、舒适、安全。

一、结直肠镜检查

（一）适应证

1. 原因不明的下消化道出血。
2. 原因不明的慢性腹泻。
3. 影像学检查（大肠造影、腹部 CT 等）发现异常，需进一步明确病变性质和范围。
4. 腹部包块不能除外结直肠疾病。

5．原因不明的低位肠梗阻。

6．结直肠息肉及结直肠肿瘤的诊断。

7．结直肠肿瘤、息肉治疗（外科手术切除、内镜下切除）后复查。

8．结直肠肿瘤筛查。

（二）禁忌证（多为相对禁忌证）

1．妊娠期可能导致流产或早产。

2．可疑消化道穿孔者结直肠镜检查可导致炎症扩散，造成急性腹膜炎，加重病情。

3．结直肠炎症性疾病急性活动期，结肠镜检查易发生穿孔、出血等并发症。

4．近期心肌梗死、肺梗死、心肺衰竭。

5．患者不合作、肠道准备不良。

6．高热、全身衰竭、严重腹痛、低血压、高血压宜延期，待病情改善后再行检查。

7．急性消化道出血，生命体征不稳，应在生命体征平稳后再行内镜检查。

（三）检查及注意事项

1．术前准备　了解患者基础状态、检查目的、既往结直肠镜检查、治疗及腹部手术史等。常规进行术前检查，签署知情同意书。术前肠道准备，对可能活检者，应于检查前 7 天停用抗凝药、抗血小板药。术前禁食至少8h，禁饮 2h 以上。

2．检查方法　经肛门进入直肠，依次经直肠、乙状结肠、降结肠、脾曲、横结肠、肝曲、升结肠、盲肠、回肠末段，随后缓慢退镜仔细观察，以发现病灶。如发现病变（肿瘤、息肉、溃疡、出血灶、非特异性病灶），需做相应内镜下处理（活检、息肉切除、止血等），全过程需要20～30min。内镜通过直乙交界、乙状结肠、降乙交界、脾曲、肝曲有时较困难，需要钩拉内镜、按压腹部、变换体位等方法以便能使内镜达至盲肠、回肠末端。

（四）并发症

结直肠镜检查比较安全，并发症少见，最常见的并发症为穿孔，其次为出血。

1. 穿孔　可发生于各个部位，最常见的是乙状结肠，如操作过程中患者腹痛明显，且发现穿孔的部位，应及时行内镜下夹闭。术后需严密观察，操作结束后患者腹胀，查体发现肝浊音界消失，应急诊拍腹部 X 线片，以确定是否为穿孔。如穿孔，根据患者病情、肠道准备清洁度，决定保守治疗（禁食、胃肠减压、补液）或外科手术治疗。

2. 出血　活检或内镜操作时的出血，基本能自然止血，不用处理。出血量多时，可局部喷洒药物（去甲肾上腺素盐水、凝血酶、巴曲酶、5%～10% 孟氏液等），如为喷射性出血，则应用钛夹止血。

3. 腹胀　多因操作时间较长、注气过多、退镜时未充分吸引所致，部分老年患者术前应用抗胆碱药物抑制肠蠕动，故应注意边退镜观察边吸引，术前慎用抗胆碱药物。个别腹胀严重者应排除穿孔的可能，如无穿孔，可再次进镜进行吸引以缓解症状。

二、麻醉管理

（一）麻醉前评估

麻醉前评估应该在麻醉门诊进行。主要包括三个方面：病史采集、体格检查和实验室检查。重点评估患者是否存在困难气道、阻塞性睡眠呼吸暂停综合征（OSAS）、急性上呼吸道感染、肥胖、哮喘、吸烟等可能导致内镜检查期间发生严重呼吸系统事件的情况；是否存在未控制的高血压、心律失常和心力衰竭等可能导致围手术期严重心血管事件的情况；是否有未禁食、胃肠道潴留、活动性出血、反流或梗阻等可能导致反流误吸的情况。对于胃肠道外科手术术后患者、困难气道的患者评估更为重要。

（二）麻醉前准备

术前与患者充分沟通，告知麻醉方式和注意事项，签署知情同意书，并缓解患者精神紧张、焦虑情绪，增进医患信任。对长期服用降压、抗焦虑、抗惊厥等药物患者，可服用至术前一天或手术当天；抗凝药物按指南规定在术前数天停用；抗胆碱药、镇静药和镇痛药原则上不使用。

因为患者做肠道准备需要饮用大量水，麻醉前应注意患者最后一次饮水的时间，严格控制禁饮时间以保证患者安全。一般成人禁饮 2h，禁食 6～8h。对有消化道梗阻、食管裂孔疝、糖尿病、过度肥胖的患者，禁饮禁食时间应适当延长。

（三）监测方法

常规监测应包括心电图、呼吸、血压和脉搏血氧饱和度、呼气末二氧化碳分压；对于有严重心血管疾病患者，应该监测有创动脉血压，必要时监测心排血量、每搏输出量等。

（四）麻醉方法

结肠镜检查常应用镇静镇痛、非插管全身麻醉等方法，必要时可采用气管插管全身麻醉或喉罩全身麻醉。

1．镇静镇痛　常用于成人镇静的药物有：苯二氮䓬类减少焦虑和产生遗忘；阿片类用于止痛，小剂量的静脉全身麻醉药用于镇静，为减轻肠镜刺激产生的疼痛，常合用镇静药物与阿片类药物。辅以肛管表面麻醉，以麻醉肛管敏感神经，减轻镜身对肛管刺激产生的不适及疼痛。静脉推注咪达唑仑 0.5～1mg、芬太尼 30～50μg 或舒芬太尼 3～5μg，可在插入肠镜前 2～3min 用 1%～2% 丁卡因或 4%～8% 利多卡因肛管内表面麻醉，对于内镜诊疗时间较长的患者，可使用右美托咪定微量泵持续泵注，成人初始负荷剂量为 0.2～1μg/kg，随后调整为 0.2～0.8μg/（kg·h）维持。

2．非插管全身麻醉　结肠镜检查最常用的麻醉方法是非插管全身麻醉，可单一也可复合用药。推荐镇痛镇静复合用药。

（1）适应证：

1）不能耐受检查痛苦的患者。

2）不能配合检查的患者，如小儿或老年人。

3）对检查焦虑、恐惧的患者。

4）要求对检查过程完全无感觉的患者。

（2）禁忌证：

1）相对禁忌证：①肥胖症伴有呼吸、循环系统症状的患者；②预计麻醉后可能有中重度上呼吸道梗阻的患者；③重度贫血的患者；④肝肾功能不全的患者；⑤无人陪护的患者或妊娠和哺乳期妇女。

2）绝对禁忌证：①伴有严重心功能不全、严重心律失常、休克、腹主动脉瘤、急性腹膜炎、肠穿孔及肝肾功能不全失代偿期的患者；②预计麻醉后可能有重度上呼吸道梗阻并有困难气道史的患者。

（3）麻醉方案：静脉推注瑞玛唑仑，成人初始负荷剂量为 0.2mg/kg，检查过程中根据患者的情况，必要时追加 0.05～0.1mg/kg，复合舒芬太尼

3 ~ 5μg 或阿芬太尼 5 ~ 7μg/kg 效果更佳。详见前述几节。

3．气管插管或喉罩全身麻醉

（1）气管插管全身麻醉适应证：

1）操作时间长。

2）有潜在误吸风险，如有肠梗阻或胃内大量液体潴留。

3）伴发严重基础疾病，如慢性阻塞性肺疾病、不稳定型心绞痛、急性冠脉综合征、心功能Ⅳ级的患者。

4）结肠镜检查要求的体位明显影响呼吸或消化内镜诊疗过程可能明显影响呼吸时。

喉罩全身麻醉与气管插管全身麻醉的适应证基本相同，但不适用于肠梗阻或胃内大量液体潴留，有反流误吸风险的患者。与气管插管全身麻醉相比，对患者的刺激更小、麻醉用药更少、苏醒更快。

（2）麻醉方案：舒芬太尼 0.2μg/kg 缓慢静脉推注后，使用靶控输注（TCI）丙泊酚，设定血浆靶浓度为 3 ~ 4μg/ml，瑞芬太尼血浆靶浓度为 2 ~ 3ng/ml，顺苯磺酸阿曲库铵 0.15 ~ 0.2mg/kg 静脉推注，3 ~ 5min 后行气管插管，检查期间设置丙泊酚维持血浆靶浓度为 2 ~ 3μg/ml，瑞芬太尼维持血浆靶浓度为 1 ~ 2ng/ml。麻醉维持可用全凭静脉麻醉，也可用静吸复合全身麻醉。

喉罩全身麻醉的方案与气管插管全身麻醉基本相同，麻醉药用量可适当减少，也可不使用肌肉松弛药。

（五）并发症防治

结肠镜诊疗的并发症与小肠镜诊疗类似，其总的并发症发生率为 0.35%。常见的并发症包括呼吸抑制、舌后坠、心血管系统并发症、恶心呕吐、反流误吸、穿孔、出血及肠道准备相关的并发症等。

（六）苏醒期监护

凡镇静/麻醉结束后尚未清醒（含嗜睡），或虽已清醒但肌力恢复不满意的患者均应进入麻醉恢复室，由专业的麻醉科护士协助麻醉医师负责病情监护、记录以及处理。观察指标包括患者血压、心率、呼吸、脉搏血氧饱和度、神志状态以及相关并发症。麻醉后出现的恶心、呕吐，给予对症处理。术后疼痛常见于术后创面、腹腔积气、胃肠胀气、胃肠持续痉挛等，可及时请专科医师予以相应处理。建议采用改良的 Aldrete 评分作为评估离室的标准。

三、麻醉与内镜诊疗合作要点

麻醉医师和内镜医师术前应该加强沟通合作，针对特殊或危重患者共同评估与优化，必要时可组织多学科会诊。

1. 在结直肠镜检查前，若麻醉医师或内镜医师发现患者有心脏病、肠梗阻、电解质紊乱等特殊疾病，双方应该相互告知。

2. 如果患者出现脉搏血氧饱和度持续下降，且低于90%时，麻醉医师应告知内镜医师，暂停操作，待麻醉医师处理后且脉搏血氧饱和度上升至95%以上再继续操作。

3. 结直肠镜检查时，若患者出现生命体征异常，麻醉医师应及时告知内镜医师，若内镜医师发现活动性出血、穿孔等特殊情况，应及时告知麻醉医师。

4. 若内镜医师发现肠蠕动较明显，可告知麻醉医师评估是否加深麻醉或使用抗胆碱药物如阿托品、山莨菪碱、东莨菪碱等。

5. 若内镜医师发现患者结直肠多发息肉，需要全部切除，应告知麻醉医师，适当补液及给予止痛药物。

第五节 胃肠镜联合检查的麻醉

一、胃肠镜联合检查的选择及注意事项

（一）适应证

1. 临床疑诊上消化道及结直肠疾病。
2. 无消化道症状而患者本人以定期体检为目的。
3. 早期消化道肿瘤筛查。

（二）禁忌证（多为相对禁忌证）

1. 妊娠期可能导致流产或早产。
2. 急性腹膜炎可疑消化道穿孔，胃肠镜联合检查可能导致炎症扩散，加重病情。
3. 结直肠炎症性疾病急性活动期，结肠镜检查易发生穿孔、出血等并发症。
4. 近期心肌梗死、肺梗死、心肺衰竭。

5. 患者拒绝麻醉。

6. 高热、全身衰竭、严重腹痛、低血压、高血压患者宜延期，待病情改善后再行检查。

7. 急性腐蚀性胃炎、急性咽炎、急性喉炎、上呼吸道感染。

8. 急性消化道出血，生命体征不稳，应在生命体征平稳后再行内镜检查。

（三）检查及注意事项

1. 术前准备　同结直肠镜检查（详见本章第四节）。

2. 检查方法　患者左侧卧位，双腿屈曲、头略后仰，轻咬口垫。医师站立于患者胸前，左手持镜柄，右手持镜体。患者先行胃镜检查，胃镜检查结束后，推床改变方向（单人或双人），患者体位不变，行结直肠镜检查（详见本章第一节和第四节）。

（四）并发症

包括术前处理、胃镜检查及结直肠镜检查引起的并发症，具体内容可见本章第一节和第四节。

二、麻醉管理

（一）麻醉前评估

根据病史、体格检查和实验室检查资料进行综合分析，对患者的全身情况和麻醉手术耐受情况作出比较全面和准确的评估，应该着重关注以下疾病如冠心病、急性上消化道出血、贲门失弛缓症、食管气管瘘、胃潴留等。

（二）麻醉前准备

1. 术前准备　严格按照最新的指南进行禁食禁饮，防止胃内存有食物而影响观察，且容易增加反流误吸的风险。如患者有胃排空延迟、贲门失弛缓症或幽门梗阻，则需适当延长禁食禁饮时间。

2. 麻醉准备　如伴有消化道出血、食管静脉曲张的肝硬化等可能大出血疾病或严重贫血的患者，需先行中心静脉穿刺或保证静脉通路的通畅。

3. 检查体位　常规选择左侧卧位，必要时可更改为平卧位甚至右侧卧位。

（三）监测方法

1. 常规监测方法 任何行镇静或全身麻醉的患者，必须监测无创血压、脉搏血氧饱和度、心电监护等基本的生命体征，有条件的建议监测呼气末二氧化碳分压。

2. 特殊监测方法 包括有创血压、体温和麻醉深度监测等特殊监测，适合于消化道出血、伴有食管静脉曲张等可能大出血疾病或需要容量治疗的患者。

（四）麻醉方法

麻醉方法以患者在检查中意识是否消失分为镇静镇痛（有意识）和全身麻醉（无意识）两大类，其中全身麻醉又分为非插管全身麻醉与气管插管全身麻醉两种，非插管全身麻醉是无痛胃肠镜检查最常用的麻醉方法。下面就这几种方法的适应证、禁忌证以及具体实施方案进行介绍：

1. 镇静镇痛 患者神志淡漠、有意识、无不适，对语言和触觉刺激有反应，能够合作，无须气道干预，心血管功能可维持，因此能降低患者的恐惧感，减少不良事件的发生。

（1）适应证：不接受普通胃肠镜诊疗且能够配合的 ASA I～Ⅲ级成年患者，或者不适合非插管全身麻醉且不接受气管插管的患者。

（2）禁忌证：无家属陪同的患者或妊娠以及哺乳期的妇女，原则上不给予镇静。

（3）用药方案：可选择咪达唑仑、瑞马唑仑以及右美托咪定等镇静药复合各种阿片类药物，辅以咽喉部表面麻醉下完成。如静脉给予咪达唑仑 0.03～0.05mg/kg，复合芬太尼 30～50μg；或静脉复合舒芬太尼 3～5μg；或静脉复合阿芬太尼 3～5μg/kg 等，术中可根据患者及手术情况酌情调整剂量。

2. 非插管全身麻醉 使患者意识消失但保留自主呼吸的浅麻醉，有发生呼吸抑制的可能。

（1）适应证：

1）不能耐受检查，检查过程中的刺激可能使其出现危险的患者。

2）不能配合检查的患者，如小儿或老年人。

3）对检查焦虑、恐惧的患者。

4）要求对检查过程完全无感觉的患者。

（2）禁忌证：

1）相对禁忌证：①肥胖症伴有呼吸、循环系统疾病的患者，容易在麻醉后出现呼吸道梗阻，继而加重呼吸系统和循环系统的损害；②预计麻醉后可能有中重度上呼吸道梗阻的患者；③中重度贫血的患者，可能减少药物与血浆蛋白结合而增大药效从而造成过量；④肝肾功能中重度损害的患者，可能影响药物代谢造成苏醒延迟；⑤气管瘘的患者，胃液和胃内容物可能反流进入肺部，麻醉后呼吸道保护性反射受到抑制难以发现反流，容易造成患者缺氧；⑥肝硬化高度怀疑合并食管静脉曲张者，胃镜后容易损伤曲张的食管静脉出现大出血，麻醉后血块容易流入肺部堵塞呼吸道，造成误吸；⑦婴儿或妊娠和哺乳期妇女；⑧无人陪护的患者。

2）绝对禁忌证：①重症器质性疾病的患者：哮喘急性发作、呼吸运动耐受性差、呼吸衰竭不能平卧、呼吸道有急性化脓性炎症伴高热；心血管功能或血流动力学不稳定，如未得到控制的低血压、高血压，心绞痛，近期（3～6个月）发生的急性心肌梗死，严重心律失常；严重心脏瓣膜病；严重的上腔静脉阻塞综合征，主动脉瘤；未排除心肌梗死的患者。②预计麻醉后可能有重度上呼吸道梗阻并有困难气道史的患者。③贲门失弛缓症或胃肠道梗阻伴有胃内容物潴留的患者，入镜时呕吐率很高，麻醉后容易造成反流误吸。④禁食禁饮时间未够的患者。

（3）麻醉方案：

1）单纯丙泊酚麻醉：①静脉推注：丙泊酚 1.5～2.5mg/kg 为诱导剂量 20～50s 匀速静脉推注，待患者入睡、睫毛反射消失开始进镜检查，如检查时间较长，可按需追加丙泊酚 0.2～0.5mg/kg；②靶控输注：检查前，将患者年龄、身高、体重输入 TCI 系统，丙泊酚靶控输注浓度初设 1μg/ml，逐级递加到睫毛反射消失，内镜插入后适当降低丙泊酚靶控输注浓度维持麻醉，检查结束前 2min 停药，如胃镜通过咽喉部时患者出现呛咳或体动，可酌情提高丙泊酚靶浓度 0.5～1μg/ml。

2）丙泊酚复合芬太尼麻醉：先静脉推注芬太尼 30～50μg，随后缓慢分次推注丙泊酚 1.0～2.0mg/kg，待患者入睡、睫毛反射消失、呼吸平稳后开始进镜检查，必要时追加丙泊酚 0.2～0.5mg/kg。

3）丙泊酚复合舒芬太尼麻醉：舒芬太尼 3～5μg 静脉推注，随后缓慢推注丙泊酚 1.0～2.0mg/kg，待患者入睡、睫毛反射消失、呼吸平稳后开始进镜检查，必要时追加丙泊酚 0.2～0.5mg/kg。

4）丙泊酚复合瑞芬太尼麻醉：①静脉推注：静脉缓慢注射瑞芬太尼

0.6～0.8μg/kg，接着缓慢推注丙泊酚1.0～2.0mg/kg，必要时可追加瑞芬太尼20～30μg或者丙泊酚0.2～0.5mg/kg；②靶控输注：设定丙泊酚的血浆靶浓度2～3μg/ml，复合瑞芬太尼把控输注，设定血浆靶浓度为2～3ng/ml，如检查过程中患者有体动或者咽喉部抵抗，可提高丙泊酚靶浓度1～2μg/ml。

5）丙泊酚复合阿芬太尼麻醉：静脉推注阿芬太尼3～5μg/kg，后缓慢推注丙泊酚1.0～2.0mg/kg，待患者入睡、睫毛反射消失、呼吸平稳后开始进镜检查，必要时追加丙泊酚0.3～0.5mg/kg。

6）丙泊酚复合地佐辛：静脉推注地佐辛0.05～0.1mg/kg，5min后缓慢推注丙泊酚1.0～2.0mg/kg，待患者入睡、睫毛反射消失、呼吸平稳后开始进镜检查，必要时追加丙泊酚0.3～0.5mg/kg。

7）丙泊酚复合布托啡诺：布托啡诺7.5～10μg/kg静脉推注，然后再缓慢推注丙泊酚1.0～2.0mg/kg，待患者入睡、睫毛反射消失后开始进镜检查，必要时追加丙泊酚0.3～0.5mg/kg。

8）丙泊酚复合纳布啡：纳布啡0.05～0.1mg/kg静脉推注，2min后静脉注射丙泊酚1.0～2.0mg/kg，待患者入睡、睫毛反射消失、呼吸平稳后开始进镜检查，必要时追加丙泊酚0.3～0.5mg/kg。

9）丙泊酚复合依托咪酯：丙泊酚1.0～2.0mg/kg静脉注射，后缓慢推注依托咪酯0.1～0.2mg/kg，待患者入睡、睫毛反射消失、呼吸平稳后开始进镜检查，必要时追加丙泊酚0.3～0.5mg/kg或依托咪酯2～4mg。

3．气管插管全身麻醉

（1）适应证：急性上消化道出血，包括消化道溃疡、肝硬化食管静脉曲张等引起的大量呕血、黑便等；呼吸道炎症，如肺炎、慢性阻塞性肺疾病等；循环系统疾病，如不稳定型心绞痛、急性冠脉综合征、心功能Ⅳ级的患者；具有反流误吸高风险的患者等。

（2）麻醉方案：可采用静脉注射咪达唑仑1～2mg，舒芬太尼0.2～0.4μg/kg，丙泊酚1.5～2.5mg/kg，罗库溴铵0.6～1.0mg/kg，麻醉维持可采用静吸复合全身麻醉，也可采用全凭静脉麻醉。

（五）并发症防治

胃肠镜联合诊疗的常见并发症基本与胃镜、肠镜诊疗中的并发症一致（详见总论及本章前述几节）。需要强调的是双镜操作导致时间延长，药物用量增大，出现呼吸和循环抑制、心律失常及相关气体并发症的概率大大增加，麻醉医师及内镜医师对此都应予以关注。

（六）苏醒期监护

对于气管插管的患者，需在麻醉医师监护下，按医疗常规拔管并在麻醉恢复室观察不少于 30min。对于麻醉后出现的恶心、呕吐，给予对症处理。术后疼痛常见于术后创面、腹腔积气、胃肠胀气、胃肠持续痉挛等，可及时请专科医师予以相应处理。建议采用改良的 Aldrete 评分作为评估离室的标准。

三、麻醉与内镜诊疗合作要点

麻醉医师和内镜医师术前加强合作，针对特殊或危重病例应共同评估与优化。麻醉医师严密观察患者的生命体征，如胃镜结束后，应及时提示内镜医师尽量吸净胃内液体和气体及口腔内的分泌物，以免发生反流误吸、喉痉挛等相关并发症。如出现严重迷走反射，必要时应暂停内镜医师相关操作。内镜医师如发现异常情况，如活动性出血或止血困难、食管残留物、大量胃液或胆汁反流，应及时告知麻醉医师，以便麻醉医师及时气管插管控制气道，避免误吸。

（刘洪珍　胡耿诚　王淑英　李露君　李刚平　张　瑜　韩超群　李世杰　付　妤　徐　勇　赖晓红）

参考文献

[1] 金震东，李兆申. 消化超声内镜学 [M]. 3 版. 北京：科学出版社，2017.
[2] 金震东，丁震. 消化超声内镜疑难病诊断图解 [M]. 北京：人民卫生出版社，2015.
[3] 孙思予. 电子内镜超声诊断及介入技术 [M]. 4 版. 北京：人民卫生出版社，2018.
[4] 中华医学会消化内镜学分会小肠镜和胶囊内镜学组. 中国小肠镜临床应用指南 [J]. 中华消化内镜杂志，2018，35（10）：693-702.
[5] 中国医师协会内镜医师分会消化内镜专业委员会，中国抗癌协会肿瘤内镜学专业委员会. 中国消化内镜诊疗相关肠道准备指南（2019，上海）[J]. 中华消化内镜杂志，2019，36（7）：457-469.

第八章

常见消化内镜治疗及麻醉

消化内镜技术的不断发展，不仅使消化道疾病得到早期诊断，更重要的是产生了针对消化道疾病的多种微创治疗方法，如食管部位常采用的内镜下球囊扩张和经口内镜食管下括约肌切开术、胃内镜黏膜下剥离术、十二指肠部位的 ERCP、小肠内镜下止血、结直肠镜下息肉切除术等。各种检查和治疗手段的发展为消化道疾病患者带来了福音，这些微创治疗技术能够得以普及和不断发展离不开临床麻醉技术的支撑。不同的内镜诊疗技术对麻醉管理有不同的要求，这就需要内镜医师和麻醉医师在诊疗过程中及时沟通、密切配合。本章针对消化道不同疾病诊疗方法和技术及相应的麻醉管理特点进行重点阐述。

第一节 食管疾病治疗及麻醉

近年来，食管相关疾病的诊治在消化内镜微创领域取得了长足进展，许多新技术不断涌现，如内镜下球囊扩张术或金属支架植入术治疗食管良恶性狭窄、内镜黏膜下剥离术（endoscopic submucosal dissection，ESD）和隧道法内镜黏膜下剥离术（endoscopic submucosal tunnel dissection，ESTD）治疗食管早癌、隧道法内镜黏膜下肿物切除术（submucosal tunnel endoscopic resection，STER）治疗食管黏膜下肿物、经口内镜食管下括约肌切开术（peroral endoscopic myotomy，POEM）治疗贲门失弛缓、内镜曲张静脉套扎术（endoscopic variceal ligation，EVL）治疗食管 - 胃静脉曲张，以及贲门缩窄术（clip band ligation anti-reflux therapy，C-BLART）治疗胃食管反流病等。由于食管毗邻气管、纵隔，内镜手术过程中的穿孔、出血、反流误吸等可能导致食管气管瘘、纵隔气肿、肺部感染等并发症，在内镜操作和并发症处理过程中需要内镜医师与麻醉医师的及时沟通与密切配合，才能使患者转危为安。因此，在内镜诊疗过程中不论是对内镜医师，还是对麻醉医师，都提出了更高的要求。

一、食管狭窄治疗及麻醉

（一）食管狭窄概述及分类

1. 概述 食管、贲门良恶性疾病或术后瘢痕所致的狭窄等病变常导致完全或不完全梗阻。主要表现为吞咽困难、进食障碍、常伴有反流、胸骨后疼痛等，轻者不能进食固体食物，重者液体也不能通过狭窄部位。长期进食不良可导致患者营养缺乏、电解质紊乱、消瘦及恶病质等。

2. 分类 根据狭窄性质，食管狭窄分为良性狭窄和恶性狭窄。食管良性狭窄常由食管大面积病变内镜黏膜下剥离术后、外科术后吻合口狭窄、溃疡性病变、化学腐蚀、放射性损伤等原因引起。食管恶性狭窄常见于食管癌，也可由非食管恶性肿瘤压迫所致，且 50% 以上患者由于远处转移、一般情况差等，已无法接受外科手术进行根治性切除，需要姑息治疗来缓解吞咽困难的症状。

（二）食管狭窄的治疗

1. 内镜下扩张治疗

（1）适应证：扩张治疗适用于炎性狭窄、术后吻合口狭窄、瘢痕狭窄、放疗或化疗后食管狭窄以及先天性异常、免疫性疾病、食管动力性障碍等引起的狭窄与梗阻性病变。

（2）禁忌证：患者不能合作；身体状况极差无法耐受治疗；有严重心、肺疾病及脊柱畸形等其他内镜检查禁忌者；2周前发生食管化学性烧伤者；病变广泛以及梗阻部位过高者，应视为相对禁忌证。

（3）操作方法：通过机械张力撑裂食管狭窄处的黏膜肌层使局部扩大引起狭窄部一处或多处非全层性撕裂，达到扩张的效果。对于简单食管狭窄，一般在进行3～5次扩张治疗后能得到有效缓解，而对于复杂性或者难治性食管狭窄，常在进行数次扩张后仍会反复出现食管狭窄。术中建议采用CO_2气体以减少气体在食管腔内的积聚。

（4）并发症：

1）穿孔：探条的扩张力强且持久易损伤组织而导致穿孔，尤其在扩张酸碱腐蚀性或放射性因素引起的良性狭窄与梗阻时更易发生。探条扩张导致穿孔发生率为0.1%～5.6%。可通过口服液体对比剂碘油进行X线透视检查，如见对比剂漏出食管外及纵隔气影可确诊。一旦证实穿孔，应立即禁饮禁食、胃肠减压、补液及应用抗生素治疗。较小穿孔可采取内科保守治疗，保守治疗无效及较大穿孔者应考虑急诊手术治疗或尽早置入暂时性覆膜金属支架。水囊或气囊扩张在成人患者中导致穿孔的发生率约为1%，低于探条扩张。但在婴幼儿患者中其穿孔率则高达5%～8%，这可能与婴幼儿食管壁薄弱有关。

2）出血：扩张引起局部渗血常见，主要由扩张引起狭窄部黏膜撕裂所致，是扩张治疗有效的指征之一。而严重出血发生率不足1%。少量渗血一般无须特殊处理，若出血量较大，可行内镜检查，局部喷洒凝血酶、孟氏液或电凝止血，必要时输血。

3）咽喉部损伤：主要发生于使用探条扩张器患者，发生部位常见于咽喉部及梨状窝，多与患者紧张、咽肌痉挛、扩张器不当插入及导丝移位有关。因此，避免咽喉部损伤的关键是消除患者的紧张情绪、采取仰卧位头颈转向左侧，镇静或全身麻醉可以消除患者紧张情绪，提高配合度。

4）胸痛：扩张过程中出现胸痛是扩张有效的指征之一，但应避免剧烈胸痛的发生，因剧烈胸痛常提示可能发生穿孔。全身麻醉患者是否出现穿孔需要术者根据经验判断。胸痛在扩张中是常见的，也是短暂的，无须特殊处理。剧烈胸痛应在排除穿孔的基础上对症处理。

5）感染：扩张后发生细菌感染是不可忽视的并发症之一，常见的有表皮葡萄球菌、金黄色葡萄球菌和枯草杆菌等。败血症不常见，若出现，则提示可能发生穿孔。此外，反流误吸亦可导致呼吸道感染，一旦发生，应积极处理。

6）反流性食管炎：发生率较高，建议实施常规抗反流治疗、避免暴饮暴食、少食油腻食物、常规服用抑酸剂及黏膜保护剂。

7）狭窄与梗阻复发：食管、贲门狭窄与梗阻性病变扩张治疗后部分患者会近期复发，可再次扩张治疗。

8）心律失常：可能由镜身或扩张器刺激咽喉和压迫主动脉弓反射性地诱发心律失常所致，老年衰弱患者多见。

2. 内镜下支架治疗   食管支架置入既往主要用于食管恶性狭窄的姑息治疗和食管瘘的修补，通常不推荐将食管支架置入作为食管良性狭窄的一线治疗方法，但是对于难治性食管狭窄，食管支架置入可以作为一种选择。

（1）适应证：炎性狭窄、术后吻合口狭窄、瘢痕狭窄、先天性异常狭窄及放化疗后狭窄与梗阻性病变。

（2）禁忌证：除球囊或探条扩张治疗的禁忌证外，弥漫性食管痉挛、较长食管良性狭窄与梗阻（如化学性烧伤引起的狭窄与梗阻）是暂时性金属支架治疗的禁忌证。

（3）治疗机制：通过支架自身的膨胀力在体温下逐渐膨胀达到持续扩张食管的效果，缓慢扩张牵拉导致狭窄段的平滑肌被均匀拉长。避免因快速、突然的强力扩张而导致黏膜撕裂过度、平滑肌断裂以及修复时瘢痕形成，延缓再狭窄时间。支架置入通常时间是4~8周，为了减少支架嵌入食管壁组织，最长置入时间不宜超过12周。

（4）并发症：术后常见并发症包括胸痛、反流性食管炎、支架移位或者脱落、肉芽组织增生、组织嵌入支架等。

（5）注意事项：

1）选择覆膜金属支架以便1周后取出。应选择单层支架，避免使用防滑双层支架。

2）置入支架前无须扩张狭窄段，避免因强力撕裂黏膜及平滑肌而导致修复时纤维组织增生影响支架扩张的效果。

（三）食管扩张及支架治疗的麻醉管理

1. 麻醉适应证

（1）患者愿意接受镇静镇痛或全身麻醉并签署知情同意书。

（2）一般情况良好、ASA Ⅰ~Ⅲ级患者。

（3）处于稳定状态的 ASA Ⅲ~Ⅳ级患者可酌情在密切监护下实施。

（4）对消化内镜诊疗心存顾虑或恐惧感、高度敏感而不能自控的患者。

（5）操作时间较长、操作复杂的内镜诊疗技术。

2. 麻醉禁忌证

（1）绝对禁忌证：

1）有常规内镜操作禁忌或拒绝镇静镇痛 / 全身麻醉的患者。

2）无陪同或监护人者。

3）ASA Ⅳ~Ⅴ级患者。

4）有镇静镇痛 / 麻醉药物过敏及其他严重麻醉风险者。

5）未得到适当控制的可能威胁生命的循环与呼吸系统疾病，如未控制的严重高血压、严重心律失常、不稳定型心绞痛以及急性呼吸道感染、哮喘发作期等。

6）肝功能障碍（Child-Pugh C 级以上）、胃肠道梗阻伴有胃内容物潴留者。

（2）相对禁忌证：

1）严重胃肠道梗阻伴有胃内容物潴留，有严重误吸风险者。

2）明确困难气道的患者，如张口障碍、颈颌部活动受限、类风湿脊柱炎、颞下颌关节炎等。

3）严重的神经系统疾病者（如卒中、惊厥等）。

4）麻醉药物过敏者。

5）未按要求行禁食禁饮（禁食 8h，禁饮 2h）的择期手术患者。

3. 麻醉方法　无特殊情况可采用镇静镇痛、非插管全身麻醉，有上呼吸道梗阻危险或特别危重患者应给予气管插管全身麻醉。

必须监测血压、ECG、$P_{ET}CO_2$、SpO_2，必要时行体温、有创动脉压及麻醉深度监测。注意内镜操作过程中是否发生迷走反射，如果发生心率减慢、血压降低或者心律失常，首先暂停内镜操作，给予静脉推注阿托品等对症治疗。通过监测呼气末二氧化碳分压及波形的动态变化，可在患者血氧饱和度下降前发现低通气状态，增加临床安全性。

（1）镇静镇痛：提倡联合使用镇痛、镇静药，避免单纯使用镇静类药物。成人可预先静脉注射咪达唑仑 1mg 和 / 或芬太尼，初始负荷剂量 30 ~ 50μg，应用舒芬太尼时，成人初始负荷剂量 3 ~ 5μg，视情况追加剂量。操作过程中严密监测患者呼吸和循环情况，确定是否需要气道支持（如托下颌、鼻咽通气道、辅助或控制呼吸）和循环药物支持（如麻黄碱、阿托品）。如果诊疗时间稍长或操作刺激较强，可根据患者体征如呼吸加深、心率增快，体动等静脉追加上述药物。口咽部表面麻醉可以增强患者耐受性、减少镇静药物用量、抑制咽反射，利于内镜操作。

（2）非插管全身麻醉：

1）单次静脉注射：舒芬太尼 3 ~ 5μg、依托咪酯 0.05 ~ 0.1mg/kg、丙泊酚 1 ~ 2mg/kg 联合应用以减轻局部注射痛，术中可以根据情况追加丙泊酚 0.2 ~ 0.5mg/kg 或依托咪酯 0.1mg/kg，适当应用小剂量阿片类药物以增强镇痛效果。

2）静脉连续用药：静脉注射舒芬太尼 3 ~ 5μg、依托咪酯 0.05 ~ 0.1mg/kg、丙泊酚 1 ~ 2mg/kg 联合应用之后，持续泵注丙泊酚 6 ~ 10mg/（kg·h）或依托咪酯 10μg/（kg·min）和 / 或右美托咪定 0.2 ~ 0.8μg/（kg·h）。可选用静脉泵注瑞芬太尼 0.1 ~ 0.2μg/（kg·min）以加强镇痛作用或酌情加用其他阿片类药物。静脉泵注右美托咪定时，建议泵注负荷量 0.2 ~ 1μg/kg（10 ~ 15min）后，以 0.2 ~ 0.8μg/（kg·h）维持。

3）靶控输注：双通道 TCI 维持，瑞芬太尼 0.5 ~ 1ng/ml 和丙泊酚 1 ~ 2.5μg/ml。丙泊酚靶浓度 1.0μg/ml 时，患者可维持警觉 / 镇静评分（OAA/S 评分）3 ~ 4 分，对于 50 岁以上患者，该浓度基本可达到 OAA/S 评分 3 分；丙泊酚靶浓度 1.5μg/ml，大多数患者可达到 OAA/S 评分 3 分，部分可到 2 分，有麻醉过深风险；清醒镇静时，建议丙泊酚浓度是 0.4 ~ 0.8μg/ml。

（3）气管插管全身麻醉：诱导时联合镇痛、镇静、肌肉松弛药物，宜选用可视喉镜下气管插管。内镜操作大多时间较短，诱导及维持建议应用短效肌肉松弛药，如米库溴胺或顺阿曲库铵，便于尽快安全拔出气管导管。

二、食管早癌及黏膜下肿物治疗与麻醉

食管早癌指病灶局限于黏膜层和黏膜下层，不伴有淋巴结转移的食管癌。对于面积较大的食管早期鳞状细胞癌，ESD 能完整切除病变，但操作时间较长并伴有较高的并发症发生率。近几年出现的消化内镜隧道技术在治疗食管环周或亚环周病变上展现了其独特的优势，通过黏膜下建立隧道的方法剥离病变。

（一）内镜黏膜下剥离术

内镜黏膜下剥离术（endoscopic submucosal dissection，ESD）是一种利用各种电刀对大于 2cm 的病变进行黏膜下剥离的内镜微创技术。这一技术可实现较大病变的整块切除并提供准确的病理诊断分期。随着内镜器械的不断发展，ESD 已成为消化道早期癌症及癌前病变的首选治疗方法。

1．适应证

（1）大于 15mm 的食管高级别上皮内瘤变。

（2）早期食管癌：结合染色、放大和超声内镜等检查，确定病变的范围和浸润深度，包括局限于 M1、M2、M3 或 SM1 且临床没有血管和淋巴管侵犯证据的高、中分化鳞癌及伴有不典型增生和癌变的 Barrett 食管。

2．操作过程

（1）确定病变范围和深度。

（2）标记确定病变范围。

（3）黏膜下注射：注射液体有生理盐水（含少量肾上腺素和靛胭脂）、甘油果糖、透明质酸钠等。

（4）切开黏膜。

（5）黏膜下剥离。

（6）创面处理：止血处理，必要时可用金属夹夹闭；对于局部剥离较深、肌层有裂隙者，应行金属夹夹闭。

3．并发症及处理

（1）出血是最常见的并发症，严格评估术前凝血功能和抗凝、抗血小板药物使用情况以及手术过程中充分的黏膜下注射是预防出血的重要手段。绝大多数术中出血可使用各种电刀、止血钳或金属夹等治疗。剥离过程中发现裸露的血管需进行预防性止血，预防出血比止血更重要。若术中出血且量较多，一时难以止血时，内镜医师应及时告知麻醉医师，尤其是在镇静镇痛麻醉时，以便麻醉医师及时行气管插管控制气道，避免误吸。

（2）食管 ESD 的穿孔率为 0～6%，不同部位发生穿孔率不同。穿孔的危险因素包括溃疡形成、纤维瘢痕、胃壁薄、操作时间过长和操作者水平等。术中一旦发生穿孔，可用金属夹夹闭裂口后继续剥离病变，也可先行剥离再夹闭裂口。由于 ESD 操作时间较长，消化道内积聚大量气体，压力较高，有时较小的肌层裂伤也会造成穿孔，因此 ESD 过程中必须时刻注意抽吸消化道腔内气体或腹腔穿刺排气。

ESD 并发症的发生与患者的病情、操作者的技术、经验及设备器械条件等有关。以下因素将增加 ESD 的风险，如高龄、凝血功能异常、免疫抑制、肝肾功能严重受损、其他心肺合并症等。术者应慎重权衡患者的利益和评估潜在风险，严格掌握操作适应证，采取必要的防范措施最大限度地降低风险。

（二）隧道法内镜黏膜下剥离术

2009 年 Linghu 团队首次报道了一例通过隧道技术成功切除巨大扁平食管隆起的病例，2013 年该团队发表了内镜下使用隧道技术治疗早期圆形食管癌的研究结果，并将其定名为隧道法内镜黏膜下剥离术（endoscopic submucosal tunnel dissection，ESTD）。ESTD 包括单隧道 ESTD 和多隧道 ESTD。

1．ESTD 的适应证　适用于病变面积大于食管 1/3 周且符合食管早癌及癌前病变内镜切除的患者。

2．并发症及处理

（1）出血：大多数术中出血可在内镜下成功止血。当患者有呕血、黑便或血红蛋白明显减少时，多考虑术后出血，应立即给予药物治疗，必要时输血。如果出血量大且保守治疗无法治愈，内镜止血可能有效。当上述治疗无效时，需要进行介入栓塞或外科手术。

（2）穿孔：术中穿孔在内镜下大多能成功闭合，常用的方法有金属夹夹闭、纤维蛋白胶阻断、全覆盖可回收金属支架等。12h 内的迟发性穿孔，由于炎症反应和渗出较轻，可通过内镜夹闭和保守治疗。内镜夹闭失败并伴有严重纵隔感染或血流动力学不稳定时，建议外科手术治疗。

（3）狭窄：目前对狭窄还没有满意的治疗方法，临床常用方法有注射或口服激素、球囊扩张、全覆盖可回收金属支架置入、自体球囊扩张、自体瓣移植等。

（4）其他并发症：包括疼痛、感染、短暂性菌血症、吸入性肺炎和气体相关并发症。对于较大的食管病变，与常规 ESD 相比，ESTD 可以实现更快的剥离，缩短手术时间，减少术中并发症的发生率。

（三）隧道法内镜黏膜下肿物切除术

消化道黏膜下肿物（submucosal tumor，SMT）并不罕见，内镜黏膜下挖掘术（endoscopic submucosal excavation，ESE）和内镜全层切除术（endoscopic full-thickness resection，EFR）的出现，使内镜下切除来自固有肌层（MP）的 SMT 成为可能。目前治疗 SMT 常用的内镜微创方法为隧道法内镜黏膜下肿物切除术（submucosaltunnel endoscopic resection，STER），即在消化道黏膜肌层与固有肌层之间建立一条"人工隧道"，通过此隧道切除起源于固有肌层的肿瘤。STER 实现了在切除固有肌层肿瘤的同时完整保留消化道黏膜层，大大提高了治疗的安全性。

1．适应证　考虑到要切除的病灶会经过几个狭窄部位，且隧道宽度受限制，建议选择横径不超过 2.5cm 的 SMT。相对适应证：2.5cm ≤ SMT 横径≤ 3.5cm。

2．禁忌证

（1）绝对禁忌证：

1）严重心肺功能障碍患者不能行内镜手术。

2）凝血功能障碍明显。

3）隧道区有大面积瘢痕。

4）疑似恶性肿瘤。

（2）相对禁忌证：

1）肿瘤位于食管入口，没有形成黏膜下隧道的空间或肿瘤部位难以形成黏膜下隧道。

2）肿瘤横径＞ 3.5cm，不能完全从隧道中取出。

3．STER 术前处理　详细告知患者 STER 的获益及风险，完善麻醉评估，签署相关知情同意书，术前禁食 12h、禁水 6h。

4．标准的 STER 手术步骤

（1）黏膜下注射和黏膜切口：有三种切口类型，包括黏膜纵向切口、横切切口和倒 T 切口。

（2）黏膜下隧道的建立：在肿瘤的远端，黏膜和 MP 层之间从口腔侧到肛侧建立隧道。

（3）肿瘤切除：使用刀或圈套器完全暴露肿瘤后，从 MP 层切除肿瘤和完整的包膜。

（4）黏膜切口部位的闭合：STER 的闭合方式与经口内镜食管下括约肌切开术（POEM）的闭合方式相似，横切切口和倒 T 切口呈纵向闭合。

5．STER 的并发症及处理

（1）二氧化碳相关并发症：与空气相比，二氧化碳更容易被人体吸收，因此，使用二氧化碳灌注可以减少术中气体相关并发症的发生。皮下气肿、少量纵隔气肿、少量气胸患者无须特殊治疗可自行吸收，但应密切监测。对于明显气胸、肺组织塌陷＞30％时，可行胸腔穿刺。对于气腹患者，如果腹胀不明显、气体较少，可密切监测病情，自行吸收气体。如果患者有明显腹胀，手术后可在右下腹部穿刺释放气体，无须其他特殊处理。

（2）术后发热：可采用药物退热结合物理降温治疗。如发生感染，需及时进行抗感染治疗。

（3）黏膜穿孔：可通过内镜或腹部 X 线片诊断。可用钛夹夹闭或用生物纤维蛋白胶填塞，反复黏膜下注射有助于减轻黏膜损伤。

（4）出血：为内镜下渗血或喷血，需使用凝血钳或钛夹止血。

（四）食管内镜下治疗的麻醉管理

1．术前访视和麻醉准备　术前评估应重点关注心血管系统和呼吸系统。由于属于消化内镜高风险分级，对于术前合并心脑血管疾病且正在服用抗血小板或抗凝药物的患者，应严格评估拟行治疗的可行性，权衡栓塞与出血风险，调整围手术期用药。术前须禁食禁饮，可于术前 30min 按需服用 50ml 黏膜清洁剂，以改善手术视野、减少冲洗、缩短手术时间，可酌情使用抗胆碱能药物。

2．麻醉方法　上消化道术中冲洗和出血会增加误吸风险，应首选气管插管全身麻醉。少部分简单易行者（如操作简单、操作时间短、患者可耐受）可在镇静镇痛下由有经验的医师完成；非插管全身麻醉发生误吸的风险较高，需谨慎选择。

3．监测方法　常规监测 NIBP、ECG、SpO_2，非气管插管患者密切关注呼吸频率和呼吸幅度，气管插管患者推荐行 $P_{ET}CO_2$ 监测和血气分析，儿童和老年患者注意监测体温，危重患者可监测有创动脉血压。

4．术后管理　术后患者均需进入麻醉恢复室，及时发现手术及麻醉相关并发症并积极处理。待患者生命体征平稳、定向力恢复，经麻醉医师判断后，方可转运回病房。术后轻中度疼痛可予以非甾体抗炎药镇痛，抗胆碱药物可解除痉挛性疼痛。

5．麻醉并发症及防治

（1）反流与误吸：多发生在非气管插管患者，必要时应气管内插管，在纤维支气管镜引导下吸净误吸液体及异物。

（2）呼吸抑制和低氧血症：多发生于非气管插管全身麻醉患者，肥胖、高龄、鼾症等是高危因素。可采用消化内镜专用面罩、鼻咽通气道给氧或正压通气，减少消化内镜诊疗时低氧血症的发生率，提高安全性，必要时改为气管内插管控制呼吸。机械通气是改善低氧血症的最重要治疗手段。

（3）喉痉挛：多见于麻醉过浅或内镜刺激喉部患者。常需要加深麻醉，退出内镜，面罩加压给纯氧，必要时吸引呼吸道分泌物，在上述措施无效时，可给予肌肉松弛药后行气管插管全身麻醉。

（五）麻醉与内镜诊疗合作点

麻醉医师和内镜医师需密切配合，及时沟通。一旦穿孔，内镜医师应及时告知麻醉医师；当术中气道压突然升高、$P_{ET}CO_2$ 显著变化时，麻醉医师也应提醒内镜医师穿孔的可能，必要时停止或减缓注气、封闭穿孔；术中出血量较多、难以止血时，内镜医师也应及时告知麻醉医师，以便麻醉医师及时补充血容量、行气管插管控制气道避免误吸；内镜医师应及时和麻醉医师沟通手术进程，便于麻醉医师调整用药，调控麻醉深度加快患者周转。

三、贲门失弛缓症治疗及麻醉

（一）贲门失弛缓症临床表现及诊断

贲门失弛缓症（achalasia of cardia，AC）是一种原发性食管动力障碍性疾病，年发病率为（1.07~2.20）/10 万，患病率为（10.0~15.7）/10 万，发病率和患病率与性别、种族无关，不同年龄段个体均可患病，但在 40~60 岁人群中出现发病高峰。AC 的发生机制目前仍不明，可能与感染、自身免疫及遗传因素相关。

AC 患者由于食管下括约肌（lower esophageal sphincter，LES）松弛不良及食管蠕动减弱或缺失导致清除功能降低、食物潴留，表现为吞咽困难、反流、胸痛及体重减轻等临床症状。

AC 的主要诊断依据包括临床症状、食管造影、食管动力学检查及上消化道内镜检查，其中高分辨率食管测压是诊断的"金标准"。

（二）经口内镜食管下括约肌切开术

经口内镜食管下括约肌切开术（peroral endoscopic myotomy，POEM）通过建立食管黏膜下隧道和解剖食管环状肌最大限度地缓解 LES 压力，通过保持黏膜下隧道的完整性以防止穿孔，是目前内镜下微创治疗 AC 的一种较为安全、有效的方法。

1．POEM术前处理　术前应对患者进行内镜检查，判定AC的Ling分型（表8-1），评估手术难度，制定个体化手术方案。详细告知患者POEM的获益及风险，完善麻醉评估，签署相关知情同意书。术前禁食24～48h，禁水6h，手术当天再次行胃镜检查，必要时使用生理盐水冲洗食管腔，确保食管内无内容物潴留等，为手术提供良好的视野，同时防止术中误吸的发生。

表8-1　贲门失弛缓症的Ling分型

分型	内镜下表现
I	管腔轻度扩张，管壁平滑无迂曲
II	管腔扩张，充分注气后出现环状或半月形结构
II a	呈细环状，无半月形结构
II b	出现半月形结构，不超过管腔1/3
II c	出现半月形结构，超过管腔1/3
III	管腔扩张明显，伴有憩室样结构形成
III l	憩室样结构位于左侧
III r	憩室样结构位于右侧
III lr	左、右均可见憩室样结构

2．适应证　Ling I型、II a型和II b型是最好的适应证。随着内镜技术的发展和新的内镜手术方法的出现，以前被认为是POEM禁忌证的II c型和III型现在已是POEM的适应证。对于食管腔明显扩张和弯曲、弥漫性食管痉挛、胡桃夹食管或曾接受海勒肌切开术治疗的患者，可作为POEM的相对适应证。弥漫性食管痉挛或胡桃夹食管的患者建议切除部分环状肌。

3．禁忌证

（1）相对禁忌证：食管黏膜内镜分型E级或F级、严重黏膜下粘连的患者。

（2）绝对禁忌证：有内镜检查禁忌证或有严重心肺功能障碍的患者。

4．POEM操作步骤

（1）术中体位：常用的体位包括左侧卧位、仰卧位和仰卧右肩抬高位。仰卧右肩抬高位具有以下优点：提高患者舒适度，头颈部仅需进行小幅度的扭转；器械通过自然松弛状态下的内镜进入食管后，即处于食管近后壁，无须调整方向，降低手术操作难度；提供清晰手术视野。

（2）隧道黏膜开口类型：常用的开口类型包括纵开口、横开口和倒T

形开口。倒 T 形开口具有以下优点：隧道口较宽，方便进镜及关闭创面；有利于隧道内气水排出，降低气体相关不良事件的发生率。

（3）隧道长度：分为标准隧道和短隧道。标准隧道长度为 10 ~ 12cm，适用于 Ling I 型和 Ling II a 型；短隧道长度为 7 ~ 8cm，适用于 Ling II c 型和 Ling III 型。

（4）肌切开方式的类型：主要包括环形肌切开、全层肌切开、眼镜式肌切开、环形肌切开 + 球囊塑形、渐进式全层肌切开。目前临床上应用较为广泛的为全层肌切开和渐进式全层肌切开。

（5）隧道终点的判定：肌切开的终点为胃食管交界处肛侧端 2 ~ 3cm。

5. 术后处理 术后禁食水 72h，第 4 天行流质饮食并逐步过渡到正常饮食。禁食水期间予静脉抑酸、预防性广谱抗生素、营养支持等治疗，第 4 天开始口服 PPI 持续 8 周。

6. 常见并发症及处理

（1）黏膜损伤：发生率为 2.8% ~ 4.8%，其中穿孔的发生率为 0.2% ~ 0.7%，易发生于贲门等部位。术中完成隧道内肌切开和充分止血后使用金属夹封闭损伤创面，同时可喷洒生物蛋白胶，必要时留置胃肠减压；术后迟发性穿孔者，可导致纵隔或腹腔感染，可选择保守或内镜下治疗，必要时可联系外科会诊。

（2）气体相关并发症：包括皮下气肿、气胸、纵隔积气及气腹等，发生率分别为 7.5%、1.2%、1.1% 和 6.8%。术中使用 CO_2 气体可有效减少严重气体相关并发症，必要时可行 X 线检查评估积气量。具体处理方法如下：轻度皮下气肿，由于 CO_2 可自行弥散吸收，无须特殊处理；大量气胸、纵隔气肿，血氧饱和度低于 90% 者，建议及时联系相关科室行胸腔闭式引流术；气腹可用 10ml 注射器取 5ml 生理盐水，拔出注射器芯后立即在右侧腹中部行腹腔穿刺，必要时可同时使用多支注射器排气，穿刺过程中注意皮肤消毒。

（3）迟发性出血：严重出血的发生率为 0.2% ~ 0.5%，应立即行内镜下止血治疗。拔除隧道入口的金属夹，内镜进入隧道冲洗清理隧道腔，同时以止血钳电凝出血点，止血成功后再次夹闭隧道入口。

（4）感染：主要包括肺部感染、隧道内感染和纵隔感染。感染发生后，应仔细评估感染的具体部位、严重程度，合理选用抗生素，必要时加强引流。

（5）消化道瘘：发生率较低，术中保持隧道食管侧黏膜的完整性是预防消化道瘘的关键，应尽量避免对食管黏膜层的损伤。一旦发生食管瘘，可使用食管金属支架封闭瘘口，同时可行胸腔闭式引流及升级抗生素处理等。

（6）胃食管反流病（gastroesophageal reflux disease，GERD）：POEM 术后异常酸暴露率可高达 39% ~ 47%，但存在胃食管反流症状的仅占 8.5% ~ 19%，糜烂性食管炎的发生率为 13% ~ 29%。

（三）麻醉管理

1．麻醉前评估　拟行 POEM 患者因长期食管下括约肌松弛不良及食管蠕动减弱或缺失导致清除功能降低，术前常表现为不同程度的食物潴留、吞咽困难、反流、胸痛、体重减轻，该类患者术前多伴有营养不良，严重者可出现电解质紊乱和循环衰竭。麻醉前访视应重视病史采集、体格检查和实验室检查，应该由有经验的麻醉医师评估患者是否有未控制或潜在的基础疾病，是否需要进一步诊断和治疗。对于基础状态差的患者，是否需要和消化医师协商加强营养后再行手术，制定个体化麻醉方案，最大限度确保麻醉质量和安全。

2．麻醉方法　由于 POEM 操作是在内镜下通过建立食管黏膜下隧道，切开食管环状肌来缓解 LES 压力，偶有纵行肌受损致使局部食管的完整性仅剩黏膜层，建立隧道时需一定压力的 CO_2 气体形成操作空间，因此操作过程中存在气腹、气胸、食管穿孔、出血等并发症，对呼吸、循环管理造成一定难度，POEM 麻醉的关键在于预防反流误吸，因此麻醉方式通常采用气管插管全身麻醉。

（1）麻醉诱导：建议麻醉诱导前局部麻醉下使用大钳道内镜行食管胃十二指肠检查并吸除食物残留，如仍有较多固体残渣无法清除，应推迟手术。明确已清除食物残渣后，可行常规麻醉诱导。诱导前充分预吸氧，采用快速序贯诱导与环状软骨按压，推荐应用可视喉镜辅助下行侧卧位气管插管，注意选择适当的气管导管型号及套囊内压力，最大限度减少围手术期误吸的发生。由于 POEM 疼痛刺激不大，建议选用速效、短效的麻醉药物。

（2）麻醉维持：持续静脉泵注小剂量瑞芬太尼 0.05 ~ 0.1μg/（kg·min），以及丙泊酚 4 ~ 8mg/（kg·h）或吸入地氟烷或七氟烷维持，可适当追加肌肉松弛药。在建立隧道及肌切开时需灌注 CO_2 气体，应根据允许性高 CO_2 血症等肺保护策略调整呼吸参数。有时需要静脉注射抗胆碱能药物（丁溴东莨菪碱或间苯三酚）以解除胃肠道痉挛，注意前者可能引起心动过速。

（3）麻醉苏醒：手术末期有策略地减浅麻醉，意识清醒、吞咽反射和自主呼吸恢复达到指征后拔除气管导管；患者应在麻醉恢复室由专职人员继续监护观察，直至达到离室标准，方可转回病房；少数危重患者可转入重症监护室继续监护。

3．并发症及防治　见前述常见并发症及处理。

（四）麻醉与内镜诊疗合作点要点

术前加强沟通，针对特殊或危重病例应共同评估与优化。麻醉医师帮助调整内科并发症，内镜医师应提醒麻醉医师该患者为特殊病例；内镜吸引后麻醉诱导前，内镜医师应告知麻醉医师食管残留物及反流误吸的风险；麻醉医师术中密切监测气道压力和 $P_{ET}CO_2$，如显著升高，应提醒内镜医师穿孔、气肿、气胸、气腹等风险；如操作过程中有意外或并发症，内镜医师也应及时告知麻醉医师。

四、胃食管反流病及治疗

胃食管反流病（gastroesophageal reflux disease，GERD）是指胃内容物反流入食管、咽喉部引起的症状和 / 或并发症，最常见的典型症状有烧心、反流，亦可引起咽喉、气管等食管外症状。正常情况下，食管的抗反流屏障能有效地阻止过多的胃内容物反流，抵抗反流物对食管黏膜的损伤，抗反流防御机制与反流物对食管黏膜的攻击作用处于平衡状态。当防御机制下降或攻击作用增强，平衡被打破就可能导致 GERD。不良生活习惯和环境压力均可引起食管敏感性增高，在正常酸反流水平下也可产生烧心等症状。

不同国家及地区 GERD 患病率差异较大。欧美国家 GERD 患病率较高，为 10%～20%，而我国 GERD 的患病率为 1.9%～7.0%，但随着人们生活习惯及饮食结构的变换其发病率呈逐年上升趋势。

（一）诊断

根据内镜下是否有食管下段黏膜糜烂，将 GERD 分为反流性食管炎（reflux esophagitis，RE）和非糜烂性反流病（non-erosive reflux disease，NERD）。

1．反流性食管炎的诊断　如患者有反流和 / 或烧心症状，行胃镜检查可见齿状线上方糜烂等表现，可诊断为反流性食管炎。

2. 非糜烂性反流病的诊断　有反流和/或烧心症状、胃镜检查无食管炎表现、24h-pH 监测表明食管存在过反流、质子泵抑制剂（proton pump inhibitor，PPI）治疗有效即可诊断。对于有典型反流和烧心症状疑诊 GRED 的患者，应用 PPI 进行试验性治疗后，如症状明显缓解，可初步诊断为 GRED。所有具有反流症状的患者均应进行内镜检查，判断食管黏膜有无破损，同时排除其他器质性疾病。24h-pH 检测是诊断的"金标准"。

（二）分级

RE 最常用的分级方法为洛杉矶分级，分为四级。

A 级：局限于一条黏膜皱襞上且黏膜破损长度 ≤ 5mm。

B 级：局限于一条黏膜皱襞上，至少有一条黏膜破损长度 > 5mm，但两条黏膜破损间无相互融合。

C 级：两条或两条以上的黏膜破损存在相互融合现象，但融合小于 3/4 周。

D 级：黏膜破损间融合大于 3/4 周。

（三）内镜下治疗

以 PPI 为代表的抑酸治疗是目前 GERD 治疗的主要方法，但 PPI 停用后往往复发。我国 GERD 专家共识建议：对于 PPI 停用后复发、严重的食管炎以及合并 Barrett 食管等并发症的患者，需长期维持 PPI 治疗。贲门缩窄术（clip band ligation anti-reflux therapy，C-BLART）效果良好，可明显缓解症状。

（四）术后管理

术后禁食 4 ~ 6h 后给予流食 7 天、半流食 7 天，逐渐过渡至正常。同时静脉滴注 PPI 抑酸，12h 后可改用口服双倍剂量 PPI 治疗，8 周后根据患者症状控制情况按照 PPI 标准治疗流程每 4 周逐渐减量为单剂量、半剂量、停药。术后 3 个月、6 个月、12 个月评估 PPI 用量、症状评分、不良事件等，并对患者进行病情评估及用药指导。术后 6 个月行胃镜、24h-pH 监测、食管动力检查等辅助检查。

（五）并发症及防治

C-BLART 操作方便快捷、创伤小、手术安全性较高、出现严重并发症可能性较小。由于行内镜治疗多为药物治疗无效且症状较明显的患者，多存在长期食管酸反流情况，部分患者咽喉部由于酸刺激可出现咽喉部敏感、咽炎等不适，更易出现误吸，术中更需谨慎。同时，贲门部位供血丰富，若术中出血量较大，要注意患者生命体征，防止误吸。

术后可能出现的并发症包括出血、穿孔、感染、咽喉部损伤、胸骨后疼痛、吞咽困难等。防治措施包括：药物抑酸、抗感染、止血、补充血容量；内镜下止血、夹闭穿孔、内镜下球囊扩张；外科止血、修补穿孔等。

第二节 胃部疾病治疗及麻醉

胃癌是危害我国人民健康的重大疾病之一。2015 年我国新增胃癌患者 67.91 万例、死亡人数 49.8 万例，胃癌发病率、死亡率在所有恶性肿瘤中均居第二位。胃癌的预后与诊治时机密切相关，进展期胃癌即使接受了以外科手术为主的综合治疗，5 年生存率仍低于 30%，而大部分早期胃癌经内镜下规范诊疗后，5 年生存率可超过 90%。

一、内镜黏膜下剥离术与麻醉

（一）概述

与传统外科手术相比，消化内镜治疗早期胃癌具有创伤小、并发症少、恢复快、费用低等优点，且疗效与外科手术相当。内镜黏膜下剥离术（endoscopic submucosal dissection，ESD）是一种利用各种电刀对病变进行黏膜下剥离，并将病变黏膜与黏膜下层完整剥离切除的内镜微创技术，具有侵袭性小、一次性完整切除较大黏膜病变、病理诊断准确、术后复发率低及康复快等特点。胃 ESD 是目前治疗胃部非浸润性肿瘤和早期胃癌的首选治疗方式。

（二）术前准备

患者术前须完善血常规、凝血功能、心电图检查，必要时完善动态心电图、超声心动图、肺功能检查，排除凝血功能障碍、严重心肺功能障碍等禁忌证。由于胃壁血管丰富，ESD 出血风险较高，患者术前应停服抗凝血药至少 7 天，原发病高危风险患者需经专科医师评估酌情停药并参考相关指南。患者术前均须签署知情同意书，告知可能获得的益处和存在的风险以及术后需要追加外科手术等其他治疗的可能。严格执行禁食水时间。

（三）胃内镜黏膜下剥离术

1．适应证 直径大于 2cm 的息肉、癌前病变；高级别上皮内瘤变；局限于黏膜层的分化型癌，尤其是未侵犯黏膜肌层的分化型癌；侵犯黏膜下层浅层的分化型癌；黏膜内且 < 1cm 的未分化胃癌；黏膜下肿瘤如平滑肌瘤、间质瘤、脂肪瘤；超声内镜检查确定来源于黏膜肌层和黏膜下层甚至固有肌层的病变。

2．禁忌证 有淋巴结转移或远处转移；肿瘤侵犯固有肌层；合并心、肺、肾、脑、血液等重要脏器严重疾病；有严重出血倾向。

3．主要手术步骤

（1）确定病变的范围和程度。

（2）病灶边缘标记。

（3）黏膜下注射。

（4）切开黏膜。

（5）黏膜下剥离。

（6）创面处理。

（四）麻醉管理

常规术前访视和麻醉准备。上消化道 ESD 手术术中冲洗液和出血会增加误吸风险，麻醉方法首选气管插管全身麻醉。患者体位一般为左侧卧位，进行控制呼吸。麻醉诱导可采用静脉注射咪达唑仑 0.03 ~ 0.05mg/kg，舒芬太尼 0.2 ~ 0.4μg/kg，依托咪酯 0.1 ~ 0.2mg/kg，罗库溴铵 0.6 ~ 0.9mg/kg。麻醉维持可采用静吸复合麻醉，也可以采用全凭静脉麻醉。对于 ASA I 或 II 级患者，术中常规监测无创血压、ECG、SpO_2、呼气末二氧化碳（$P_{ET}CO_2$）、体温。对于危重症患者或者 ASA III 级及以上患者，除以上常规监测项目外，应该监测有创动脉血压。手术及麻醉常见并发症及防治、麻醉与内镜治疗合作要点详见本章第一节。

二、隧道法内镜黏膜下肿物切除术与麻醉

（一）概述

黏膜下肿物（submucosal tumor，SMT）是起源于黏膜肌层、黏膜下层和固有肌层等的隆起性病变，组织病理学类型复杂，但大多为良性病变，仅

不到 15% 表现为恶性且在消化道各部位的发病率也不均衡。食管 SMT 中以平滑肌瘤最为常见，约占所有食管良性肿瘤的 2/3，好发于食管中下段；胃是消化道 SMT 最好发部位，且胃 SMT 病理学类型较为复杂，以胃肠间质瘤（gastrointestinal stromal tumor，GIST）、平滑肌瘤、异位胰腺较为多见；结肠中脂肪瘤最为常见；直肠中神经内分泌肿瘤（neuroendocrine tumor，NET）为主要的 SMT。SMT 的诊治主要依据其组织学类型、位置、大小、症状及患者自身情况。

随着内镜下隧道技术的发展，出现了针对 SMT 的新型技术，即在消化道黏膜层与肌层之间建立隧道，充分暴露固有肌层肿物后切除肿瘤，并命名为隧道法内镜黏膜下肿物切除术（submucosal tunnel endoscopic resection，STER）。STER 手术既不同于传统内镜下消化道腔内手术，也不同于经自然腔道内镜手术（natural orifice transluminal endoscopic surgery，NOTES），而是巧妙利用黏膜和肌层间的空间进行操作。STER 技术实现了切除肿瘤的同时保留黏膜层的完整性，并发症发生率明显下降，现已成为黏膜下肿瘤治疗的首选方法。

（二）STER 术前准备

患者术前均须完善血常规、凝血功能、心电图检查，必要时完善动态心电图、超声心动图、肺功能检查，排除凝血功能障碍、严重心肺功能障碍等禁忌证。口服抗凝血药患者应停药至少 7 天，原发病高危风险患者需经专科医师评估酌情停药并参考相关指南。患者术前均须签署知情同意书，告知获得的益处和存在的风险以及术后可能需要追加外科手术等情况。上消化道 SMT 患者均须气管插管全身麻醉，不具备在内镜中心实施全身麻醉条件的单位不主张开展 SMT 的内镜下治疗。如术前诊断肿瘤累及固有肌层，拟行 STER 者麻醉诱导期应预防性使用抗生素。SMT 的内镜治疗过程中可能出现穿孔，气体进入纵隔和胸、腹腔影响呼吸和循环。因 CO_2 比混合空气弥散吸收速度快，术中采用 CO_2 供气可有效减少患者术中、术后纵隔、皮下气肿的发生，并减轻可能出现的气胸、气腹等症状。

（三）STER 手术方法

STER 适应证及优点包括：适用于固有肌层来源的 SMT；可保持消化道黏膜完整性；避免胸腹腔继发感染。STER 操作步骤和手术并发症及其处理详见本章第一节。

（四）术后管理

STER 术后患者均需进入麻醉恢复室继续监测生命体征，及时发现 STER 相关并发症及麻醉相关并发症并积极处理。患者生命体征平稳、定向力恢复、完全清醒，经麻醉医师评估后拔除气管插管，观察半小时方可转运回病房。术后 1 天禁食，静脉输液 1 500ml 左右，取半卧位，观察有无颈部和胸前皮下气肿；术后 2 天行胸部 X 线、CT 检查，酌情进食流质。如果术中放置了胃管，应根据引流情况决定拔除胃管和进食时间。术后静脉使用质子泵抑制剂 3 天，并使用广谱抗生素；术后 4 天可出院，继续口服质子泵抑制剂 4 周；术后 1 周逐步过渡至半流食、软食、固体食物。

（五）麻醉管理

应进行充分的术前访视和麻醉准备。调整饮食，改善营养状态。术前禁食至少 8h，禁饮至少 2h，如果存在营养不良，术前应给予积极的营养支持。患者入院后少渣饮食，术前 2 天予以流质饮食。术前禁烟，急性呼吸道感染应推迟手术至感染完全控制后 2 周，酌情增加体能锻炼并进行呼吸训练等。术前 1 天开始静脉注射质子泵抑制剂，术前 30min 静脉使用抗生素，术前不常规使用镇静药物。

1. 麻醉方法　胃 STER 术中冲洗和出血会增加误吸风险，应首选气管插管全身麻醉，尤其是手术部位在贲门处的患者均应选气管插管全身麻醉。少部分简单易行者（如操作简单、操作时间短、患者可耐受），手术位置处于幽门附近，可在镇静镇痛麻醉下由有经验的医师完成。

2. 麻醉方案　同 POEM 麻醉方案。

（六）麻醉与内镜合作要点

术前麻醉医师和内镜医师加强沟通，麻醉医师也需了解患者肿瘤部位、大小、侵犯胃壁深度，有针对性地进行术前准备。对特殊或危重病例应共同评估与优化围手术期管理方案。术中麻醉医师应密切监测气道压力和 $P_{ET}CO_2$，如显著升高，应提醒内镜医师可能存在穿孔、气肿、气胸、气腹等风险；内镜医师术中操作出现意外如重要血管损伤、穿孔，也应及时告知麻醉医师，双方协商制定合理的个体化管理方案，保证患者围手术期安全。

三、胃息肉内镜氩等离子体凝固术及高频电凝切除术

（一）概述

胃息肉是胃黏膜表面长出的突起乳头状组织，常无明显症状，一般都是在胃镜检查或者其他原因手术时偶然发现。胃息肉内镜氩等离子体凝固术（argon-plasma coagulation，APC）和高频电凝切除术可以有效切除病灶且止血效果好，目前广泛应用于临床。

（二）APC 及高频电凝切除术方法

患者取左侧卧位，轻度屈膝，头稍后仰，使咽喉部与食管几乎呈直线。APC 是氩气通过离子化传导由钨电极产生的高频电能使组织发生凝固效应。高频电凝切除术是利用高频电流产生的热效应使组织凝固、坏死而达到切除息肉的目的。

（三）适应证

APC 主要应用于广基无蒂、直径在 1～2mm 的息肉。高频电凝切除术应用于直径＜5mm 的息肉。

（四）APC 及高频电凝切除术麻醉管理

1. 麻醉方法　由于 APC 及高频电凝切除术操作相对简单、创伤小、时间短，麻醉多选择非插管全身麻醉，对于一般状况差合并症较多的患者也可选择镇静镇痛麻醉。

2. 麻醉方案　静脉全身麻醉药可选择丙泊酚或依托咪酯。依托咪酯对呼吸无明显抑制作用，对心血管功能影响较小，适用于心血管疾病的患者。

（1）单纯丙泊酚麻醉：①静脉缓慢推注丙泊酚负荷剂量 1.5～2.5mg/kg，待患者入睡、睫毛反射消失、呼吸平稳后开始进镜检查。如操作刺激较强，出现呼吸加深、心率增快甚至体动等，可以静脉追加 0.2～0.5mg/kg，也可持续泵注丙泊酚 6～10mg/（kg·h）至检查结束。②丙泊酚靶控输注浓度 1μg/ml，逐级递加到睫毛反射消失，内镜插入后适当降低丙泊酚靶控输注浓度维持麻醉。

（2）丙泊酚复合芬太尼（或舒芬太尼）麻醉：①芬太尼 30～50μg（或舒芬太尼 3～5μg）静脉推注，然后缓慢推注丙泊酚 1～2mg/kg，待患者入睡、

睫毛反射消失、呼吸平稳后开始进镜检查，必要时追加丙泊酚 0.2～0.5mg/kg，或者丙泊酚 6～10mg/（kg·h）泵注；②芬太尼 30～50μg（或舒芬太尼3～5μg）静脉推注，丙泊酚靶控输注浓度 1μg/ml，逐级递加到睫毛反射消失，内镜插入后适当降低丙泊酚靶控输注浓度维持麻醉。

（五）麻醉与内镜治疗合作要点

镜头插入的过程在整个操作中刺激最大，应选择足够麻醉深度的进镜时机，防止呛咳和误吸。在切除息肉的过程中也要达到合适的麻醉深度，以防患者体动造成胃穿孔。

四、消化道疾病内镜下射频消融术

（一）概述

内镜下射频消融术（endoscopic radiofrequency ablation，ERFA）是指在消化内镜直视下将不同类型射频消融电极贴敷于消化道扁平黏膜病变处，通过射频电流产生凝固坏死而消除病变的一种内镜微创治疗技术。

（二）适应证

用于治疗消化道平坦型上皮内瘤变和 Barrett 食管局限于黏膜层的病变；消化道毛细血管扩张性病变（包括胃窦毛细血管扩张症、放射性直肠炎等）。

（三）禁忌证

严重心肺疾病不能耐受消化内镜检查者；怀疑消化道穿孔者；消化道急性腐蚀性炎症患者；拒绝接受该治疗者。

（四）常见并发症及防治

1. 食管狭窄　多数患者内镜下气囊扩张治疗后即可缓解，亦有狭窄较顽固者可反复内镜下扩张治疗。

2. 穿孔　治疗首选内镜下钛夹夹闭穿孔，如未能成功夹闭，则主要通过临时放置覆膜金属支架并对症治疗，如内镜治疗失败，需及时行外科手术治疗。

3. 黏膜撕裂　多发生在与 EMR 或 ESD 联合治疗术后，撕裂处多为EMR 或 ESD 术后形成的瘢痕处，建议对既往行 EMR 或 ESD 的患者选择消融导管时应注意使用较小尺寸的球囊并谨慎操作，避免黏膜撕裂。

（五）ERFA 相关治疗的麻醉管理

ERFA 与 APC 及高频电凝切除术相似，具有用时短、操作简单、安全性相对高的操作特点，麻醉方法首选非插管全身麻醉，对特殊患者可以考虑镇静镇痛麻醉。具体方案参见 APC 及高频电凝切除术麻醉管理。

（六）麻醉与内镜治疗合作要点

进镜和射频过程中要达到足够的麻醉深度，尤其治疗血管性疾病时，严防患者体动造成相关血管损伤导致大出血。

五、超声内镜引导下腹腔神经节毁损术

（一）概述

顽固性腹痛是慢性胰腺炎和胰腺癌晚期的严重并发症，药物治疗常疗效不佳。以往只能通过外科手术缓解此类患者的疼痛，但多数患者症状改善不显著且创伤大。腹腔神经节毁损术（celiac plexus neurolysis，CPN）可有效缓解患者的疼痛，最初由麻醉医师或疼痛科医师通过经腰盲穿或 X 线透视下穿刺的方法进行操作，此后出现了许多不同的定位方法，如根据体表骨性标志 X 线引导、体表超声引导、CT 引导和 MRI 引导等。

近几年来，随着超声内镜引导下细针抽吸活检（EUS-FNA）技术的成熟，使得超声内镜引导下 CPN 成为可能。超声内镜在胃内能清晰显示腹腔动脉干及毗邻结构，通过腹腔神经节与腹主动脉干的邻近关系可准确定位腹腔神经节。通过向腹腔神经节注射药物而起到阻滞神经、缓解疼痛的作用，是缓解慢性胰腺炎和胰腺癌所致腹痛的安全、有效的方法，尤其适用于改善晚期胰腺癌患者的腹痛。

（二）术前准备

1. 向患者或其家属交代情况　特别要强调可能出现的神经损伤、出血、感染等较严重的并发症，获得知情同意。术前一晚禁食。

2. 术前可应用镇痛及镇静剂　如患者已长期应用止痛剂，可再加用氟哌利多。若使用糖皮质激素为神经节阻滞剂，必须在术前使用广谱抗生素；若使用无水乙醇作为阻滞剂，术前可不使用抗生素。

（三）手术方法

1. 适应证

（1）确诊恶性肿瘤且已无法切除者。

（2）疼痛症状明显，非侵入性治疗方法疗效不佳，生存期预计不长者。

（3）伴有持续性、顽固性腹痛的慢性胰腺炎患者。

（4）原因不明的腹痛患者在超声内镜检查过程中发现有胰腺癌或慢性胰腺炎时。

2. 禁忌证

（1）有凝血功能障碍的患者。

（2）有腹腔感染的患者。

（3）不能耐受超声内镜的终末期肿瘤患者。

（4）有其他内镜检查禁忌证的患者。

3. 操作步骤

（1）定位：患者取左侧卧位，先用超声内镜定位腹腔干起始部，右神经节通常位于腹腔干起始部下方 6mm，左神经节通常位于腹腔干起始部下方 9mm。

（2）穿刺针连接注射装置，穿过活检孔经胃壁进入患者腹腔。

（3）在超声内镜引导下将穿刺针置于主动脉一侧回抽无血后，即可注入阻滞剂。以同样的操作方法在主动脉的另一侧进行阻滞。

（4）双侧阻滞后，用 Doppler 检查腹腔动脉及肠系膜上动脉的血流是否正常。操作完成后，检查患者是否能站立及有无其他并发症出现（恢复期约为 2h）。

（四）手术常见并发症及处理

超声内镜引导下 CPN 较为严重的并发症有截瘫、肠缺血坏死及气胸；较轻的有腹部绞痛、腹胀、腹泻、直立性低血压、胃轻瘫、术后感染及低氧血症等。这些并发症都为时短暂且不严重，极少出现生命危险。

1. 腹泻　腹泻发生率为 20%～40%，由于 CPN 阻断了交感神经使得小肠运动加强，导致一些患者产生严重腹泻，常在 7～10 天后自行缓解。但长期应用吗啡而引起便秘的患者却更愿意接受 CPN 引起的腹泻。

2. 低血压　低血压发生率为 18%～38%，CPN 造成血压下降主要是因为阻断了交感神经。直立性低血压为时短暂，通过操作中补液可改善，必要时可应用血管加压药。

3. 术后感染　若患者使用过抑酸剂且阻滞剂中含有激素，则胃中的细菌移生后会导致胰周脓肿，预防的方法是在术前、术后应用广谱抗生素。

4. 乙醇相关并发症　乙醇可迅速吸收入血，15min后血中浓度达高峰。在此期间，有些患者会出现急性乙醇中毒症状，表现为脉搏增快、面红和出冷汗等。大多数情况下急性乙醇中毒症状在几小时内消失，无须特殊治疗。乙醇还可引起神经损伤，CT引导下后径路CPN时更易发生。超声内镜引导下CPN是前径路且可精确定位腹腔干，因此，应用乙醇的不良反应较少。布比卡因和激素无效时，用乙醇进行超声内镜引导下CPN可取得较好的疗效。

（五）麻醉管理

术前应进行充分的访视和麻醉准备。此类手术患者多为肿瘤晚期人群，体质较弱，存在营养不良、电解质紊乱等情况。此外，由于存在慢性中、重度疼痛，患者可能长期服用镇痛、镇静药物。术前应调整饮食，改善营养状态，给予积极的营养支持。麻醉医师要了解相关药物应用情况，制定合理的麻醉方案。

1. 麻醉方法

（1）镇静镇痛：镇静镇痛能减轻患者的恐惧和不适，同时降低反流误吸及心血管不良事件的发生率，是该操作首选的麻醉方式。适用于因诊疗需要并愿意接受镇静的ASA Ⅰ～Ⅲ级且能够配合的患者。病情稳定的ASA Ⅳ级患者，可在严密监测下实施。

（2）气管插管全身麻醉：ASA Ⅳ级及以上，重度肥胖伴有呼吸、循环系统症状的患者，有中重度上呼吸道梗阻的患者，应用操作时间较长的超声内镜，或反流误吸风险高的情况（如消化道梗阻、消化道排空障碍），均建议气管插管全身麻醉。

（3）非插管全身麻醉：部分患者在监测呼吸频率、脉搏血氧饱和度、呼气末二氧化碳，并采用适合消化内镜的辅助给氧及通气设备，如胃镜专用面罩、鼻咽通气道、鼻罩（小号面罩可作为成人鼻罩）等条件下，也可以考虑采取非插管全身麻醉。因未行气管插管或喉罩控制呼吸，主要适用于呼吸功能储备良好的患者。

2. 麻醉方案　由于患者体质较弱且术前可能存在特殊麻醉相关药物应用史，建议由有经验的麻醉医师按患者具体情况，制定合理的个体化用药方案。可参考第七章EUS-FNA用药方案。

六、经自然腔道内镜手术

（一）概述

经自然腔道内镜手术（natural orifice transluminal endoscopic surgery，NOTES）是指经人体口腔、肛门、阴道等自然腔道进行腹腔脏器相关疾病的诊断和 / 或治疗的微创诊疗措施。近年来，随着内镜黏膜下剥离术（endoscopic submucosal dissection，ESD）和超声内镜检查术（endoscopic ultrasound，EUS）的发展，新的 NOTES 技术不断涌现：ESD 相关 NOTES 以经口内镜食管下括约肌切开术（peroral endoscopic myotomy，POEM）、经口内镜下幽门肌切开术（peroral endoscopic pyloromyotomy，POP）、隧道法内镜黏膜下肿物切除术（submucosal tunnel endoscopic resection，STER）、内镜全层切除术（endoscopic full-thickness resection，EFTR）等为主要代表。超声内镜相关 NOTES 主要包括超声内镜引导下感染性胰腺坏死引流清创术、胰腺假性囊肿引流术、胆胰管引流术、胆囊引流取石术、胃肠吻合术等。超声内镜具有引导手术入路、降低出血等并发症的优势，其相关 NOTES 在新的 NOTES 技术中占据重要地位。

（二）以 ESD 为基础的新 NOTES

目前，以 ESD 为基础的新 NOTES 在临床上开展的手术主要有四类（表 8-2）。

表 8-2　以内镜黏膜下剥离术为基础的新经自然腔道内镜手术应用现状

技术名称	适应证	应用现状
经口内镜食管下括约肌切开术（POEM）	贲门失弛缓症、弥漫性食管痉挛、胡桃夹食管	临床推广
经口内镜下幽门肌切开术（POP 或 G-POEM）	难治性胃轻瘫、先天性幽门肥厚，食管切除术后胃排空障碍	病例报道
隧道法内镜黏膜下肿物切除术（STER）	固有肌层来源的黏膜下肿瘤（食管、胃、直肠）	临床推广
内镜全层切除术（EFTR）	固有肌层来源的黏膜下肿瘤、早癌 EMR 或 ESD 术后瘢痕处复发	病例报道

（三）以 EUS 为基础的新 NOTES

EUS 引导下 NOTES 操作在内镜诊疗领域正扮演着越来越重要的角色。EUS 引导下感染性胰腺坏死引流清创术技术成熟、效果肯定，已在临床广为应用。随着微创技术的发展，急性胰腺炎治疗已从"强调早期手术"转变为"早期内科为主、出现局部感染性坏死行微创治疗"的新模式。以 EUS 引导下内镜引流清创术（经胃或经皮）和外科微创引流清创术（经皮引流术＋经皮腹膜后清创术）为代表的阶梯式治疗方式已成为感染性胰腺坏死清创引流的标准术式。

EUS 引导下胰腺假性囊肿引流术已基本取代外科手术成为假性囊肿引流的一线治疗手段；胰管引流术对 ERCP 失败的胰管梗阻患者疗效确切；胆管引流术已成为经皮经肝胆管引流术的有效替代治疗；胆囊引流术为无法施行外科手术而保守治疗无效的急性胆囊炎患者提供了有效的治疗方式；胃肠吻合术已获得临床初步应用，对胃流出道狭窄患者的姑息治疗具有重要意义。

（四）麻醉管理

经自然腔道内镜手术尽管在学术界还有些争议，存在不同观点，但仍不失为有益的探索。麻醉医师应了解这些手术的方式、步骤及并发症等相关问题，掌握这些操作对患者的病理生理影响，根据手术方式、步骤及应用的设备采用与各治疗技术相适应的麻醉方法。因该类手术尚处于开展起步阶段，而且手术种类繁多、路径不一、风险不同，麻醉方法尚不能一概而论，但总的管理原则依然是重点关注呼吸，兼顾循环稳定。麻醉方案因麻醉方法不同而有所差异，具体麻醉方案详见第七、八章。

麻醉医师应与内镜医师充分沟通，了解操作步骤及操作要点，加强配合，应以治疗疾病和维持患者生命体征平稳、保障患者安全为宗旨。

第三节　十二指肠和胆胰疾病治疗及麻醉

十二指肠疾病，尤其胆胰疾病是消化系统常见病，病情多较复杂，内镜操作难度较大。很多需要外科手术治疗的患者围手术期也常需要借助消化内镜进行诊断或辅助治疗。这类患者通常患病时间长，病情反复发作，生理改变较大，一般情况较差，手术后的患者还会有解剖结构的变化，增加了内镜操作的难度。因此，十二指肠和胆胰疾病的内镜诊疗及麻醉管理对内镜医师及麻醉医师都提出了很高的要求。

一、十二指肠黏膜及黏膜下病变的内镜治疗

十二指肠位于胃幽门和空肠之间，周围组织器官多，C形管腔结构相对狭窄固定，黏膜下层布氏腺使管壁变韧黏膜难以抬起，内镜下切除风险较大，这些因素使十二指肠病变传统上多采用外科手术治疗。近年来，随着内镜诊疗技术及器械的发展，十二指肠病变的内镜治疗在临床中的应用越来越广泛。

（一）十二指肠黏膜下病变

十二指肠黏膜下肿物（submucosal tumor，SMT）病理类型主要包括：具有恶性变倾向的间质瘤、神经内分泌肿瘤等；无恶性变倾向的平滑肌瘤、异位胰腺、脂肪瘤、囊肿等。绝大多数位于非乳头区，极少位于乳头区。直径< 2cm 的十二指肠黏膜下肿物通常没有明显临床症状，多在常规内镜检查时偶然发现，但随着病变不断增大，部分可能出现局部消化道症状，如腹痛、出血、梗阻等。

1．十二指肠黏膜下肿物的诊断

（1）普通内镜检查：可以观察隆起病变的色泽、形态、糜烂及出血情况，但无法判断病变性质及来源，也无法与腔外压迫性病变鉴别。

（2）超声内镜：是目前评估 SMT 最准确的影像学检查，对肿瘤的鉴别、定位及治疗方法的选择均有重要作用。此外，对于直径< 2cm 的病变要优于 CT、MRI 等检查。

（3）CT 及 MRI：是临床对肿瘤分级、治疗和评估的主要方法。它可以直接显示肿瘤的大小、发生部位、生长方式、密度、均质性、强化程度及边界轮廓等，并且能观察病灶邻近结构有无侵犯以及周围淋巴结、其他脏器有无转移。

2．内镜手术适应证 依据中国内镜诊治专家共识，一般认为对于≤ 2cm、有恶性倾向、无转移的病变或者有临床症状、病灶≤ 3cm 良性SMT 均可考虑内镜下切除。对于> 2cm、有恶性倾向且无转移的病变，如能完整切除瘤体，可由技术熟练的医师尝试内镜切除，如不能完整切除病变，应推荐外科手术。

（二）十二指肠黏膜病变

十二指肠黏膜病变包括十二指肠炎症、溃疡、异位胃黏膜、腺瘤等。

1．十二指肠炎　在上消化道疾病中比较常见，多见于球部。临床表现为上腹痛、消化不良等症状，内镜下可分为发红、糜烂、黏膜粗糙型，按病因可分为特异性和非特异性。一般随诊观察或内科治疗。

2．十二指肠溃疡　十二指肠溃疡临床上较为常见，多发生在球部，以前壁居多，其次为后壁、下壁、上壁。内镜下分为活动期、愈合期和瘢痕期。该病与胃酸分泌异常、幽门螺杆菌感染、非甾体抗炎药及生活饮食不规律密切相关。临床表现为上腹疼痛，饥饿时明显，进食后缓解。

3．十二指肠异位胃黏膜　最常见于十二指肠壶腹部，多为小隆起，呈散在、孤立性分布，有时形成较大隆起，色泽略白。放大内镜下可见与胃内所见一样的微细胃黏膜结构，组织学检查多呈胃底腺结构，有时类似于幽门腺黏膜。

4．十二指肠腺瘤　十二指肠腺瘤是一种上皮性肿瘤，占小肠良性病变的 25%，多见于降段。依据与乳头关系，分为十二指肠乳头腺瘤和十二指肠非乳头区腺瘤。十二指肠乳头腺瘤早期无明显临床症状，随着肿物增大可能出现阻塞性黄疸、胰腺炎、全身瘙痒等表现。十二指肠乳头腺瘤病理类型可分为绒毛状腺瘤、管状腺瘤、多形性腺瘤，一般为良性肿瘤，但具有潜在恶性变可能。十二指肠非乳头区腺瘤可偶发于遗传疾病，如家族腺瘤性息肉病或 Peutz-Jeghers 综合征。十二指肠腺瘤目前治疗方式包括胰十二指肠切除术、乳头局部切除术及内镜下乳头肿物切除术等。

（三）十二指肠病变的内镜治疗

1．经内镜圈套器切除术　对于小的非乳头区 SMT 可采用单纯圈套切除，适用于黏膜肌层来源的表浅病变。

2．内镜黏膜切除术（EMR）

（1）透明帽辅助 EMR：透明帽辅助 EMR 的原理为在内镜前端加上透明帽和一个可以套在帽内的特殊圈套器，将病变吸入透明帽内形成一个假蒂，再用圈套器切除。与传统 EMR 相比，提高了完整切除率，但在操作过程中容易将肌层吸起，增加穿孔的风险，因此当组织被吸进透明帽并圈紧后可稍微放松圈套器，然后再迅速收紧，这一过程使无意中圈住的肌层被释放，提高了切除的安全性。

（2）水下EMR：向十二指肠肠腔注入无菌蒸馏水，使黏膜及黏膜下层浸泡于水中，利用水的浮力使黏膜下层与固有肌层充分分离，电切时由于水的冷却作用可减少对肌层的热损伤，通过分离和散热降低术中及术后迟发性穿孔的风险，增加切除的安全性。适用于直径≤2cm的黏膜病变或浅表非乳头区腺瘤。

3. 内镜黏膜下剥离术（ESD）　适用于十二指肠非乳头区的黏膜下肿物及≥2cm的黏膜病变，具有侵袭性小、一次性完整切除较大黏膜病变、病理诊断准确及术后复发率低等特点。

4. 内镜下十二指肠乳头切除术（endoscopic papillectomy，EP）　EP是目前治疗十二指肠乳头肿瘤的常用方法。EP的适应证包括：乳头腺瘤样病变<4cm且无乳头固定、病变表面溃疡、质脆易出血等恶性征象；T_{1a}期肿瘤，术前EUS判断病变深度局限在黏膜下层浅层，乳头周围病灶抬举征阳性；病变未累及胰管和胆管内；环乳头生长的扁平侧向发育型肿瘤；无远处转移及淋巴结转移。EP以圈套电切为主，在黏膜下注射形成水垫后进行切除可以减少穿孔的风险，在EP术后可以放置胰胆管支架预防术后胰腺炎和胆管炎。

5. 内镜全层切除术（endoscopic full-thick resection，EFTR）　适用于来源于固有肌层的SMT，甚至部分腔外生长的肿瘤。EFTR的主要手术步骤：①使用氩气刀标记病变边缘；②在标记点外侧多点注射靛胭脂和含肾上腺素的氯化钠溶液；③应用海博刀沿标记切开十二指肠黏膜，IT刀沿病变边缘进行黏膜下及肌层切开，全层切除病灶；④应用氩等离子凝固术（APC）、热活检钳或止血钳处理创面小血管，必要时使用金属止血夹止血后封闭创口，可应用金属钛夹和尼龙线进行荷包缝合处理创口。

6. 隧道法内镜黏膜下肿物切除术（STER）　由于十二指肠肠壁薄弱、弯曲，很难建立隧道，故不建议应用。

（四）并发症防治

1. 术中出血　术中发生出血时，应及时冲洗显露出血点，热活检钳电凝小血管或金属夹夹闭止血。

2. 术后迟发性出血　为预防迟发性出血，病灶完整切除后，仔细观察创面是否渗血以及预防性电凝小血管。术后一旦发生出血，首选内镜下止血，必要时可以采用介入止血或外科手术。

3. 穿孔　较为少见，术中注入CO_2有利于降低穿孔的风险，减少术后气腹和后腹膜气肿的程度。穿孔后经保守治疗无效，应尽早外科手术。

4．急性胰胆管炎 预防性放置胰胆管支架，使用吲哚美辛栓纳肛治疗。

5．创面渗漏 由于创面暴露在十二指肠液、胰液和胆汁中，容易发生渗漏，术后应及时下胃管引流胃液和十二指肠液，减少对创面的刺激和外渗。

6．术后狭窄 较为少见，狭窄后可以通过球囊扩张、置入支架进行治疗。

（五）麻醉管理

麻醉医师在术前对患者进行全身状况、合并症及器官功能等评估，重点关注困难气道、反流误吸的风险。高龄及严重合并症的患者应做相关系统检查，依据评估结果和术式选择合适的麻醉方式。对存在上消化道梗阻、胃排空障碍等特殊患者，应延长禁食、禁水时间，必要时胃肠减压。

内镜治疗一般在非插管全身麻醉下进行，使患者嗜睡或意识消失但保留自主呼吸。手术过程中应配备辅助给氧及通气设备，如胃镜专用面罩、鼻咽通气道及鼻罩等。若操作时间长、有潜在误吸风险及可能影响气体交换，应采用气管插管全身麻醉。具体麻醉方法同胃镜治疗。

（六）麻醉与内镜治疗合作要点

麻醉医师和内镜医师需密切配合，及时沟通。当术中发生低氧血症且不改善时，需提醒内镜医师暂停操作，经面罩、鼻罩正压辅助呼吸，必要时退出内镜，行气管插管控制呼吸。若手术操作时间较长，患者可能出现躁动挣扎，引起消化道黏膜擦伤或撕裂，严重时可能发生穿孔，因此需控制好麻醉深度，了解手术进度以便调整用药，加速患者周转。当术中出血量较多时，内镜医师应及时告知麻醉医师，以便进行气管插管控制气道，避免误吸。

二、内镜逆行胰胆管造影

内镜逆行胰胆管造影（endoscopic retrograde cholangiopancreatography，ERCP）是在十二指肠镜的直接观察下，经十二指肠乳头开口插管，注入对比剂行胆胰管造影诊断胰腺和胆管系统疾病的方法。经过数十年的发展，ERCP已从单纯的诊断性操作发展为治疗性ERCP，是临床诊断及治疗胆胰疾病的重要方法。

（一）ERCP 的适应证与禁忌证

ERCP 操作虽较复杂，但诊断确实、可靠，因此许多胆胰疾病以及一些与胆胰疾病可能有关的反复右上腹痛、长期低热、上腹肿物等无禁忌证者均可进行 ERCP。

适应证：①胆系疾病：胆石症、梗阻性黄疸的评价、胆汁淤积、急性胆管炎、胆系手术后并发症、Oddi 括约肌狭窄或功能障碍、胆管或十二指肠壶腹部肿瘤；②胰腺疾病：急性胆源性胰腺炎、慢性胰腺炎、胰腺损伤、胰腺癌、不明原因的血清淀粉酶或脂肪酶升高、不能解释的复发性胰腺炎；③其他：不明原因的腹痛、体重减轻、食管或胃静脉曲张、腹水等。

禁忌证：患者拒绝内镜治疗；上消化道梗阻，十二指肠镜不能达十二指肠乳头处；急性的未稳定的心血管或心肺疾病。

（二）条件与准入

ERCP 应在设有消化内科、普外科或肝胆外科、麻醉科、重症监护室、影像科和内镜中心的综合性医院开展，需要建立多学科合作机制，并根据难易程度，实施分级操作（表 8-3）。

表 8-3 ERCP 分级操作

级别	特点
1 级	选择性胆胰管插管造影、主乳头取病理、胆管支架拔除 / 置换
2 级	小于 1cm 胆管结石取出、胆瘘治疗、肝外胆管良性 / 恶性狭窄治疗、预防性放置胰管支架
3 级	大于 1cm 胆管结石取出、急性胆源性或复发性胰腺炎治疗、肝门及以上部位胆管良性狭窄治疗、副乳头插管及治疗、胰管狭窄治疗、内移位胆管支架取出、小于 5mm 可移动的胰管结石取出、Oddi 括约肌功能障碍治疗（有 / 无测压）、胆管内超声检查、肝门部胆管癌治疗
4 级	肝内胆管结石、胆管胰管镜、十二指肠乳头切除、胃肠重建术后 ERCP、去除内移位的胰管支架、大于 5mm 和 / 或嵌顿的胰管结石取出、假性囊肿引流术

（三）ERCP 围手术期管理

1. 术前准备 包括严格把握适应证、全面评估病情、进行风险评估、签署知情同意书、进行术前讨论、制定镇静 / 麻醉计划、预防性抗生素应用和抗血栓药物的临床决策、患者的准备、具体操作的准备以及手术时机等。

检查前一天晚餐不宜过饱，如上午检查则检查前晚 10：00 后禁食、水；下午检查时，早餐可进少量流质，午餐禁食、水。由麻醉医师术前评估患者情况，准备所需药品并决定术前用药。有青光眼或前列腺肥大患者禁用 654-2/丁溴东莨菪碱。术前可重复使用 2% 丁卡因喷喉，或口服 10% 利多卡因胶浆 10ml。如患者有活动义齿，检查前应取出。对一些特殊患者可采用气管插管全身麻醉进行 ERCP 检查及治疗。

2．术中操作

（1）进镜：患者一般取左侧卧位或左侧半俯卧位。若进镜时发现胃部病变，可择日行胃镜检查或 ERCP 诊治完毕退镜时仔细检查胃部，必要时取活检。

（2）寻找十二指肠乳头和开口：十二指肠乳头通常位于十二指肠降段中间内侧，部分患者有十二指肠降段憩室，十二指肠乳头多在憩室周围，少数位于憩室内。

（3）插管和注药：插管前将造影导管用对比剂充满，防止造影时气体进入胆胰管造成伪影或引起胰管分支机械性损伤。注药应在透视观察下缓缓注入，防止大量注药和反复充盈胰管造成术后胰腺炎。

（4）X 线片是 ERCP 诊断的客观依据：ERCP 是在 X 线引导下完成引流或取石等相关治疗，关键步骤应摄片或将图像存入计算机。

3．手术并发症及处理

（1）胆管感染与急性胰腺炎：ERCP 检查过程比较复杂，常见主要并发症是胆管感染和急性胰腺炎，与胆管排空障碍或胆管有潜在性感染有关。临床表现为腹痛、发热、脉速、血压下降、白细胞增高等，部分患者可有黄疸出现或加深，甚至可引起败血症导致死亡。以急性水肿性胰腺炎多见，极少数患者可出现急性重症胰腺炎。尿淀粉酶高于正常的 4 倍，患者常出现腹痛、恶心及呕吐，部分患者有发热，少数患者无症状。应对 ERCP 后 4h、12h、24h 血、尿淀粉酶进行监测。有下列情况之一者应延长禁食时间，并在检查后给予抗生素以预防感染：①胰管多次充盈或患者反应明显者；②胆管明显梗阻，胆汁排出困难者；③有胆管感染或急性胰腺炎反复发作史者。

（2）消化道出血：常与乳头括约肌切开术有关，术中活检、食管静脉曲张破裂、贲门黏膜撕裂也可引起出血。术前需检查血常规、肝肾及凝血功能，询问患者近期是否有服用抗凝药物，当患者存在凝血功能异常、急性胆管炎、术前 7 天服用抗凝药物或术者操作不熟练、乳头切口小于结石直径等因素时，可增加消化道出血风险。发现消化道出血后，首选内镜下止血，可予以止血药物喷洒和注射、电凝止血、钛夹止血、气囊压迫止血、短期全覆膜自膨式金属支架植入等。若内镜下止血失败，可行介入栓塞及外科手术治疗。

（3）穿孔：是 ERCP 少见但最严重的并发症之一，死亡率较高，早期诊断及治疗非常重要。穿孔发生多与以下因素有关，包括毕Ⅱ氏胃切除术后、解剖结构异常（十二指肠乳头憩室）、胆管狭窄后扩张、困难插管、操作时间过长、操作者不熟练等。

（4）内镜医师在行造影或扩张成形等操作时，会对胆管系统及胆囊壁造成直接或间接刺激，应严密监测生命体征，及时处理，防止胆心反射发生。目前接受 ERCP 治疗者多为老年患者，最容易发生脑出血与脑梗死，术中应保持血流动力学稳定，对有严重心肺疾病、循环不稳定的特殊患者需行有创动脉监测。

（四）ERCP 相关治疗

ERCP 及其辅助技术对各种胰胆管疾病的非手术治疗是有效的，最常见的就是清除胆管结石和梗阻性黄疸，下面介绍这两种疾病的诊治，以供麻醉医师了解学习。

1. 胆总管结石的内镜治疗　胆总管结石的治疗方法包括 ERCP、腹腔镜手术、开腹手术以及经皮经肝治疗。目前，ERCP 是单纯胆总管结石主要治疗方式。取石时可使用经内镜十二指肠乳头括约肌切开术（endoscopic sphincterotomy，EST）、内镜下十二指肠乳头括约肌球囊扩张术（endoscopic papillary balloon dilation，EPBD）及网篮取石等方式，根据不同情况可采取一种或联合使用。

EST 的并发症早期以出血、急性胆管炎、急性胰腺炎、十二指肠穿孔、急性胆囊炎等多见，其中以出血最为常见；后期则主要表现为逆行性胆管感染、逆行性胰腺炎、乳头部再狭窄和结石再发。EPBD 并发症主要是急性胰腺炎、出血、穿孔，个别文献报道有急性肺栓塞可能。网篮取石的主要并发症是网篮连同结石嵌顿，可以采用应急碎石术。因此在实际操作中，要综合考虑结石大小、术者经验等因素合理选择取石方法。

2. 胆管良恶性狭窄　良性和恶性胆管狭窄在临床上均以梗阻性黄疸和 / 或胆管炎为主要表现，通过血液检验和影像学检查（如腹部超声、CT、MRI 或 MRCP 等）通常可明确诊断。常用的内镜下治疗方法包括内镜鼻胆管引流术（endoscopic nasobiliary drainage，ENBD）、内镜下胆管内塑料支架引流术（endoscopic retrograde biliary drainage，ERBD）、自膨式金属胆管支架（self-expanding metalic stent，SEMS）引流术等。

（1）内镜鼻胆管引流术（ENBD）适用于预防和治疗胆管感染，可以有效减少 ERCP 术后胰腺炎、急性胆管炎的发生。

1）适应证：手术前短时间减压引流；合并化脓性胆管炎；试验性引流；过渡性治疗。

2）禁忌证：严重食管静脉曲张；贲门撕裂出血；小儿或意识不清、不能配合者；不能耐受咽部异物及鼻黏膜损伤者。

（2）内镜下胆管内塑料支架引流术（ERBD）是内镜治疗胆管狭窄的常用方式。近端放置在狭窄段以上，远端通常在十二指肠乳头外。适用于良恶性胆管狭窄引流，也可通过单根或多根支架进行引流或支撑治疗。塑料胆管支架的平均通畅期一般在 3～6 个月，应及时定期更换。

（3）自膨式金属胆管支架（SEMS）主要有不覆膜、全覆膜或部分覆膜金属支架，常用于无法根治性切除的恶性胆管狭窄或梗阻的治疗，良性胆管狭窄需应用全覆膜金属胆管支架。自膨式金属胆管支架治疗胆管狭窄具有长期通畅、高引流率、低并发症的特点。常见并发症有支架阻塞；支架端部损伤肠壁或胆管壁；胆泥沉积及结石形成；覆膜支架可发生移位或滑脱。

（五）麻醉管理

1. 麻醉术前评估和准备　麻醉医师应根据患者的具体情况全面进行术前评估，同时结合本单位所具备的设备、药品等实际情况制定相应的麻醉方案。

（1）术前评估：麻醉术前评估主要包括三个方面，包括病史、体格检查和实验室检查。由于 ERCP 操作体位多为半俯卧位，术中气道管理存在一定难度，术前应重点评估气道，根据患者是否存在肥胖、阻塞性睡眠呼吸暂停或呼吸喘鸣等情况，以及其他口、咽、颈部手术史、放疗史进行全面的气道评估，制定合适的气道管理方案。拟行 ERCP 治疗的部分患者为晚期肿瘤患者，存在胆管梗阻、肝功能差，甚至存在低蛋白血症、腹水，呈恶病质状态，对于这类危重患者要由有经验的麻醉医师评估是否能耐受麻醉药物对循环的抑制作用。此外，拟行 ERCP 患者常并存电解质紊乱，围麻醉期应加强监测，积极纠正酸碱平衡紊乱和电解质紊乱。

（2）麻醉前准备：咽部局部麻醉常规使用盐酸利多卡因胶浆，具有渗透性强、起效快的特点以及松弛平滑肌、减少腺体分泌的作用,不仅可以去除胃肠内泡沫,提高消化内镜的视野清晰度,还可以减少镇静药物用量。除口内含服外,还可以涂抹在内镜表面,减少内镜通过时的摩擦与刺激。

2. 气道管理 麻醉医师对行 ERCP 患者术中气道管理方式存在较大分歧。ERCP 手术虽在俯卧或侧俯卧位下进行,但与外科手术存在较大差别。首先,ERCP 手术可以在需要辅助或控制呼吸时随时中止;其次,除了内镜插入阶段外,ERCP 术中刺激强度远不及外科手术且相对稳定。因此,在维持一定镇静镇痛深度下保持自主呼吸是可行的,但因经上消化道进镜使患者胸肺顺应性下降和特殊体位给气道管理造成一定困难,气管插管全身麻醉仍是最安全的气道管理方法。行 ERCP 的患者通常为合并一种或多种心肺疾病的老年人、全身情况差、术后可能拔管困难、复苏时间相对延长。如果选择非插管全身麻醉,必须采取一些预防低氧血症的措施,包括预给氧、调整丙泊酚输注的速度、密切监测生命体征与呼气末二氧化碳分压以及内镜插入的时机,都是至关重要的。

近年来,常被报道的辅助气道管理工具包括鼻导管、内镜面罩、鼻咽通气道、气管插管、喉罩、喉胃管、通气牙垫等,其中鼻咽通气道操作简便、安全性高,能支撑咽后壁,有效预防舌后坠,保持呼吸道通畅,适用于镇静镇痛的患者。气管插管是建立人工气道最有效、最可靠的通气方式。对于幽门梗阻、饱胃及胰腺假性囊肿引流等存在反流误吸高风险或呼吸难以维持的患者,应用气管插管能更好地管理气道。常用的辅助通气工具:

(1)鼻导管:操作前 5min,流量为 4L/min 以上的纯氧吸入,应用镇静、解痉剂后完成操作。当出现 SpO_2 下降时常需托下颌,必要时撤出内镜进行面罩加压给氧,适当调整镇静深度后重新插入内镜。

(2)鼻咽通气道:是一种简易、方便的声门上通气装置。一般情况下,成年男性用 30~34Fr(即 ID:7.5~8.5mm),成年女性选用 24~28Fr(即 ID:6.0~7.0mm),小儿则选用较细短且柔软的鼻咽通气道,应从较为通畅的一侧鼻孔置入。存在鼻中隔偏曲移位明显、鼻腔阻塞、鼻骨骨折、凝血机制异常、脑脊液耳鼻漏、饱胃、颅脑损伤等情况,则应禁用。置入时应充分润滑,动作轻柔。插入长度通常为鼻尖至外耳道的距离,使通气道前端的位置恰好在会厌的上方,声门外 0.5cm 处,此位置可以支撑起咽后壁,从而解除上呼吸道梗阻,可有效预防麻醉后的舌后坠,保持呼吸道通畅。

(3)内镜面罩:1995 年由 Tirotta 发明,通过旁侧开孔与简易呼吸器或呼吸机、麻醉机相连,可用四头带将其固定于患者面部进行加压给氧,中央孔用于插入内镜进行呼吸道或胃肠道检查，可实现内镜操作与加压给氧同步进行，即使发生呼吸抑制、SpO_2下降，也可以及时控制呼吸加压给氧。

（4）喉罩：实施 ERCP 操作可以使用喉罩，且喉罩的拔除时间明显短于气管插管。喉罩常被用于短小手术，若放置时间过长，可能造成声门上水肿，当预计操作时间过长时，应避免使用喉罩。喉罩需要足够的麻醉深度，浅麻醉下置入喉罩，易发生喉痉挛。喉罩占用口腔空间较大，内镜在通过喉罩时，反复摩擦，喉罩的位置可能发生改变，俯卧位时位置移动的可能性更大，若此时发生反流，则无法可靠地保护气道。

（5）喉胃管：是一种由喉管改良的联合导管，接近咽部的气囊用于封住口咽和鼻咽；末端的气囊可以封堵食管，其充气压力大约为 $60cmH_2O$，可减少肺部的误吸风险。喉胃管内置牙垫用以保护内镜。

（6）通气牙垫：目前有多款内镜专用牙垫或类似装置问世。主要特点是密封口腔，提供高流量氧气，监测呼气末二氧化碳，方便内镜进出操作，必要时可行正压通气和分泌物吸引。

（7）鼻罩：在众多胃镜麻醉专用气道工具中，鼻罩（NMA）的优点较为突出，NMA 与喉罩（LMA）同属于声门上气道，与 LMA 相比，NMA 刺激更小、可清醒使用（对麻醉深度要求不高），不依赖人工鼻，不占据口腔，为经口操作提供便利；能高浓度给氧、监测呼气末二氧化碳分压（$P_{ET}CO_2$），同时还可予以正压通气。因此在 ERCP 操作过程中，鼻罩的应用可以充分保障患者的围手术期安全，麻醉医师和内镜医师满意度大大提高。

3．术中监测

（1）术中基本监测：术中对循环和呼吸系统的严密监测至关重要。循环系统监测主要包括血压、心率、脉搏血氧饱和度、心电图。由于操作中胆心反射或麻醉药物作用，部分患者会出现心率减慢、血压下降，此时应立即停止检查，如持续时间长，应及时使用相应治疗药物，如阿托品、麻黄碱等。对于血流动力学不稳定的患者，可行有创动脉压力监测以减少患者心脑血管意外的发生。

在 ERCP 操作过程中，由于 ERCP 的体位特点，通过视觉观察来监测呼吸节律与幅度往往很困难，监测 SpO_2 应成为常规，一般保持 SpO_2 在 90%以上，一旦 SpO_2 低于 90%，应立即停止操作，给予吸氧、托下颌、辅助呼吸等措施，待 SpO_2 恢复后再行检查。但 SpO_2 下降较呼吸抑制具有延迟性，因此对呼气末二氧化碳的监测就显得尤为重要，它可以实时反映呼吸频率，间接判断潮气量，是更加敏感的指标。

（2）镇静 / 麻醉深度监测：镇静镇痛不足时，患者常出现循环波动、体动反应，影响操作，容易导致出血、穿孔等并发症；若镇静镇痛过深时，会出现循环、呼吸抑制或苏醒延迟等情况。因此，应避免镇静不足或镇静过深。以往通过对语言和触觉刺激反应判断患者的镇静深度，临床上以 Ramsay 镇静评分与警觉 / 镇静评分较为常用，还可通过监测仪器量化显示麻醉深度状态，其中最为成功的方法是脑电双频谱指数（bispectral index，BIS）。

4．ERCP 麻醉方式选择　ERCP 操作难度不等，有些难度大的操作持续时间较长，因此适当的麻醉方式是成功完成操作的基础。

（1）镇静镇痛：此方法相对简单，具有安全舒适、呼吸和循环影响小、周转快的优势，可应用于 ASA Ⅰ～Ⅲ级、依从性良好的患者，但部分患者可能不耐受或迷走反射发生率高。

1）静脉注射咪达唑仑 1～2mg 复合哌替啶 25～50mg。静脉注射咪达唑仑具有"顺行性遗忘"的优点，即患者对后续检查过程有所"知晓"，且可配合医师操作，但待完全清醒后对检查无记忆。操作简便，麻醉费用低廉，这种方法更适用于心肺功能正常且心理承受能力强的患者，但会存在镇静镇痛效果不全，进镜时可能引起明显的血流动力学变化，对于伴有心脑血管疾病的患者极为不利。

2）咪达唑仑、哌替啶复合右美托咪定 0.2～0.8μg/（kg·h）连续泵注，镇静效果和安全性更好。

3）瑞马唑仑为新型超短效苯二氮䓬类药物，瑞马唑仑 0.1～0.2mg/kg 已用于内镜诊疗中，有望替代咪达唑仑。

（2）非插管全身麻醉：绝大多数 ASA Ⅰ～Ⅲ级患者均可在非插管全身麻醉下完成 ERCP，尤其是非常短小的手术。但风险较高，容易出现呼吸抑制且处理不便，应选全身状态稳定且呼吸功能储备量好、侧卧位下行手术且手术相对简短的患者。非插管全身麻醉对消化内镜医师和麻醉医师都有更高的要求：①内镜医师需经培训且技术熟练，对手术操作与时间能够良好预估；②麻醉医师应有丰富的内镜麻醉经验，且能与内镜医师保持良好沟通；③完善严密的循环、呼吸监测，实时监测 $P_{ET}CO_2$，必要时使用气道辅助装置，有条件者建议监测脑电双频指数（BIS），建议 BIS 值维持在 60～70；④急救措施完善，可随时建立人工气道。

建议非插管全身麻醉采取靶控输注（target controlled infusion，TCI）的方式，有较强的镇痛、镇静效果，起效快、苏醒快、无严重不良反应。推荐使用方案：

1）舒芬太尼单次注射剂量 3 ~ 5μg，设定丙泊酚效应部位靶浓度为1.0μg/ml，2min 后靶浓度递加 0.5μg/ml，直到睫毛反射消失，内镜插入后适当降低丙泊酚 TCI 浓度维持麻醉。

2）丙泊酚（1.5 ~ 3.0μg/ml）复合瑞芬太尼（1.0 ~ 2.0ng/ml）同时持续泵注右美托咪定 0.2 ~ 0.8μg/（kg·h）。

3）老年患者建议分步 TCI。推荐老年患者使用对心血管影响轻微的依托咪酯。

4）纳布啡 0.05 ~ 0.1mg/kg 或布托啡诺 5 ~ 10μg/kg 复合丙泊酚用于ERCP，呼吸抑制较弱，极少产生依赖性。

非插管全身麻醉中，患者可维持镇静 Ramsay 评分 5 ~ 6 分，MOAA/S评分为 0 ~ 1 级，应避免镇静过深。若在实施过程中出现严重的低氧血症，应立即改为气管插管全身麻醉。

（3）气管插管全身麻醉：气管插管全身麻醉是 ERCP 手术最安全的麻醉选择，对于非气管插管全身麻醉的 ERCP 术中如出现严重的低氧血症和低血压时，应该立即转变为气管插管全身麻醉。此外，全身麻醉的适应证还与以下因素相关：①小儿（年龄 ≤ 10 岁）、ASA Ⅳ ~ Ⅴ级、消化道出血、反流误吸风险高、预计操作复杂手术时间过长（超过 2h）、上一次操作失败、呼吸道梗阻或十二指肠梗阻；②肥胖患者（BMI ≥ 30kg/m^2）舌肌张力降低和舌根脂肪堆积更易导致咽腔狭窄，从而导致血氧饱和度下降，同时腹腔内脂肪增多可使膈肌上抬并限制胸廓运动，胸廓顺应性降低，导致术中低氧血症和误吸的风险更高；③原发性硬化性胆管炎和肝移植受者的 ERCP 应首选气管插管全身麻醉；④有潜在心脏疾病、不稳定型心绞痛、心肌梗死的患者，更应实施气管插管全身麻醉。

气管内插管的负面影响主要体现在副损伤、患者治疗费用和刺激声门时的心血管反应等方面。气管内插管的全身麻醉几乎都需要应用肌肉松弛药，除了显著增加麻醉苏醒的时间外，肌肉松弛药还会增加术后肺部并发症的发生率。

5．麻醉相关并发症及防治

（1）低氧血症：不同于无痛胃肠镜操作，ERCP 由于操作体位多为侧卧位或完全俯卧位，低氧血症是常见的不良事件，但多是短暂且轻微的，可通过增加氧流量、托下颌被纠正，很少导致手术终止或造成严重并发症。个别严重低氧血症患者需暂停手术操作，面罩加压给氧、建立甚至临时改为气管内插管麻醉。低血氧可能影响心脑等重要脏器的氧供，导致声门上气道心律失常以及心电图 ST 段改变，甚至脑梗死、心肌梗死或心搏骤停。当血氧饱和度低于 90% 时，发生这些情况的可能性将大幅增加。术中缺氧通常与下列因素有关：①患者高龄，通常合并心肺疾病，全身情况较差；②治疗性十二指肠镜较胃镜明显增粗，在插入过程中呼吸道可能受压造成通气阻塞；③部分麻醉药物存在呼吸抑制作用，麻醉后的舌后坠常导致呼吸道不通畅，引起呼吸暂停；④操作持续时间平均为 30min，远远超过胃镜操作时间，若操作者不熟练，也会延长操作时间，而长时间操作可能造成 CO_2 蓄积；⑤操作不规范，如注入气体过多，使膈肌上移从而抑制呼吸；⑥术中需要俯卧位或半俯卧位，胸腹部受到操作台的挤压可导致通气不足。正确摆放半俯卧位，使胸腹部悬浮避免受压，或采用侧卧位以减少对胸肺顺应性的影响。

（2）心律失常与心肌缺血：ERCP 操作过程中，内镜置入十二指肠乳头及胆总管时，易诱发心动过缓，甚至出现心搏骤停。常见于镇静的患者，应密切监测，及时给予阿片类镇痛药物和抗胆碱类药物。低氧血症（SpO_2 < 90%）可诱发各种心律失常事件，包括窦性心动过速、窦性心动过缓、房性期前收缩、室性期前收缩、室上性心动过速以及 ST 段改变（53%），这些改变往往是短暂、无症状和轻微的，大多数患者能很好地耐受手术。极少数者可出现心肌损伤（肌钙蛋白，cTnI 升高 ≥ 0.4μg/L）、心肌梗死甚至心搏骤停。因此，对于高危患者，应术前充分评估，术中密切监测观察。长时间操作的患者（超过 30min），建议在术前和术后 24h 测定肌钙蛋白，及早发现和处理发生的严重心肌损伤事件。

（3）脑出血与脑梗死：接受 ERCP 治疗者多为老年患者，其中大多数伴有慢性基础性疾病，如高血压、糖尿病、冠心病等，因而对麻醉要求高，麻醉管理难度加大。若麻醉深度不足，ERCP 操作可引起对食管及胃的机械刺激，胃肠道内压力增高，迷走神经张力增高以及由于应激和焦虑造成的儿茶酚胺分泌增加，导致患者血压升高、心率加快、心肌耗氧量大幅增加，严重者甚至可诱发脑出血。老年人血管弹性差，对麻醉镇静药物较为敏感，一旦药物过量，常可导致明显的心血管与呼吸功能抑制，从而引起患者心率减慢、血压降低，严重时可导致脑梗死。

（4）术后恶心呕吐：ERCP 术后恶心呕吐（PONV）的独立危险因素包括女性、有 PONV/ 晕动病病史、术后 3h 淀粉酶大于 3 倍正常值等。大多数研究表明，预防性应用地塞米松及中枢性 5- 羟色胺受体拮抗剂可减少

PONV 的发生。

（5）术后疼痛：非甾体抗炎药（NSAIDs）可作为 ERCP 术后胰腺炎的化学性防治手段，尤其是吲哚美辛与双氯芬酸钠。ERCP 术后镇痛可采用多模式镇痛，使用对乙酰氨基酚和 NSAIDs 或选择性 COX-2 抑制剂以及阿片类药物受体激动剂或激动 - 拮抗剂可有效缓解术后中、重度疼痛。

ERCP 术中充分的镇静 / 麻醉是十分必要的。麻醉医师应在术前充分了解患者情况，评估手术难度，选择适当的麻醉方法和通气方式，准备所需麻醉及抢救药物、设备，严密监测患者生命体征、血流动力学变化以及麻醉深度，及时调整用药，尽早发现不良事件，随时做好急救准备，使并发症的发生风险达到最小化。

6．术后管理

（1）ERCP 术后复苏：所有麻醉患者术后均应按规定返回恢复室复苏，建议在恢复室由专人照看，密切监测生命体征直至患者意识清醒、肌力完全恢复。患者转出前应交代相应注意事项，出恢复室标准应按麻醉复苏常规管理进行评估。

（2）关注黄金 "24h"：ERCP 术后第一个 24h 是并发症最易发生的时段，应密切观察患者的症状及体征变化。术后当日应禁食、禁水、静脉补液，根据病情逐步恢复饮食。术后 3h 及次日清晨化验（血常规、血淀粉酶 / 脂肪酶），根据情况决定是否延长观察期。对于胰腺炎高风险者给予抗胰腺炎药物（如生长抑素和胰酶抑制剂等）。如有明显腹痛，怀疑胰腺炎或胃肠穿孔的病例，应给予胃肠减压，并及时行腹部立位 X 线、腹部超声和 / 或 CT 检查，以尽早明确诊断并给予相应处理。有胆管梗阻、感染或有中、高度胆管感染风险的患者应常规给予抗生素治疗。应保持胆管引流管通畅，如果胆系引流不完全、黄疸消退不显著或发生胆管炎时，应考虑尽早再次行内镜介入或行经皮肝穿刺介入。注意观察呕吐物及粪便性状，一旦怀疑上消化道出血，应及时行内镜检查寻找出血原因并给予止血处理，内镜处理无效时，应考虑放射介入或手术治疗。

（六）麻醉与内镜治疗合作要点

内镜医师在进行 X 线下操作时，应及时提醒在场的麻醉医师注意防护或回避。麻醉医师在患者麻醉稳定后常在操作室外通过铅玻璃观察患者及监护仪，由于距离和角度原因不能随时关注到操作步骤，尽早行预防性处理。因此，内镜医师与麻醉医师及时沟通极为必要。十二指肠乳头开口处插管、括约肌切开、球囊扩张等操作会引起迷走反射增强，导致心动过缓，同时刺激增加，镇痛要求随之增高，因此，消化内镜医师应在进行相关操作前提示麻醉医师进行预处理。此外，不同的治疗方法对麻醉深度的要求亦不相同，如果术中临时改变术式，内镜医师应提前告知麻醉医师以便调整麻醉深度，避免呼吸和循环剧烈波动。当术中发生低氧血症、心动过缓等呼吸和循环相关问题时，麻醉医师须提醒内镜医师暂停操作，及时给予相应处理，必要时退出内镜，行气管插管控制呼吸。

第四节　小肠镜诊疗的麻醉

小肠是人体消化道中最长的器官，主要功能是消化吸收以及维持自然免疫。因此，小肠疾病的主要症状是小肠黏膜受损所引起的消化吸收障碍或免疫异常所导致的腹泻、腹痛、营养不良等。本节将重点介绍小肠镜的操作方法、适应证、禁忌证及麻醉管理。

一、小肠疾病相关辅助检查

（一）内镜检查

1. 常规内镜　初次检查时，可能因病灶微小、位置隐蔽或检查者经验不足等造成漏诊，初次检查阴性的患者必要时可重复进行内镜检查有助于降低漏诊率，提高诊断率。

2. 胶囊内镜　胶囊内镜检查已成为小肠疾病的一线检查技术和小肠出血的主要诊断方法之一。胶囊内镜对可疑小肠出血的诊断率为 38%~83%，胶囊内镜检查阴性者再出血率为 6%~27%，重复检查能提高诊断率。择期胶囊内镜的最佳检查时机为出血停止后 2 周内。

3. 双气囊小肠镜（double-balloon enteroscopy，DBE）　DBE 经口检查可至幽门下 240~360cm，经肛门检查可至回盲瓣上 102~140cm，远优于推进式小肠镜和结肠镜。通过经口和经肛门进镜的联合应用，可完成全小肠无盲区检查。DBE 检查对可疑小肠出血和其他小肠疾病的诊断率为 60%~80%。DBE 除诊断外，还可进行内镜下治疗。DBE 并发症的发生率为 0.8%~1.2%，严重并发症主要为急性胰腺炎和肠穿孔。

4. 单气囊小肠镜（single-balloon enteroscopy，SBE）　SBE 的设计理念和操作技术与 DBE 相似，但安装和操作较 DBE 方便。SBE 对可疑小肠出血的诊断率为 65% ~ 74%。SBE 检查时间短于 DBE，但 SBE 全小肠检查完成率明显低于 DBE。

（二）小肠影像学检查

小肠 CT/MRI 作为非侵入性检查易被患者接受，可以在相对短的时间内完成，对整个小肠疾病的评估，可观察到腹部实质脏器及肠腔内外情况。小肠出血影像学的初步筛查首选小肠计算机断层扫描造影（computed tomography enterography，CTE）。MRI 虽无 X 线简便，但对软组织分辨力高，然而费用相对较高，空间分辨力不如 CT 检查。

计算机断层扫描血管造影（computed tomography angiography，CTA）技术的应用目前已在国内广泛开展。CTA 对急性小肠出血的诊断价值较高，适用于活动性出血患者。磁共振小肠成像（magnetic resonance enteroclysis，MRE）应用于小肠出血诊断的相关研究较少，其诊断价值尚不明确。对于血流动力学不稳定的急性小肠大出血患者，可首选血管造影。

二、小肠镜操作

相对于普通的胃肠镜检查，无论是经口还是经肛的小肠镜检查都需要麻醉，小肠镜操作即使未进行镜下治疗，也是比较困难的。操作中外套管的反复牵拉、更远端小肠的结袢进镜都会使患者有不同程度的不适反应，因此麻醉医师了解小肠镜的操作流程也是必要的（以双气囊小肠镜为例）。

1. 进镜方法

（1）经口进镜法：为防止误吸和镜身在胃内曲弯等情况发生，应迅速吸除胃内容物和气体。术者通过外套管向前端插入内镜到十二指肠水平部，越过 Treitz 韧带后，将内镜插入空肠。最大限度进镜后，增大内镜气囊，然后将外套管气囊收缩后再向前置入外套管。增大两个气囊，固定肠管，再次拉直内镜，使之在胃内处于伸直状态。再次缩小内镜前端的气囊，将内镜送入小肠更远的位置。反复重复以上的基本操作，保持同心圆形进镜。

（2）经肛门进镜法：在乙状结肠处增大内镜前端的气囊，送入外套管。增大外套管的气囊，用两个气囊固定肠管拉直内镜，使乙状结肠袢展开。缩小内镜前端的气囊，最大限度地向小肠远端插入内镜，然后增大内镜前端的气囊，缩小外套管气囊，将外套管向内镜前端的气囊附近推进。重复上述的气囊操作，将外套管的固定点置于乙状结肠 - 降结肠移行部、脾曲、横结肠、肝曲，然后将内镜送到盲肠。

通过回盲瓣进入回肠末端，将内镜旋钮及镜身恢复正常后，内镜就会很容易地进入回肠下段。插入回肠后，增大内镜前端的气囊，缩小外套管气囊，将外套管送至内镜前端气囊附近。此时，使两个气囊处于增大状态，轻轻拉直内镜，使肠管处于相对伸直状态，缩小内镜前端的气囊，将内镜置入小肠的深部。

2．进镜技巧 DBE 检查时应尽可能地减少肠腔内的充气量，这非常重要，减少充气可防止肠管过度伸展、屈曲。肠腔内注入二氧化碳可提高内镜的操作精确性，并可减轻患者的痛苦。通过屈曲部后，应尽量恢复原来的角度进镜。如果外套管与内镜间的水分减少，可增加进镜时的阻力，此时注入少量水可提高进镜效率。

三、小肠相关疾病

（一）小肠出血

1．概述 十二指肠出血通常可通过上消化道内镜诊断，故狭义的小肠出血是 Treitz 韧带以下的空肠和回肠出血。小肠出血可以分为显性小肠出血和隐性小肠出血。小肠出血占消化道出血的 5% ~ 10%。常见病因：≤ 40 岁者，通常为克罗恩病、肿瘤、Meckel 憩室、Dieulafoy 溃疡、血管扩张性病变、息肉综合征等；> 40 岁者，为血管扩张性病变、Dieulafoy 溃疡、肿瘤、非甾体抗炎药相关性溃疡、克罗恩病、小肠憩室、缺血性肠病、寄生虫病等。

2．小肠出血的诊断 对于怀疑小肠出血的患者，首先应仔细询问其病史（包括目前症状、既往史、用药史、家族史等）。详细可靠的病史和体格检查是小肠出血诊断的基础依据，确诊常需内镜或影像学检查。

3．小肠出血的治疗

（1）支持治疗：首先要根据患者的临床状态、循环容量缺失程度、出血速度、年龄和并发症情况，给予适当的补液及输血治疗，以维持生命体征并创造条件进行病因诊断。

（2）内镜治疗：可选择烧灼、钛夹或局部注射、喷洒止血剂等治疗方法，异位静脉曲张和蓝色橡皮疱痣综合征可采用硬化剂注射。小肠血管扩张性病变再出血的风险因素包括病变数量、年龄 > 65 岁、病变位于空肠、合并心血管疾病、合并慢性肾脏病、应用抗凝药和输血等。

（3）血管造影下栓塞：主要用于小肠急性大出血，包括选择性动脉内加压素治疗、超选择性微线圈栓塞或合用吸收性明胶海绵或聚乙烯醇栓塞等。该治疗方式快速、有效，但有小肠坏死的风险，须密切监测。

（4）药物治疗：出血部位不明或病变弥漫，不适用内镜治疗、手术治疗或血管造影栓塞治疗患者和治疗无效者可考虑采用药物治疗。生长抑素及其类似药物和沙利度胺（thalidomide）有一定疗效。

（5）外科治疗：随着内镜技术的不断发展，手术治疗小肠出血已不再是一线治疗手段。但对于小肠肿瘤、经保守治疗无效的大出血、小肠穿孔、小肠梗阻和不明原因的反复出血等情况，手术治疗仍是主要手段。术中内镜检查有助于明确病因，准确定位，提高小肠出血的疗效。

（二）小肠其他病变

1. 黏膜发红的疾病　引起黏膜发红的疾病可分为肿瘤性和非肿瘤性。肿瘤性疾病中引起发红的主要原因有肿瘤浸润导致的糜烂、溃疡边缘和机械性刺激。非肿瘤性疾病中可引起发红的主要原因有血管炎/过敏、感染性、缺血性、药源性、其他慢性感染性疾病和淀粉样变性。

2. 引起黏膜水肿的病变　水肿性改变有局限性水肿、区域性水肿和弥漫性水肿，内镜所见多表现为皱襞肥厚。引起皱襞肥厚的疾病可分为肿瘤性和非肿瘤性。非肿瘤性病变的病因包括血管炎/过敏、感染性、缺血性及药源性等。肿瘤性病变的病因包括癌性病变的浸润、转移，恶性淋巴瘤等。肠壁肥厚同时伴有末梢血嗜酸性粒细胞增多的疾病有嗜酸性肠炎、变应性肉芽肿性血管炎、结节性多发动脉炎及寄生虫感染。

3. 溃疡性病变　溃疡性病变可分为肿瘤性和非肿瘤性溃疡。肿瘤性疾病发生溃疡时多伴有隆起，包括原发癌、转移癌、恶性淋巴瘤、间质瘤等。转移癌中以原发灶来自肺癌者最常见。非肿瘤性疾病发生溃疡见于炎症性肠道疾病、血管炎、过敏、感染、缺血、药物性、淀粉样变性病等。

4. 阿弗他样病变　阿弗他样病变是黏膜缺损的最小单位。阿弗他样病变形态多样，从伴有中央凹陷的小病变到接近于小溃疡样病变都可见。

5. 狭窄性病变　狭窄性病变分为炎症性疾病所致和溃疡性疾病所致的两种狭窄。炎症性疾病如克罗恩病、小肠结核、非特异性小肠溃疡、NSAIDs 相关性小肠炎、白塞综合征/单纯性溃疡、缺血性小肠炎、放射性肠炎等，由于慢性炎性纤维化和溃疡性水肿可导致狭窄的发生。肿瘤性疾病越向腔内发展越易引起狭窄，恶性的可能性也随之升高。上皮性肿瘤中的原发性小肠癌，非上皮性肿瘤中的恶性淋巴瘤、间质瘤、转移性小肠癌、脂肪瘤、炎症性纤维性息肉（IFP）、黑斑息肉综合征（Peutz-Jeghers 综合征）等均可发生狭窄。

6. 弥漫性疾病　弥漫性病变的内镜所见由皱襞肥厚、皱襞消失、多发结节、粒状黏膜以及这些病变相互组合而成。小肠非肿瘤性疾病多表现为弥漫性病变，需与肿瘤性疾病中能引起弥漫性改变的淋巴增殖性疾病相鉴别。皱襞肥厚见于急性疾病、淀粉样变性、肠淋巴管扩张症。肿瘤性病变仅有皱襞肥厚。

7. 黏膜下病变　黏膜下肿瘤是病变处和周围被覆相同的黏膜，呈半球状或球状并向腔管内突出的病变总称。病变的主体部分在黏膜下层之下，非上皮性肿瘤和肿瘤性病变占大多数。内镜所见病变表面光滑，被覆正常黏膜的隆起性病变。为了确定病变的性质，明确病变数量、大小、色泽、表面性状、硬度等极为重要。

四、小肠镜麻醉管理

（一）麻醉前评估

1. 麻醉门诊评估　拟行小肠镜治疗的患者在就诊消化科门诊后需行术前常规检查，包括心电图、胸部 X 线片、血常规、血生化、凝血功能和血清学检查等。待各项检查出结果后，到麻醉门诊进行术前麻醉评估。麻醉门诊评估人员建议由资深麻醉医师担任，这样不仅可以减轻患者对手术和麻醉的紧张、焦虑情绪，更重要的是可以发现患者的潜在疾病并采取适当的诊疗措施。麻醉门诊风险评估内容包括：充分了解患者的健康状况和特殊病情；明确麻醉前需做哪些特殊检查或准备；评估术中可能因为特殊病情发生相关并发症，需采取哪些防治措施；评估患者是否能够耐受麻醉和手术；对小肠镜诊疗前需要治疗的疾病提出具体意见和建议。

2. 术前麻醉评估　麻醉实施者术前需访视患者，了解病史、体格检查和实验室检查。重点了解伴发病情况和心、肺、脑、肾等重要脏器功能及相关用药史；根据具体情况指导患者检查前用药，告知注意事项；评估患者气道状况；术前应与消化内科医师沟通，了解病变大致情况、进镜部位、操作难易程度，选择合适的麻醉药物以及麻醉前用药，拟定麻醉实施方案；指导患者了解相关的麻醉问题，解决其焦虑心理。

（二）麻醉准备

1. 纠正或改善病理生理状态 小肠疾病患者多有营养不良，可伴有血浆清蛋白降低、贫血、血容量不足以及某些维生素缺乏等情况。患者耐受麻醉、手术创伤的能力降低及失血可能性提高，因此术前应改善营养不良状态，一般术前要求血红蛋白 ≥ 80g/L、血浆清蛋白 ≥ 30g/L 并纠正脱水、电解质紊乱和酸碱平衡紊乱等问题。对合并内科疾病尤其是冠心病、糖尿病、高血压等，麻醉医师应充分认识其病理生理改变，对其严重程度作出正确评估，必要时请内科专家协助诊治。

2. 心理方面的准备 患者在麻醉前会存在紧张、焦虑甚至恐惧感，因此在访视时应给予患者关心和鼓励，消除其思想顾虑及焦虑情绪，耐心听取和解答患者提出的问题以取得患者的理解、信任和合作。对于过度紧张而难以自控者应配合药物治疗。有心理障碍者应请心理学专家协助处理。

3. 胃肠道准备 择期小肠镜诊疗操作前，应常规排空胃，以避免麻醉诱导期和诊疗过程中发生呕吐、胃内容物的反流或误吸及由此导致的窒息和吸入性肺炎。正常胃排空时间为 4 ~ 6h，但恐惧、焦虑等情绪改变及严重创伤可使胃排空显著减慢。存在明确消化道梗阻或上消化道手术史的患者胃排空时间可能延长，此类情况均应视为饱胃状态，对于这类患者无论选择气管插管全身麻醉还是非插管全身麻醉都有发生呕吐和误吸的风险。选用插管全身麻醉时可考虑行快速顺序诱导加环状软骨压迫或可视喉镜辅助侧卧位气管插管，减少或避免呕吐和误吸的发生。

4. 麻醉设备、物品及药品的准备 麻醉前必须对麻醉设备、监测设备、麻醉物品及药品进行检查和准备，并准备好急救设备和急救药品，包括麻醉药、拮抗药和血管活性药等。在麻醉实施前，应对患者进行三方核对。

5. 知情同意 在手术前，应向患者及其家属说明将采取的麻醉方式、围手术期可能发生的各种意外情况和并发症、手术前后的注意事项等，并签署麻醉知情同意书。

（三）监测方法

麻醉中及恢复期患者生命体征监测是小肠镜诊疗过程中的重要环节。常规监测应包括心电图、呼吸、血压、脉搏血氧饱和度和呼气末二氧化碳；对于术前存在严重心肺功能异常、贫血、低蛋白血症及内环境紊乱的患者，应监测有创血压；对于手术时间长的患者，应行体温监测，加强体温管理；有条件者，可行麻醉深度监测。

（四）麻醉方法

根据小肠镜的治疗目的、操作部位及患者的具体情况判断对麻醉深度的需求，按具体的操作需求采用不同的麻醉或镇静方案。

1．非插管全身麻醉　适用于多数经肛操作的小肠镜检查，部分行经口小肠镜操作的患者病变定位明确、位置较浅、操作简单易行、检查时间短可先行充分口咽腔表面麻醉后，也可在非插管全身麻醉下由有经验的内镜和麻醉医师完成。

成人可预先静脉注射咪达唑仑 1mg、芬太尼 30～50μg 或舒芬太尼 3～5μg，然后根据患者情况缓慢静脉注射初始负荷剂量的丙泊酚 1～2mg/kg 或依托咪酯 0.2～0.3mg/kg；如果选用依托咪酯，宜在应用咪达唑仑和 / 或芬太尼或舒芬太尼 1.5～2min 后给药，避免出现肌肉震颤。患者自主呼吸略缓慢但平稳、睫毛反射消失、全身肌肉松弛、托下颌无反应时，即可开始小肠镜诊疗操作。如果诊疗时间稍长或操作刺激较强，根据患者体征如呼吸加深、心率增快甚至体动等，可每次静脉追加丙泊酚 0.2～0.5mg/kg 或依托咪酯 0.1mg/kg，也可持续泵注丙泊酚 6～10mg/（kg·h）或依托咪酯 10μg/（kg·min）。对于个别小肠镜操作难度大、诊疗时间长且无须气管插管的患者，右美托咪定也是较好的选择，其优点在于能使患者安静地处于睡眠状态，呼之能应，循环稳定且无明显呼吸抑制。

2．气管插管全身麻醉　大部分经口小肠镜或者经口经肛对接方式的小肠镜检查需要采用气管插管全身麻醉，对于部分预估操作时间长、创伤大、存在胃潴留、肠梗阻或急诊行经肛小肠镜治疗者也需行喉罩全身麻醉或气管插管全身麻醉。麻醉诱导多采用快速诱导方式，但对于存在困难气道、消化道梗阻、反流误吸发生率高的患者建议采用遗忘镇痛慢诱导或表面麻醉下清醒气管插管。经口小肠镜操作过程中需要反复进出镜，因此，固定好气管导管非常重要，麻醉医师应随时关注导管深度和位置。内镜操作期间的微误吸需引起重视，应选择合适的气管导管并注意套囊的充气压力。

麻醉药物的选择以起效快、诱导平稳、苏醒迅速、不良反应少为原则。快诱导插管全身麻醉可采用静脉注射咪达唑仑 1～2mg，舒芬太尼 0.2～0.4μg/kg，丙泊酚 1.5～2.5mg/kg，罗库溴铵 0.6～1.0mg/kg。慢诱导插管全身麻醉可先静脉滴注镇静镇痛药咪达唑仑 1～2mg，氟哌利多 1mg，舒芬太尼 10～15μg 达到遗忘镇痛又无呼吸抑制作用，然后行口咽腔和气管内表面麻醉，表面麻醉充分起效后行气管插管。麻醉维持可采用静吸复合全身麻醉，也可采用全凭静脉麻醉。多采用持续静脉泵注小剂量瑞芬太尼 $0.05 \sim 0.10 \mu g/(kg \cdot min)$ 复合静脉泵注丙泊酚或吸入地氟烷、七氟烷维持。如果手术时间超过 1h，可适当追加肌肉松弛药。

3．镇静镇痛　部分行经肛小肠镜患者病变定位明确、位置距肛门较近、操作简单易行、检查时间短且能配合，可考虑在镇静镇痛下进行。

（五）常见麻醉并发症及防治

1．反流误吸　多发生在行非气管插管的经口操作小肠镜的患者，麻醉后患者贲门松弛、咽反射迟钝、内镜进入消化道后充气使胃内压增高等是小肠镜诊疗过程中发生反流误吸的主要原因。反流误吸可致急性呼吸道阻塞和肺部其他严重并发症发生，是患者死亡的重要原因之一。一旦发生反流，应立即吸引口咽部分泌物，可在纤维支气管镜引导下吸净误吸液体及异物，有固体食物误吸时可行肺灌洗治疗。必要时行气管内插管机械通气，纠正低氧血症。

2．呼吸抑制和低氧血症　多发生于非气管插管全身麻醉患者，肥胖、高龄、睡眠呼吸暂停等是高危因素。采用非插管全身麻醉时可致舌后坠引起呼吸道梗阻，多可通过托下颌手法、放置口咽或鼻咽通气道解决。如果患者 SpO_2 低于 90%，则应给予辅助呼吸或采用消化内镜专用面罩正压通气，必要时嘱内镜医师退出内镜，行气管内插管或放置喉罩控制呼吸。

3．喉痉挛　非插管全身麻醉的经口小肠镜操作多见，常因麻醉浅、分泌物增多加之镜身反复刺激咽喉部导致喉痉挛发生，应注意预防和及时处理。可通过加深麻醉、退出内镜面罩加压给氧、吸引呼吸道分泌物解决，如上述措施无效时，可选择给予肌肉松弛药后行气管插管机械通气。

4．循环系统并发症　内镜操作本身对迷走神经的刺激以及镇静和/或麻醉药物的作用均可能引起心律失常。如心率低于 50 次/min，可酌情静脉推注阿托品 0.2 ~ 0.5mg，可重复给药。如同时伴有血压下降，可选用麻黄碱 5 ~ 15mg，单次静脉推注。

（六）苏醒期监护

小肠镜检查的患者操作结束后，均应由麻醉医师、内镜医师和护士共同转运患者至麻醉恢复室观察，在麻醉恢复室继续监测各项生命体征、观察病情、防治麻醉后并发症，保障患者安全。具体的观察指标、拔出气管导管标准、离室标准等参见前述章节。

经口途径小肠镜检查患者拔出气管导管属于高风险拔管（镜身反复进出口、咽腔，长时间操作可能引起咽腔水肿），拔管前需先行套囊放气试验，以套囊放气后听到明显的漏气声为标准，如果听不到漏气声或声音不顺畅，需谨慎拔管，应在给予消肿处理后再行漏气试验直至听到明显的漏气声，方可拔出气管导管。糖皮质激素能有效减轻气道损伤所致的炎性水肿，可于拔管前给予地塞米松 5 ~ 10mg 或甲泼尼龙 40mg。拔管后应有专人床旁观察患者呼吸情况，并准备好插管工具随时准备气管插管。

（七）麻醉与消化内镜合作要点

密切监测心率和心律的变化和异常，尤其一些特殊部位的操作（可能引起迷走神经兴奋导致心率减慢）。此外，内镜医师有时需要静脉注射抗胆碱能药物以解除胃肠道痉挛，这类药物可能引起心动过速，必要时麻醉医师应给予处理。

第五节 结直肠疾病诊疗及麻醉

大肠由盲肠、结肠和直肠组成，盲肠附有阑尾。结肠分为升结肠、横结肠、降结肠、乙状结肠，全长约 1.5m。乙状结肠和横结肠有系膜游离于腹腔内，有很大的伸展度，因此在结肠镜检查时全长很不恒定。主要的病变包括良恶性肿瘤、炎症性肠病、缺血性肠炎等。结直肠肿瘤性病变主要包括上皮性及非上皮性，其中上皮性良性肿瘤主要指息肉，非上皮性则以大肠黏膜下肿瘤较为常见。广义地讲，凡由正常黏膜覆盖的肠壁肿块即为大肠黏膜下肿瘤，狭义的是指大肠肠壁构成成分过度增殖所形成的肠壁肿块。脂肪瘤、平滑肌瘤、淋巴管瘤、血管瘤为较常见的良性黏膜下肿瘤，预后良好。本节主要介绍结直肠息肉的内镜下治疗。

一、结直肠息肉诊疗

结直肠息肉是指肠腔内黏膜表面的隆起病变，大多见于直肠和乙状结肠，世界卫生组织（2010 年）从病理上将肠道肿瘤分为上皮性肿瘤、间叶源性肿瘤和继发性肿瘤。传统意义上的息肉包括腺瘤、异型增生、锯齿状病变和错构瘤，均属于上皮性肿瘤分类中的癌前病变。目前，国内外广泛采用 Morson 的组织学分类，分为腺瘤性息肉、炎性息肉、错构性瘤、增生性息肉、幼年性息肉及色素沉着息肉综合征。腺瘤性息肉包括管状腺瘤、绒毛状腺瘤及管状绒毛状腺瘤，其中绒毛状腺瘤和管状绒毛状腺瘤发生癌变的概率较大，尤以绒毛状腺瘤为甚，被称为癌前病变。炎性息肉包括溃疡性结肠炎、克罗恩病、血吸虫病等炎性肠道疾病所致的息肉。

（一）病因及发病机制

病因尚不明确，与饮食习惯、遗传因素、肥胖、吸烟、饮酒及肠道基础疾病有关。世界各地区结直肠息肉发病率不同，美国年龄大于60岁以上者40%~50%有结直肠腺瘤，西欧亦多见，南非黑种人及南亚地区较少见，我国人口基数大，发病率未有明确统计。结直肠息肉随年龄增长而逐渐增高，除幼年性息肉外，大多数息肉见于40岁以上的中年人，而且具有一定的恶性变倾向。

（二）临床表现

通常无明显症状，当息肉较大时，少数患者可出现腹胀、腹泻、便血、便秘等症状，目前大肠镜是最佳检查方法，可以明确息肉发生的部位、大小，通过放大及电子染色、活检对息肉的性质作出诊断，同时早期有选择性地切除结直肠息肉可最大程度预防结直肠癌的发生。

（三）结直肠息肉治疗

1. 手术方法　研究表明手术切除结直肠容易恶性变的息肉，有助于降低结直肠癌的发病率。常见治疗方式主要有以下四种：

（1）息肉钳除术：对直径小于0.5cm的增生性息肉，可以用活检钳直接钳除。

（2）内镜氩等离子体凝固术（argon plasma coagulation，APC）：以氩气喷管喷射氩等离子体将息肉烧灼凝固。

（3）内镜黏膜切除术（endoscopic mucosal resection，EMR）：内镜下黏膜切除术是在黏膜剥离活检术的基础上，综合了息肉电切术、黏膜下注射术以及钛夹止血术等内镜技术逐步发展起来的。主要手术步骤包括：①对需要切除的息肉黏膜下层注入液体使病变部分隆起；②用圈套器套紧病灶；③切除病灶，残端可用止血夹夹闭，预防迟发出血。

（4）内镜黏膜下剥离术（endoscopic submucosal dissection，ESD）：ESD是一种利用各种电刀对大于2cm的病变进行黏膜下剥离的内镜微创技术，可实现较大病变的整块切除，切除深度可包括黏膜全层、黏膜肌层及大部分黏膜下层，可明显降低肿瘤的残留与复发率并提供准确的病理诊断分期。具体步骤详见本章第一节。

2．术前准备

（1）术者应详细了解病史、肠道准备过程中患者饮食及肠道准备后的排便情况，对曾做过结肠镜者应阅读报告单，以了解息肉的病变形态和病变部位。

（2）严格掌握绝对禁忌证和相对禁忌证，特别对绝对禁忌证患者又必须做大肠镜诊疗的情况，应请相关专科医师和麻醉科医师会诊，并协助临床监护。

（3）患者通常采用左侧卧位，当进镜困难时可以变换体位，循腔进镜，依次由直肠、乙状结肠、降结肠、横结肠、升结肠、盲肠直至回肠末端。

3．适应证　EMR 主要适用于部分无蒂息肉、平坦或浅凹陷型息肉的切除。对于较大的息肉，不能一次性整块切除时，可将病灶分块依次切除。无法通过 EMR 实现整块切除的 > 20mm 腺瘤和结直肠的癌前病变及早期癌症，术前需通过抬举征、放大内镜或 EUS 评估是否可切除。

4．禁忌证　主要包括严重的心肺疾病、血液病、凝血功能障碍者；抬举征阴性者；广泛淋巴结转移者。

（四）结直肠 EMR 及 ESD 麻醉与内镜治疗合作要点

因病灶的部位、大小、浸润深度和操作者熟练程度均会影响操作时间以及穿孔和出血等并发症的发生率，内镜医师与麻醉医师需及时沟通，内镜医师要告知预估的手术时间及可能会发生的并发症。

大肠 EMR 尤其 ESD 操作难度大，手术操作时间长且难以确定，麻醉风险也随之增加，此外患者腹式呼吸会增加内镜医师操作难度，手术过程中常需变换体位，利用重力来改善操作条件，因此内镜医师应随时与麻醉医师交流术中需求，在麻醉医师的协助下更好地完成手术。

一旦穿孔，内镜医师应及时封闭穿孔并告知麻醉医师穿孔的情况。当合并术中出血且量较多，一时难以止血时，内镜医师也应及时告知麻醉医师，尤其是在镇静镇痛时，以便麻醉医师及时行气管插管控制气道避免误吸。同时，内镜医师应及时和麻醉医师沟通手术进程，便于麻醉医师调整用药，加速患者周转。

二、隧道法内镜黏膜下肿物切除术

隧道法内镜黏膜下肿物切除术（STER）是在经口内镜食管下括约肌切

开术（POEM）和内镜黏膜下剥离术（ESD）基础上发展起来的一种新的内镜治疗技术，具有安全、微创、术后恢复快和住院时间短等优点。结肠壁较薄弱，很难建立隧道，操作困难。直肠固有肌层来源的小于 2cm 的黏膜下肿瘤可采用 STER，但对术者操作熟练程度要求较高。

（一）手术方法

1. 术前肠道准备均按结直肠镜检查进行。
2. 常规内镜检查找到肿瘤，并准确定位。
3. 建立黏膜下隧道，显露肿瘤，局部注射将黏膜层隆起，分离黏膜下层，在黏膜层和肌层之间形成一条纵行隧道，充分显露肿瘤。
4. 内镜直视下完整切除肿瘤，将瘤体自固有肌层分离并取出。
5. 缝合黏膜切口，以 APC 或热活检钳处理出血灶和可见的小血管，内镜退出黏膜下隧道，直视下应用金属夹完整对缝黏膜切口。

（二）常见并发症

主要包括穿孔、出血、气体相关并发症、电凝综合征，详见本章第一节。

（三）麻醉与内镜治疗合作点

手术难度大，操作时间偏长，易出现出血、穿孔，术中剥离瘤体时可能需要变换体位，利用重力来改善操作条件。内镜医师与麻醉医师需密切配合，及时沟通。当术中出血量较多难以止血时或发生穿孔需要封闭穿孔以致手术时间延长，应及时告知麻醉医师。大肠治疗对咽喉部及呼吸道刺激及影响较小，只需使用小剂量镇静镇痛药即可。

三、结肠镜下金属支架置入术

对于大肠癌、盆腔肿瘤外压或恶性肿瘤导致大肠高位狭窄，一般需在 X 线透视下进行支架放置，治疗前了解狭窄部位形态和长度，插入肠镜确认狭窄位置。

（一）操作步骤

1. 肠镜插到狭窄口从活检孔道插入斑马导丝。
2. 将扩张导管沿斑马导丝插入狭窄部位进行扩张。

3. 同样的方法用水囊导管插入狭窄部位进行扩张。

4. 将带有金属支架的导管从活检孔道插入狭窄部，确认狭窄段在金属标记物之间，支架放置应超出狭窄段上下 1~2cm，防止支架移位。

5. 在 X 线下可见支架在病灶处自行扩大。

6. 内镜下注入 60% 复方泛影葡胺观察造影情况，确认支架位置没有出血、穿孔等并发症后，支架放置成功。

（二）常见并发症

此项操作相对安全、有效、并发症少，常见并发症为出血、穿孔，其他并发症还包括支架移位、疼痛、再次梗阻等。

（三）麻醉与内镜治疗合作要点

因此项操作需在放射线下进行，内镜医师需提前与麻醉医师沟通，做好相应放射线防护，并告知操作时间及可能发生的并发症。

四、结直肠镜诊疗的麻醉

结直肠镜诊疗的麻醉管理必须以保证手术患者安全、维持生命体征平稳为前提；以实现术中患者安静配合、为术者提供良好的操作条件为要求；以保证患者高质量苏醒、尽量减少麻醉相关不良反应，促进患者术后快速康复为目标。

（一）麻醉前评估及准备

1. 麻醉前评估　该类患者病史长短不一、严重情况不同，术前麻醉评估应结合患者病理生理状态和自身特殊病史及伴发病综合评估，主要包括病史、体格检查和辅助检查。重点判断患者是否存在困难气道、有无阻塞性睡眠呼吸暂停及急性上呼吸道感染、哮喘病史，是否有吸烟史、肥胖，是否禁食等可能导致围手术期发生严重呼吸系统不良事件的情况；是否存在胃肠道潴留、消化道活动性出血、梗阻等可能导致反流误吸的情况及消耗状态和营养情况；是否存在未控制的高血压、心律失常、心力衰竭、心肌梗死、心绞痛等可能导致围手术期严重心血管不良事件的情况。必要时，需完善相关专科检查或专科会诊。

2. 麻醉前准备

（1）患者知情告知：应告知患者和 / 或患者受托人镇静 / 麻醉的操作方

案，并向患者和 / 或患者受托人解释镇静 / 麻醉的目的和风险，取得患者和 /
或患者受托人同意，并签署知情同意书。

（2）术前禁食禁饮：患者术前严格禁食 8h，禁饮至少 2h。结直肠镜手
术患者术前一天需做肠道准备，麻醉前易出现低血糖、电解质紊乱等情况，
对于胃肠功能无明显异常的患者，建议术前 2h 适量摄入糖类。

（3）急救药品及器具的准备：麻醉前应备齐急救药品和工具。常用的急
救药品有阿托品、麻黄碱、肾上腺素、去氧肾上腺素、异丙肾上腺素、沙丁
胺醇喷雾剂、糖皮质激素等。常用的急救器具有吸氧面罩、简易呼吸囊、可
视喉镜、不同型号气管导管及喉罩、口咽通气道、鼻咽通气道、除颤仪、吸
痰管、吸引器等。

3．禁忌证

（1）绝对禁忌证：

1）拒绝镇静 / 麻醉的患者。

2）既往镇静 / 麻醉药物过敏的患者，应避免使用同一类镇静 / 麻醉药。

3）肠梗阻和 / 或胃潴留的患者。

4）合并上消化道急性活动性出血的患者。

5）重要脏器功能严重受损、近期发作心肌梗死 / 脑梗死、严重呼吸道
感染或哮喘急性发作期以及其他随时威胁患者生命安全的合并症。

（2）相对禁忌证：

1）明确困难气道的患者。

2）合并严重神经系统疾病的患者，如卒中、偏瘫、惊厥等。

3）有药物滥用史和药物成瘾史的患者。

4）长期口服抗血小板或抗凝药的患者。

5）年龄过大、过小或病态肥胖的患者。

6）合并肝硬化肝功能失代偿的患者。

（二）麻醉管理

结直肠镜诊疗操作时间较长，刺激较强，尤其肠管注气及牵拉可引起恶
心、疼痛，甚至肠痉挛等，给患者带来不同程度的痛苦。一些患者因此恐惧
结直肠镜检查，从而延误病情。

1．镇静镇痛 静脉注射小剂量咪达唑仑（1~2mg）、芬太尼（30~50μg）
或舒芬太尼（3~5μg），均可使成年患者达到轻中度镇静状态，退镜时如有
较长时间的治疗性操作，可适当追加药物。

2. 非插管全身麻醉　结直肠镜诊疗时，临床上最常采用的是非插管全身麻醉，常用的药物和方法如下：

（1）丙泊酚：单用丙泊酚可以满足对镇痛要求不高的结肠镜诊疗，如肠息肉摘除等，可缓慢静脉推注初始负荷剂量 1.5 ~ 2.5mg/kg，患者呼吸略缓慢但平稳、睫毛反射消失、全身肌肉松弛即可开始结直肠镜操作。操作过程中严密监测患者呼吸和循环情况，确定是否需要气道支持（如托下颌、鼻咽通气道甚至辅助或控制呼吸）和循环药物支持（如麻黄碱、阿托品）。如果诊疗时间稍长或操作刺激较强，根据患者体征如呼吸加深、心率增快甚至体动等，可每次静脉追加 0.2 ~ 0.5mg/kg，也可持续泵注 6 ~ 10mg/（kg·h）。

（2）右美托咪定：适用于结直肠镜操作时间长的患者，可使患者处于自然睡眠状态，且呼之能应，循环稳定亦无明显呼吸抑制。一般建议静脉泵注右美托咪定 0.2 ~ 1μg/kg（10 ~ 15min）后，以 0.2 ~ 0.8μg/（kg·h）维持；复合瑞芬太尼 0.1 ~ 0.2μg/（kg·min）可加强镇痛作用。

（3）联合用药：单独应用一种药物，对呼吸和循环的抑制作用大，因此对于操作时间长、操作复杂的结直肠镜推荐联合用药。用药原则及方法同本章第四节"小肠镜麻醉管理"。

3. 气管插管全身麻醉　结直肠镜操作及麻醉明显影响呼吸时，宜选用气管插管全身麻醉。值得注意的是，联合应用镇静药与麻醉性镇痛药时，宜适当减少药物剂量，并密切观察有无呼吸和循环抑制。

（三）常见并发症及处理

镇静相关不良事件定义为：低氧血症（$SpO_2 < 90\%$），低血压（SBP < 90mmHg，或需升压药干预的血压降低）和因镇静相关问题需要提前终止内镜操作的事件。

1. 呼吸抑制　术中密切观察患者呼吸频率和呼吸幅度，如出现呼吸抑制，应加大吸氧流量，同时开放气道，使患者处于仰头抬颌体位，必要时嘱内镜医师停止操作；若缺氧状态无缓解，应予以口咽通气道或鼻咽通气道改善通气，必要时予以面罩加压给氧；如采取以上措施仍无效，则应立即放置喉罩或行气管插管机械通气。

2. 反流误吸　患者术前肠道准备常需通过大量饮水以促进肠道排泄，部分胃肠蠕动功能异常的患者术中可能出现反流误吸。一旦患者出现反流误吸，应立即将患者头偏向一侧，充分吸引口腔中液体或异物，提高吸氧浓度维持氧合，通过拍背促进患者咳出呼吸道异物，必要时行气管内插管，尽早通过纤维支气管镜吸尽气管内误吸液体及异物，或者行纤维支气管镜肺泡灌洗以防治肺部并发症。

3. 低血压 患者术中血压下降时可加快输液速度，必要时可静脉推注去氧肾上腺素 25 ~ 100μg 或去甲肾上腺素 4 ~ 8μg，可反复使用。当患者出现低血压合并心动过缓时，可予以麻黄碱 5 ~ 15mg 静脉推注。

4. 肠穿孔或出血 严密观察术中患者腹部情况，诊疗操作过程中应常规检查患者有无明显肠胀气。若患者出现苏醒期烦躁、腹部疼痛，应密切观察患者生命体征变化，排除肠穿孔或出血。若确诊为肠穿孔导致气腹，可使患者维持侧卧位，在脐平面与腋前线或腋中线交点处行腹腔穿刺放气，同时与术者沟通做相应后续处理。

5. 坠床 坠床是结直肠镜镇静/麻醉的严重并发症之一，轻者可造成患者四肢和躯体创伤，重者可危及患者生命。围手术期应对患者行严密监护，始终妥善固定患者是防止坠床的关键。

（四）麻醉与内镜诊疗合作要点

1. 直肠镜诊疗操作因位置浅，操作时间短、刺激小，通常行镇静镇痛即可满足诊疗需求。但若患者存在术前焦虑、紧张情绪，麻醉效果欠佳或检查者操作不熟练，患者会出现躁动挣扎，可导致消化道黏膜擦伤或撕裂出血，严重者甚至可致肠穿孔，此时应考虑行非插管全身麻醉以保证患者安全、舒适地完成检查。故在直肠镜诊疗过程中，需要麻醉医师与内镜医师充分沟通合作，以确保诊疗活动的顺利实施。

2. 结肠镜诊疗较直肠镜诊疗用时长、刺激强、更复杂，因此难度更大，对检查者熟练程度要求更高。尤其在通过几个关键位置如乙状结肠 - 降结肠、脾曲、肝曲、回盲部时，因牵拉刺激迷走神经，可引起心动过缓，此时麻醉医师应与内镜医师充分沟通，暂停操作，加深麻醉，强化监护，必要时给予阿托品 0.5 ~ 1mg，待心率升至 50 次/min 以上后，方可继续结肠镜诊疗操作。

（宋丹丹　柴宁莉　高金贵　陈卫刚　李　文　李　悦　杜　威

王赞滔　刘　芳　刘　宇　李轶聪　朱康丽　索日娜　苏　东）

参考文献

[1] 中华医学会消化内镜学分会麻醉协作组. 常见消化内镜手术麻醉管理专家共识 [J]. 临床麻醉学杂志, 2019, 35（2）: 177-185.

[2] BLOBNER M, HUNTER J M, MEISTELMAN C, et al. Use of a train-of-four ratio of 0.95 versus 0.9 for tracheal extubation: an exploratory analysis of POPULAR data[J]. Br J Anaesth, 2020, 124(1): 63-72.

[3] 郭曲练, 程智刚, 胡浩. 麻醉后监测治疗专家共识 [J]. 临床麻醉学杂志, 2021, 37（1）: 89-94.

[4] URMAN R D, GROSS W L, PHILIP B K. Anesthesia Outside the Operating Room[M]. 2nd ed. New York: Oxford Academic, 2018.

[5] 房康, 陈涛, 徐美东. 内镜下治疗十二指肠病变的研究进展 [J]. 同济大学学报（医学版）, 2021, 42（1）: 123-129.

[6] GASPAR J P, STELOW E B, WANG A Y. Approach to the endoscopic resection of duodenal lesions[J]. World J Gastroenterol, 2016, 22(2): 600-617.

[7] 中华医学会消化内镜学分会 ERCP 学组, 中国医师协会消化医师分会胆胰学组, 国家消化系统疾病临床医学研究中心. 中国 ERCP 指南（2018 版）[J]. 中华消化内镜杂志, 2018, 35（11）: 777-813.

[8] 李兆申, 张澍田. ERCP 初级培训教程 [M]. 北京: 人民卫生出版社, 2015.

[9] MANES G, PASPATIS G, AABAKKEN L, et al. Endoscopic management of common bile duct stones: European Society of Gastrointestinal Endoscopy (ESGE) guideline[J]. Endoscopy, 2019, 51(5): 472-491.

[10] DUMONCEAU J M, KAPRAL C, AABAKKEN L, et al. ERCP-related adverse events: European Society of Gastrointestinal Endoscopy (ESGE) Guideline[J]. Endoscopy, 2020, 52(2): 127-149.

[11] HAWES R H, FOCKERNS P, VARADARAJULU S. 内镜超声学 [M]. 4 版. 李文, 金震东, 译. 北京: 北京大学医学出版社, 2019.

[12] 金震东, 蒋斐. 超声内镜穿刺和介入治疗的发展现状和前沿趋势 [J]. 中华消化杂志, 2019, 39（6）: 366-369.

[13] 武晓丽, 李其昂, 李悦. 胃肠镜诊疗中镇静/麻醉新进展 [J]. 国际麻醉学与复苏杂志, 2020, 41（1）: 71.

[14] 中华医学会消化内镜学分会外科学组, 中国医师协会内镜医师分会消化内镜专业委员会, 中华医学会外科学分会胃肠外科学组. 中国消化道黏膜下肿瘤内镜诊治专家共识（2018 版）[J]. 中国实用外科杂志, 2018, 38（8）: 840-850.

[15] 曾彦博, 杜奕奇, 王东, 等. 新经自然腔道内镜手术技术下超声内镜治疗胰腺假性囊肿的研究进展 [J]. 中华消化内镜杂志, 2018, 35（2）: 145-147.

[16] 刘亚萍, 王东, 李兆申. 新经自然腔道内镜手术感染控制的研究进展 [J]. 中华消化内镜杂志, 2018, 35（3）: 221-224.

[17] 国家消化内镜专业质控中心, 国家消化系统疾病临床医学研究中心（上海）, 国家消

化道早癌防治中心联盟，等. 中国消化道疾病内镜下射频消融术临床应用专家共识
（2020，上海）[J]. 中华消化内镜杂志，2020，37（2）：77-82.

[18] Practice Guidelines for Moderate Procedural Sedation and Analgesia 2018: A Report by the American Society of Anesthesiologists Task Force on Modedural Sedation and Analgesia, the American Association of Oral and Maxillofacial Surgeons, American College of Radiology, American Dental Association, American Society of Dentist Anesthesiologists, and Society of Interventional Radiology[J]. Anesthesiology, 2018, 128(3): 437-479.

[19] DARISETTY S, NABI Z, RAMCHANDANI M, et al. Anesthesia in peroral endoscopic myotomy: A large tertiary care experience[J]. Indian J Gastroenterol, 2017, 36(4): 305-312.

[20] 中华医学会消化内镜学分会消化内镜隧道技术协作组，中国医师协会内镜医师分会，北京医学会消化内镜学分会. 中国食管良恶性狭窄内镜下防治专家共识（2020，北京）[J]. 中华消化内镜杂志，2021，38（3）：173-185.

[21] 中华医学会消化内镜学分会超级微创协作组，中国医师协会内镜医师分会，北京医学会消化内镜学分会. 中国贲门失弛缓症诊治专家共识（2020，北京）[J]. 中华消化内镜杂志，2021，38（4）：256-275.

[22] 中华医学会肝病学分会，中华医学会消化病学分会，中华医学会内镜学分会. 肝硬化门静脉高压食管胃静脉曲张出血的防治指南[J]. 临床肝胆病杂志，2016，32（2）：203-219.

[23] LIU S, CHAI N, ZHAI Y, et al. New treatment method for refractory gastroesophageal reflux disease (GERD): C-BLART (clip band ligation anti-reflux therapy)-a short-term study[J]. Surg Endosc, 2020, 34(10): 4516-4524.

[24] 中国医师协会超声内镜专家委员会. 中国内镜超声引导下细针穿刺抽吸/活检术应用指南（2021，上海）[J]. 中华消化内镜杂志，2021，38（5）：333-337.

[25] 刘请仁，纪木火，杨建军. 羟考酮在全身麻醉中的应用进展[J]. 药学与临床研究，2021，29（1）：43-46.

[26] TANAKA S, SAITOH Y, MATSUDA T, et al. Evidence-based clinical practice guidelines for management of colorectal polyps[J]. Clin Exp Gastroenterol, 2014, 7(8): 285-296.

[27] 中华医学会消化内镜学分会麻醉协作组. 常见消化内镜手术麻醉管理专家共识[J]. 中华消化内镜杂志，2019，36（1）：9-19.

[28] COTÉ G A, HOVIS R M, ANSSTAS M A, et al. Incidence of sedation-related complications with propofol use during advanced endoscopic procedures[J]. Clin Gastroenterol Hepatol, 2010, 8(2): 137-142.

第九章

小儿患者消化内镜诊疗及麻醉管理

　　本章着重介绍常见的小儿消化内镜检查、治疗和麻醉管理要点，其中的临床思维和诊治理念对其他小儿消化内镜诊疗和麻醉管理也会起到借鉴作用。随着小儿消化内镜学的发展，这些技术的循证医学资料会越来越丰富，新的诊疗技术也将不断涌现和逐步普及，麻醉医师应针对这些新技术、新项目优化麻醉管理，更好地保障患儿安全。

第一节　小儿消化内镜及麻醉特点

　　婴幼儿及儿童由于特殊的生理解剖、生长发育特点及内镜设备的特殊性，使内镜检查及治疗具有与成人完全不同的特殊性，并不是对成人内镜实施模式的简单复制。内镜医师及麻醉医师应充分认识这些特殊性，掌握小儿内镜及麻醉的特点，才能更好地开展这项工作，保障患儿的医疗安全。

一、小儿消化系统生理解剖特点

　　小儿消化系统最大的特点是具有成长性，不同阶段的各系统具有不同的特点。小儿消化道管腔的解剖特点包括管腔狭窄、管壁薄、长度随年龄及身高不断变化。食管长度是指从咽喉部到贲门部，随着小儿的年龄及身高而增加。新生儿和婴儿的食管呈漏斗状，黏膜嫩薄，腺体缺乏，弹力组织及肌层尚不发达。新生儿食管长度为 8 ~ 10cm，1 岁时为 12cm，5 岁时为 16cm，学龄小儿为 20 ~ 25cm，成人为 25 ~ 30cm。婴儿食管横径为 0.6 ~ 0.8cm，幼儿为 1cm，学龄小儿为 1.2 ~ 1.5cm。胃容量随着小儿的成长而变大，新生儿为 30 ~ 60ml，1 ~ 3 个月时为 90 ~ 150ml，1 岁时为 250 ~ 300ml，5 岁时为 700 ~ 850ml，成人约为 2 000ml；小儿小肠相对较长，一般为身长的 5 ~ 7 倍（成人仅为 4 倍）或为坐高的 10 倍。小肠的主要功能包括运动、消化、吸收及免疫；结肠的主要功能是储存食物残渣，进一步吸收水分以及形成粪便。婴幼儿肠黏膜肌层发育差，肠黏膜柔软而薄，结肠无明显结肠袋与脂肪垂，升结肠与后壁固定差，易发生肠扭转和肠套叠。

二、小儿消化内镜操作特点

　　小儿消化内镜操作通常由儿科内镜医师进行，作为常规检查及治疗项目开展。儿童消化道解剖结构与成人存在诸多差异，如年龄小、胃肠腔道狭窄、腹腔整体空间小、操作困难、胃肠壁薄易穿孔，儿童依从性差，故操作的风险相对成人明显增高，对儿童消化内镜医师的技术要求也更高。此外，儿童消化系统疾病谱与成人不同，除炎症外，可合并多种消化道畸形，患儿不仅需要诊断，更需要内镜下的治疗技术。然而，目前应用的消化内镜操作器械及附件极少有专门针对不同年龄和不同体形儿童的，相对较粗的管径会增加儿童内镜操作难度，使小年龄段儿童消化内镜技术的发展明显受限。

三、小儿消化内镜与麻醉配合的特殊性

随着我国消化内镜诊断和治疗技术的飞速发展，消化内镜诊疗技术在儿科逐渐普及，小儿消化内镜已经不是一项单纯的检查技术，而是一门有理论、有技术、有诊断、有治疗的新兴学科，即儿科消化内镜学。小儿消化内镜的应用，提升了小儿消化系统疾病的认识及诊断水平，为精准治疗提供了依据。小儿对消化内镜诊疗的配合及耐受度差，且小儿胃肠腔道狭窄、操作困难、风险大；目前已广泛开展的舒适化医疗可使患儿在整个就医过程中，达到心理和生理上的无痛苦、无恐惧和愉悦感。心理上的无痛苦、无恐惧源于医护人员的良好态度和就医环境，而生理上的无痛苦、无恐惧则完全依赖于麻醉专业人员所提供的舒适化服务，所以小儿消化内镜的检查及治疗提倡在镇静/麻醉下进行，可以更好地保障患儿的安全，防止相关并发症的发生，为术者提供良好的操作条件以及利于患儿术后早期康复。鉴于小儿消化内镜诊疗的病种、手术方式、体位、并发症、气道管理等都具有自身的特殊性，为保障医疗质量与安全，无痛内镜检查前需完善血常规、出凝血时间、心电图、胸部 X 线片等常规检查，内镜医师及麻醉医师均需详细了解病情，并分别向家长告知消化内镜检查和麻醉的风险、并发症及注意事项，并由家长分别签署内镜检查同意书和麻醉知情同意书。小儿消化内镜诊疗麻醉应有统一的麻醉管理规范，以期有助于小儿无痛消化内镜诊疗的普及和规范管理。

第二节　小儿消化内镜诊疗麻醉概论

小儿消化系统疾病常会引起营养物质摄入不足、吸收障碍，可导致患儿营养不良、发育迟缓；若为先天性消化道畸形，常为胚胎发育障碍，可同时合并其他系统畸形，如先天性心脏病、气道发育异常、脊柱四肢及泌尿系统畸形等。因此在实施小儿无痛消化内镜诊疗时，麻醉的风险及关注点与成人有所不同。以下从术前评估与准备、麻醉方法与药物的选择及麻醉后复苏等几个方面讲述小儿无痛消化内镜诊疗的麻醉管理。

一、麻醉前评估与准备

（一）麻醉前评估

术前评估应视为麻醉前医疗会诊，不能仅仅是单纯地选择麻醉适应证、

排除麻醉禁忌证的过程。麻醉医师需要在术前运用专业知识和经验判断患儿的一般状况，了解个体差异，解决特殊情况，降低麻醉风险。具体包括：①评估患儿健康状况，确定需要进一步进行哪些术前检查；②准确评估麻醉风险相关因素及可能影响麻醉管理的因素，从而降低围手术期并发症发生率；③就患儿的治疗方案与内镜医师进行充分的沟通交流，制定最佳的围手术期治疗方案；④术前与患儿及其父母进行沟通宣教，通俗易懂地回答患儿父母所关心的麻醉问题，提高患儿及父母对实施麻醉的信心和满意度。

小儿无痛消化内镜诊疗麻醉前访视内容与普通择期手术一致，均从病史采集、体格检查和辅助检查三个方面来进行，重点需关注患儿以下六个方面的问题：①年龄（新生儿及婴儿要具体到出生日期）；②现病史，以及其对呼吸系统、循环系统、肝肾功能的影响，尤其关注是否有胃潴留或胃排空障碍等情况，因其会增加反流误吸风险；③既往镇静 / 麻醉史、手术史、用药史、过敏史、生产史和家族史等；④近 2 周内是否有上呼吸道感染史，是否存在打鼾、呼吸暂停、呼吸困难等症状；⑤是否合并先天性心脏病、癫痫、颅脑占位或损伤等神经系统疾病；⑥是否存在营养不良、电解质紊乱等情况。小儿无痛消化内镜诊疗麻醉前的辅助检查包括基本的血常规、出凝血时间、肝肾功能、心电图、胸部 X 线片、输血前检查等，有特殊疾病或合并症的患儿，可根据病情需要行其他特殊辅助检查。

（二）麻醉前准备

包括术前宣教、术前用药、麻醉所需药物及设备的准备。由于小儿的特殊性，术前宣教尤为重要。手术及麻醉会给患儿及家属带来较大的精神压力，若术前心理准备不完善，不仅影响麻醉的实施和效果，还会造成患儿的精神创伤，如恐惧、夜尿、抑郁、焦虑、行为改变等。患儿术前的心理准备技巧随年龄变化而不同，6 个月以下的婴儿虽然认知能力低，但对周围环境的改变很敏感，所以任何触及患儿的诊疗性操作，医护人员都应态度和蔼、动作轻柔；与父母分离引发的焦虑在幼儿和学龄前儿童表现显著，近年来随着舒适化医疗理念的推广，就医环境的改善，形象生动的宣教，安全有效的麻醉前用药，明显提高了患儿及其父母对麻醉的满意度。术前宣教还包括术前禁饮食的宣教，小儿无痛消化内镜诊疗术前通常禁食固体食物 8h、配方奶 6h、母乳 4h，禁饮清饮料 2h；但在上消化道梗阻、胃排空障碍、胃食管反流等特殊患儿中，则应适当延长禁饮禁食时间，必要时需给予术前胃肠减压。

小儿术前会存在不同程度的紧张和焦虑，发生率可高达 60%。适量使用术前镇静药可减少心理创伤，并有助于麻醉医师顺利实施麻醉诱导，提高苏醒质量。术前用药的途径多样，静脉注射、肌内注射、口服、口腔含化、滴鼻、直肠给药等方式是目前常用的给药途径。相对于其他用药途径，口服或滴鼻给药在小儿的接受程度最高。小儿常用的术前镇静药物有咪达唑仑、氯胺酮、右美托咪定等。咪达唑仑 0.5mg/kg 口服可有效改善小儿术前的紧张情绪，且无明显苏醒延迟等不良反应，但咪达唑仑口服生物利用度低，若加大剂量，可致不良反应增多，因此咪达唑仑作为小儿术前用药的缺点也越来越受到重视。与咪达唑仑口服相比，已有文献报道术前经鼻给予咪达唑仑 0.2mg/kg 是安全、有效且可产生满意的镇静抗焦虑作用，但高浓度咪达唑仑对鼻腔黏膜有一定的刺激作用，产生烧灼感，因此咪达唑仑滴鼻在临床麻醉中并不常用；氯胺酮也可经胃肠道及鼻黏膜给药，但可有致幻、心动过速、喉痉挛等不良反应的发生，故不建议单独使用；右美托咪定是近年来广泛应用于临床的小儿术前用药，其发挥的镇静作用类似于正常的困倦和睡眠，对呼吸驱动力影响极小，且具有无色、无味，对鼻腔黏膜刺激性低，耐受性好的特点。术前 30min 给予 0.01% 右美托咪定 1 ~ 2μg/kg 均匀滴入双侧鼻腔，能显著降低 3 ~ 7 岁全身麻醉小儿术前焦虑的发生率，减轻焦虑严重程度，还能减少小儿术后躁动、谵妄的发生。镇静效果满意，避免了患儿与其父母分离时的紧张、焦虑、恐惧、哭闹等情况，患儿入室后可较好耐受面罩吸氧，减轻患儿开放静脉通路时的痛苦。有严重房室传导阻滞、心功能不全、呼吸和循环衰竭等严重合并症的患儿不宜给予麻醉前用药。所有给予术前镇静药物的患儿均应监测心率、呼吸频率及幅度、脉搏血氧饱和度等指标。

二、麻醉方法的选择

根据小儿消化内镜诊疗的目的和对麻醉深度的要求，麻醉医师与消化内镜医师及患儿家属充分沟通后，由麻醉医师选择适合的麻醉方式及用药。

小儿往往不能很好地配合胃镜检查，故需要给予镇静或全身麻醉。单一镇静药物（如丙泊酚）镇静剂量下几乎无镇痛作用，要达到镇痛效果，往往需要较大的药物用量，但会使镇静程度偏深，甚至影响呼吸；镇静药物复合镇痛药物（如阿片类药物），可减少镇静药物用量，镇静时间及恢复时间更短；口咽部的表面麻醉亦可减轻胃镜通过口咽部引起的刺激，减少麻醉药物用量。新生儿及婴儿行胃镜检查时，由于镇静、镇痛药物对其呼吸功能影响大，呼吸抑制及反流误吸发生率较高，为保证安全，应选择气管插管全身麻醉。幼儿及学龄期儿童行胃镜检查可选用非插管全身麻醉，操作过程中需严密监测患儿呼吸和循环情况，确定是否需要气道支持（如托下颌、鼻咽通气道甚至辅助或控制呼吸）和循环药物支持（如阿托品、肾上腺素等）。青春期少年其生理功能与成人类似，可选择在镇静或非插管全身麻醉下行胃镜检查。

结肠镜检查是诊断肠道疾病的重要方法之一，但术中镜身牵拉肠壁、肠腔内充气等易引起患儿不适，可以导致心率减慢，其刺激较胃镜更大，且肠镜检查操作时间较长，小儿依从性差，故小儿无痛肠镜检查多选用非插管全身麻醉或气管插管（或喉罩）全身麻醉。

消化道异物取出术则需根据患儿的一般情况、吞食异物的性质、时间、嵌顿的部位以及操作者的熟练程度来选择麻醉方法及用药。若为圆钝的、无腐蚀性的、吞食时间较短的上消化道异物，可选用非插管全身麻醉；若为尖锐的、具腐蚀性的、有穿孔可能性的异物，或年龄小于 1 岁的患儿，均选用气管插管全身麻醉。

其他时间较长、操作复杂的小儿消化内镜诊疗手术，如活动性上消化道出血内镜下止血、食管狭窄扩张术、食管狭窄放射状切开术、食管狭窄覆膜支架置入术、经口内镜食管下括约肌切开术（POEM）、PEG 管置入术、经口内镜下幽门肌切开术、食管静脉曲张套扎术、胃底静脉曲张硬化剂注射术、胰腺疾病超声内镜引导下穿刺术、十二指肠膜状狭窄切开术、经口或经肛小肠镜检查及小肠镜下息肉切除术等，反流误吸风险较高，均应在气管插管全身麻醉下进行。

三、麻醉管理

（一）术中监测

在实施镇静 / 麻醉的过程中，需要对患儿进行持续的观察和监测生命体征，包括全程观察患儿的皮肤颜色 / 唇色、呼吸频率和幅度，常规监测心率、心律、血压、脉搏血氧饱和度、心电图；实施气管插管（或喉罩）全身麻醉的患儿由于脉搏血氧饱和度（SpO_2）的监测存在滞后性，所以需常规监测呼气末二氧化碳（$P_{ET}CO_2$），以便及时发现呼吸异常情况；有条件的情况下可行麻醉深度监测、呼气末麻醉气体浓度监测；婴幼儿（尤其是新生儿）体温调节功能发育不健全，体温易随环境温度而改变，尤其是时间较长的手术，必须行体温监测，并做好保暖措施。小儿消化内镜诊疗实施过程多采用侧卧位，少数会选用俯卧位，术中需要关注特殊体位下对神经或体表重要部位的压迫，术前需要做好防护。

（二）麻醉实施

麻醉实施取决于患儿的病情、预期气道管理中的问题（误吸的风险、困难插管或通气不畅等）、内镜检查或手术方式以及患儿的接受程度，可采用镇静镇痛、非插管全身麻醉或气管插管全身麻醉。根据麻醉诱导方式的不同，全身麻醉又可分为静脉或吸入麻醉诱导。所有麻醉方式都应注意防治患儿呼吸抑制或反流误吸。

由于患儿通常不能配合检查或治疗，术前常用咪达唑仑、氯胺酮、右美托咪定等镇静药物，用药途径多样，常用的给药方式为口服或滴鼻。这些术前用药以及操作中的维持用药对患儿的呼吸、循环系统会产生抑制作用，尤其是呼吸抑制可能更为明显，加之内镜操作的影响，因此，对于采用镇静镇痛或非插管全身麻醉的患儿，更应严密观察和监测生命体征，采取"滴定式"的给药方法，避免药物过量，及时处理呼吸抑制和反流误吸，原则上应由有经验的高年资医师负责麻醉和内镜操作。

静脉麻醉诱导是全身麻醉最常用的诱导方法，患儿通常取仰卧位，面罩给予较高流量供氧。诱导开始时，先缓慢给予丙泊酚初始负荷剂量，右美托咪定与丙泊酚有协同作用，可明显减少丙泊酚的用量，减轻丙泊酚对呼吸和循环的抑制作用，提高手术的安全性，同时负荷小剂量芬太尼或舒芬太尼，待患儿睫毛反射消失、全身肌肉松弛、呼吸平稳即可开始内镜操作。若选择气管插管（或喉罩）全身麻醉，则根据术前气道评估情况选用快速诱导插管或保留自主呼吸插管，阿片类药物剂量需满足抑制插管刺激，肌肉松弛药方面可根据预计手术时间选择短效肌肉松弛药（米库氯铵）或中效肌肉松弛药（罗库溴铵或维库溴铵）。

吸入麻醉诱导适合用于没有建立静脉通路的小儿，具有起效快、诱导平稳、无痛苦及易被接受等优点。目前常用的吸入麻醉药物有七氟烷、地氟烷、氧化亚氮等，其中最适于小儿吸入诱导的是麻醉效能强、血气分配系数低、无刺激性气味的七氟烷。单纯使用七氟烷诱导，在麻醉深度较浅时气管插管，易诱发喉痉挛，故建议在小儿意识消失后，建立静脉通路，辅助其他镇静镇痛药物和/或肌肉松弛药完成喉罩安放或者气管插管。

麻醉维持可采用间断追加药物（如丙泊酚）的方法；若为时间较长的手术，也可采用七氟烷吸入或丙泊酚和瑞芬太尼静脉持续输注。麻醉医师要时刻处于警觉状态，维持合适的麻醉深度和患儿的内环境稳定（包括生命体征、酸碱平衡、温度、凝血、容量状况等）。

（三）麻醉复苏

所有麻醉及操作结束后的患儿都需要在麻醉恢复室观察 30min 以上，麻醉恢复室应配备麻醉医师以及麻醉护士，麻醉护士协助麻醉医师负责病情监护、记录，观察患儿心率、呼吸、血压、SpO_2 等生命体征和神志状态，以及有无恶心、呕吐等并发症，确保不发生坠床、反流误吸等不良事件。

离室标准：如为住院患儿，则按麻醉恢复常规管理，至离室评分＞ 9 分，方可离开麻醉恢复室，转入病房。

离院标准：门诊无痛消化内镜检查的患儿若选择非插管全身麻醉，需在苏醒后 1h 以上，经麻醉医师评估离院标准评分＞ 9 分或不低于镇静前评分且无恶心、呕吐，方可离院；若选择气管插管（包括喉罩）的患儿需在拔管后 4h 以上，经麻醉医师评估离院评分＞ 9 分且无恶心呕吐后，可离院。

应告知患儿的术后饮食、活动、用药和随访时间等注意事项，嘱咐监护人在麻醉后 24h 内必须有专人看护患儿，下地行走时需要预防跌倒。进食的顺序遵从清水 - 流质食物 - 固体食物的顺序，逐渐加量，以不出现腹胀、恶心、呕吐为原则，并为患儿家属提供紧急情况联系电话。门诊患儿如发生苏醒延迟、过敏或呼吸和循环不稳定、严重麻醉并发症，应收入院继续观察治疗。

第三节　小儿消化内镜检查及麻醉

小儿消化内镜的检查项目主要包括：电子胃镜、电子结肠镜、超声内镜、内镜逆行胰胆管造影（ERCP）、小肠镜、内镜下组织活检等。胶囊内镜检查对于年龄较小，不能自行咽下胶囊，或咽下胶囊内镜 4h 后仍不能通过幽门的患儿，需在麻醉下通过电子胃镜将胶囊内镜置入十二指肠水平段，完善胶囊内镜对小肠病变的检查与诊断。

一、小儿消化内镜检查

（一）胃镜检查

1. 适应证　①不明原因上腹痛或脐周疼痛；②上消化道出血，如呕血、黑便；③不明原因呕吐；④吞咽困难、吞咽痛；⑤难治性胃食管反流病；

⑥腐蚀性异物；⑦不明原因腹泻；⑧炎症性肠病；⑨移植物抗宿主病；⑩不明原因胸痛；⑪不明原因贫血；⑫体重减轻、生长迟缓；⑬其他系统疾病累及上消化道。

2. 禁忌证

（1）相对禁忌证：①出凝血机制障碍的出血性疾病；②腹水；③发热、急性咽喉炎、扁桃体炎；④严重脊柱畸形。

（2）绝对禁忌证：①严重的心肺、神经系统疾病或处于休克昏迷等不能耐受者；②疑有腹膜炎、严重腹胀。

（二）结肠镜检查

1. 适应证 ①下消化道出血；②不明原因腹痛；③不明原因腹泻；④炎症性肠病；⑤肛周病变（肛瘘、肛周脓肿）；⑥肠息肉；⑦移植物抗宿主病；⑧不明原因贫血；⑨体重不增、生长迟缓；⑩其他系统疾病累及下消化道。

2. 禁忌证

（1）相对禁忌证：①出凝血机制障碍的出血性疾病；②肠切除 7 天以内；③近期有肠穿孔；④明显腹胀。

（2）绝对禁忌证：①严重的心肺、神经系统疾病或处于休克昏迷无法耐受者；②疑有肠穿孔、腹膜炎、腹腔内有广泛粘连；③严重的坏死性肠炎、巨结肠危象、完全性肠梗阻。

（三）超声内镜

1. 适应证 ①怀疑慢性胰腺炎；②胰腺囊性病变；③胰腺炎性肿块；④胰腺肿瘤；⑤胰腺及胰腺周围大部分区域如胆总管及肾上腺病变；⑥腹膜后淋巴结及占位；⑦后纵隔淋巴结及占位性病变；⑧消化道黏膜下肿瘤或可疑消化道管壁增厚；⑨局灶性肝脏实性占位；⑩直肠周围盆腔占位等。

2. 禁忌证

（1）相对禁忌证：①一般心肺疾病；②急性上呼吸道感染；③严重的食管静脉曲张；④透壁性溃疡；⑤食管畸形、脊柱及胸廓畸形；⑥有出血倾向。

（2）绝对禁忌证：①严重的心肺疾病，如重度心功能不全、重度高血压、严重肺功能不全和急性肺炎；②食管化学性、腐蚀性损伤的急性期。

（四）单气囊或双气囊小肠镜检查

1．适应证　①潜在小肠出血及不明原因缺铁性贫血；②疑似克罗恩病；③不明原因腹泻或蛋白丢失；④疑似吸收不良综合征（如乳糜泻等）；⑤疑似小肠肿瘤或增殖性病变；⑥不明原因小肠梗阻；⑦外科肠道手术后异常情况（如出血、梗阻等）；⑧临床相关检查提示小肠存在器质性病变可能；⑨已确诊的小肠病变（如克罗恩病、息肉、血管畸形等）治疗后复查；⑩小肠疾病的治疗，如小肠息肉切除术、小肠异物（如胶囊内镜等）取出术、小肠血管病变治疗术、小肠狭窄扩张术等；⑪困难结肠镜无法完成的全结肠检查；⑫手术后消化道解剖结构改变导致十二指肠镜无法完成的 ERCP。

2．禁忌证

（1）相对禁忌证：①小肠梗阻无法完成肠道准备；②多次腹部手术史；③其他高风险状态或病变（如中度以上食管 - 胃静脉曲张者、大量腹水等）。

（2）绝对禁忌证：严重心肺等器官功能障碍。

二、小儿消化内镜检查的麻醉管理

（一）术前访视及麻醉评估

不能因为只是简单的检查而忽略麻醉前评估，需要做消化内镜检查的患儿往往存在有隐匿的内科或外科疾病，消化道症状只是其中的一种表现，所以必须仔细、认真地进行麻醉前评估，尤其要重视气道的评估。

（二）术中监测

常规监测无创血压（NIBP）、心电图、SpO_2，非气管插管患儿应监测呼吸频率和呼吸幅度，维持呼吸道通畅。有条件时，无论患儿是否行气管内插管，均应监测 $P_{ET}CO_2$，必要时行麻醉深度、体温及肌松监测。

（三）麻醉方法的选择

根据患儿情况，与内镜医师沟通检查方式以及预计检查时间，选择合适的麻醉方法。年龄＜1岁的患儿因食管括约肌发育未完全，易发生胃食管反流，故行消化内镜检查应选用气管插管全身麻醉。年龄＞1岁、一般状况良好、无其他系统合并症的患儿行普通的胃镜或肠镜检查，可选用非插管全身麻醉；若同时进行胃镜和肠镜检查，或行双气囊小肠镜检查，由于手术时间较长，为了避免不断增加镇静镇痛药物对患儿自主呼吸的影响，应选择气管插管全身麻醉；超声内镜由于要注入无气水介质，操作时间相对较长，反流误吸风险增加，也需选择气管插管全身麻醉。不论选用哪种麻醉方法，均需做好咽喉部及气道的表面麻醉，减少呛咳反应。

简单的胃镜或肠镜检查，麻醉诱导与维持尽可能选用丙泊酚、依托咪酯、瑞马唑仑、七氟烷、芬太尼、瑞芬太尼、阿芬太尼、米库氯铵、罗库溴铵等起效快、作用时间短、消除快、对心肺功能影响轻微、术后恶心呕吐发生率低的麻醉用药。若选择非插管全身麻醉，诱导时需缓慢注射丙泊酚，初始负荷量 2mg/kg，同时负荷小剂量芬太尼（1～2μg/kg）或舒芬太尼（0.1～0.2μg/kg），患儿均能很好地耐受进镜；在进行较大刺激的操作前（如肠镜检查经过脾曲或肝区时），可间断追加丙泊酚 1～2mg/kg；若同时进行胃镜及肠镜检查，以及超声内镜检查，则选择气管插管全身麻醉，诱导时给予丙泊酚 2～3mg/kg、芬太尼 2～3μg/kg、罗库溴铵 0.6mg/kg，既可达到足够的麻醉深度，也不影响术后苏醒；若行单气囊或双气囊小肠镜检查，时间较长，诱导用药同前，术中可给予 2%～3% 七氟烷吸入或丙泊酚 3～5mg/（kg·h）静脉输注维持麻醉。

（四）常见并发症及处理

1. 呼吸系统并发症　①反流误吸：小儿若未行气管插管，则发生反流误吸的风险明显增加。若术中发生反流，应立即吸引口咽部，使患儿处于头低足高位，并改为右侧卧位，因受累的多为右侧肺叶，此体位可保持左侧肺有效的通气和引流，必要时行气管内插管、机械通气；若误吸量较多，则需在纤维支气管镜明视下吸尽气管内误吸液体及胃内容物，以纠正低氧血症。②上呼吸道梗阻：深度镇静或麻醉时，可致舌后坠引起上呼吸道梗阻，应行托下颌手法，并可放置口咽或鼻咽通气道；麻醉较浅，加之胃镜或分泌物刺激咽喉部，易导致喉痉挛，应避免浅麻醉状态下进行内镜操作。一旦出现喉痉挛，应及时加深麻醉，如果患儿 SpO_2 明显下降，则应给予辅助或控制呼吸，必要时嘱内镜医师退出内镜，行气管内插管或放置喉罩，纠正低氧血症。③呼吸抑制：麻醉或镇痛药相对过量或推注过快、患儿心肺功能较差者容易发生呼吸抑制，应加强呼吸监测，包括呼吸频率、潮气量、气道压、$P_{ET}CO_2$ 以及 SpO_2，以便早期发现并及时给予辅助或控制呼吸。

2. 循环系统并发症　①窦性心动过速：常见原因包括麻醉过浅、循环血容量不足、二氧化碳蓄积、高热、苏醒期疼痛等；②心动过缓：常见原因包括内镜操作本身对自主神经的刺激、低氧血症、心肌抑制等；③低血压：最常见原因是循环血容量不足，其次可因麻醉药物过量或推注速度过快引起；④高血压：常见原因包括麻醉过浅、容量负荷过大、二氧化碳蓄积、苏醒期疼痛等。根据患儿术中情况，分析原因，积极给予对症处理。

三、术后管理

接受无痛消化内镜检查的患儿术后均需要在麻醉恢复室观察 30min 以上，在麻醉恢复室内需监测患儿的心率、呼吸、血压、脉搏血氧饱和度、神志状态，以及有无恶心、呕吐；尤其是给予气管插管全身麻醉的患儿，需严密观察，关注肌松作用的消除，杜绝呼吸抑制、反流误吸、坠床等不良事件的发生。待患儿完全清醒，达到离室或离院标准（详见本章第二节）后，方可离开。

四、麻醉与内镜诊疗合作要点

1. 麻醉医师与内镜医师要保持良好的沟通　麻醉医师和内镜医师术前需就患儿的一般情况、检查方式、检查时间等进行沟通，以确定选择最安全、有效、对患儿生理干扰最小的麻醉方式。术中内镜医师应及时和麻醉医师沟通手术进程，便于麻醉医师适时调整麻醉深度，缩短患儿术后苏醒时间。在终止操作之前，内镜医师要尽可能吸除食管、胃或肠道内的气体和液体，尽量减少对患儿呼吸的影响。

2. 麻醉医师对于术中突然出现气道压及 $P_{ET}CO_2$ 变化的判断及处理　术中若气道压突然升高，则应按顺序判断原因，首先要明确气管导管有无打折、堵塞；其次要关注内镜医师操作过程中是否注气过多，腹内压过高而影响通气，$P_{ET}CO_2$ 数值也升高，应提醒内镜医师操作时要及时抽气，避免胃肠积气过多，膈肌上移，影响呼吸；再者还应考虑到小儿消化道壁较薄，检查时反复抽拉可引起穿孔，若未及时发现，则会出现进行性腹胀，进而引起气道压升高。若术中出现气道压突然降低，$P_{ET}CO_2$ 数值也降低甚至消失，潮气量显示不足时，应立即检查气管导管位置，判断气管导管是否脱出气管外，及时重新插管，避免患儿缺氧。由于小儿气管长度短，内镜医师在操作时极易将气管导管带到气管外，所以麻醉医师在完成气管插管后一定要将气管插管妥善固定在一侧口角，术中密切观察。内镜医师操作时动作一定要轻柔，尤其是出镜时一定要缓慢，避免操作过快过急将气管导管带出气管外，必要时麻醉医师可辅助固定气管导管。

第四节 小儿消化内镜治疗及麻醉

随着内镜技术日新月异的发展，应用于治疗小儿胃肠疾病的技术也越来越普及。目前小儿的内镜下治疗措施包括：消化道异物取出、消化道息肉切除术、ESD、食管狭窄球囊扩张术、食管狭窄放射状切开术、食管狭窄覆膜支架置入术、经口内镜食管下括约肌切开术（POEM）、经口内镜幽门括约肌切开术（G-POEM）、食管静脉曲张套扎术、胃底静脉曲张硬化剂注射术、PEG 管置入术、胰腺疾病超声内镜引导下穿刺术、十二指肠膜状狭窄切开术、经口和经肛双气囊小肠镜息肉切除术、小儿粪菌移植内镜治疗等。本节针对小儿最常见内镜治疗项目及麻醉管理进行阐述。

一、小儿消化道异物内镜取出术及麻醉

（一）概述

消化道内异物是指被小儿误吞或故意吞入消化道的各种物体，既不能被消化，又不能及时排出，是儿科门诊常见的急症之一，尤其是特殊异物滞留后易引起相关严重并发症，又被称为高危险性异物，如电池、磁铁、尖锐异物（枣核、骨头、不规则硬性边缘锐利异物）等。不同异物对消化道的损伤部位及性质均不同，并发症发生情况与严重程度各异：腐蚀性异物易使食管液化坏死，磁性异物可致消化道瘘管形成，尖锐异物穿孔发生率达15%～35%。不同异物需要麻醉医师术中配合的侧重点不同。高危特殊的消化道内异物并发症的发生率较一般异物高，且为了尽量减少因滞留时间对消化道的损伤，需要急诊取出，而此类患儿往往未达到麻醉对禁食时间的要求，增加了麻醉的风险；同时钳取高危异物时，为了避免钳取时对消化道黏膜的再次损伤，异物取出的时间最好能够与麻醉药物（尤其是肌肉松弛药）峰值时间相吻合，减少麻醉药物的追加。内镜医师与麻醉医师的及时沟通、默契配合是异物成功取出并减少对患儿损伤的必要条件。高危特殊的消化道异物主要包括如下几种：

1. 磁性异物 磁性异物是消化道异物中的一种特殊异物，包括磁铁、磁珠玩具、磁性工具零件等。小儿摄入多枚磁性异物若未及时取出，一旦进入下消化道非同步行走于弯曲的消化道管腔，磁性异物之间的吸引力将导致磁铁隔着食管壁 - 胃壁（图 9-1）、胃壁（图 9-2）、胃壁 - 肠壁（图 9-3）等

随机多处相互吸引在一起，持续压迫消化道管壁导致继发多处消化道穿孔，出现肠瘘，肠套叠、肠梗阻、肠扭转等并发症，必须由外科进行修补，甚至需要切除坏死肠管，给患儿及家长造成巨大创伤，严重影响患儿的生长发育及身心健康。

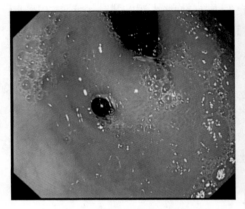
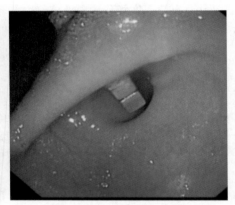

图 9-1　多枚磁铁之间夹着胃壁及　　　　　图 9-2　多枚磁铁之间夹着胃壁相吸
　　　　　食管壁相吸

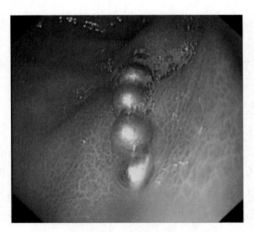

图 9-3　多枚磁铁之间夹着胃壁及肠壁相吸

　　2．电池　电池普遍应用于孩子的各种玩具中，包括纽扣电池及圆柱状普通电池。误吞纽扣电池嵌顿于食管的三个生理性狭窄处最为常见，尤其是第一狭窄处。嵌顿后，流经食管的氯化钠溶液作为电解质与纽扣电池接触后会发生电解反应，产生氢氧化钠，氢氧化钠在纽扣电池周围集聚，浓度不断增高，对嵌顿处的食管组织发生皂化反应，从而导致食管碱烧伤（图9-4）；同时，纽扣电池在放电的过程中可以产生热量，对食管壁造成热损伤。纽扣电池嵌顿于食管狭窄处，通过以上损伤机制，导致黏膜水肿，管腔更加狭窄，圈套器、异物网篮不能置入嵌顿处，难以取出，同时纽扣电池表面光滑，异物钳钳夹时很容易脱落，反复操作则加重损伤（图9-5）。误吞纽扣电池后，早期即可出现食管黏膜糜烂、溃疡、穿孔等并发症，后期可出现食管狭窄、食管气管瘘（图9-6）等并发症。能够做到尽早发现、及时取出，才可减少其对食管的损伤。

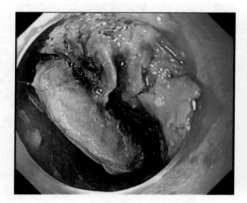

图 9-4　误吞电池后食管碱烧伤

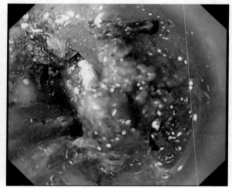

图 9-5　误吞电池，反复操作后黏膜水肿加重，管腔狭窄

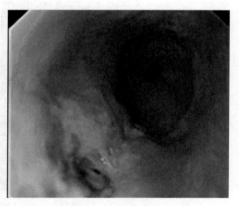

图 9-6　误吞电池后导致食管碱烧伤形成食管气管瘘

　　3．尖锐异物（枣核、骨头、针等不规则、硬性、边缘锐利的异物） 患儿误吞尖锐异物，包括骨头（图 9-7）、针（图 9-8）、枣核（图 9-9）、鱼刺、牙签、耳环等不规则、硬性、边缘锐利的异物，易损伤黏膜及血管导致穿孔、出血，严重者刺入纵隔内食管毗邻脏器及血管。尖锐异物应引起足够重视，嵌顿于食管的枣核两端尖锐，较短时间内即可导致黏膜损伤、出血，甚至穿孔等严重并发症，应急诊处理；胃内及十二指肠内枣核也建议尽早在内镜下取出；排入肠道内的枣核，绝大多数可在 48h 内排出体外，但应严密观察是否有肠道穿孔的表现。

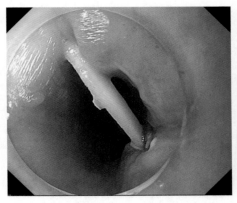 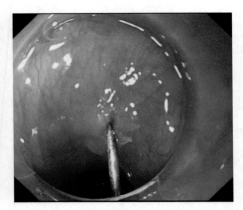

图 9-7　误吞鹅骨头嵌顿于食管致管壁对　　　图 9-8　误吞别针嵌顿于食管致管壁穿孔
　　　　　吻性穿孔

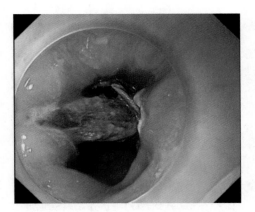

图 9-9　误吞枣核嵌顿于食管第一狭窄处
致管壁对吻性穿孔

（二）麻醉管理

1. 术前访视及麻醉评估　消化道异物患儿的特点是病情变化快，临床并发症多，其并发症的发生率与异物滞留时间呈正相关。所以这类患儿一旦来医院就诊，必须按照急诊处理，尤其是吞食高危特殊异物的患儿，应给予绿色通道，尽快完善必需的术前检查和麻醉评估，可酌情放宽禁食、水时间，一律按饱胃患者进行围手术期管理，尽早手术取出异物。

2. 术中监测　常规监测 NIBP、ECG、SpO_2，非气管插管的患儿应全程观察患儿的皮肤颜色/唇色、呼吸频率和呼吸幅度，维持呼吸道通畅。对于气管内插管患者应监测 $P_{ET}CO_2$ 及气道压变化，必要时监测体温及肌松。

3. 麻醉方法　小儿消化道异物取出术需根据患儿的一般情况，吞食异物的性质、时间、嵌顿的部位，以及操作者的熟练程度来选择麻醉方法及用药。若为圆钝的、无腐蚀性的、吞食时间较短的上消化道异物，可选用非插管全身麻醉；若为尖锐的、腐蚀性的、磁性的或吞食时间较长有穿孔可能性的异物，以及年龄小于 1 岁的患儿，需选择气管插管全身麻醉。

饱胃患儿消化道异物取出术的麻醉管理要点：小儿高危特殊消化道内异物并发症的发生率较一般异物高，而此类患儿入院时多为饱胃，为了尽量减少异物滞留对消化道的进一步损伤，内镜医师希望放宽禁食、水时间，尽快行急诊手术取出异物，但术前禁食时间不足会导致麻醉后反流误吸风险明显增加。饱胃患儿在麻醉中发生反流误吸而致吸入性肺炎的概率，是择期手术患儿的 10 倍，一般发生在置喉镜前后。对于此类患儿，麻醉医师术前需和患儿及家属进行充分沟通，详细讲解异物取出的风险及取出失败后可能需要采取的手术措施，告知术中可能出现反流误吸、呼吸道梗阻、肺水肿等严重并发症，征得其同意及配合，并签署知情同意书。积极采取措施预防误吸，术前需留置胃管，尽量吸引。麻醉物品和设备必须在诱导前准备充分，包括喉镜（最好备有可视喉镜），两套吸引装置（吸引装置易被呕吐物堵塞，故应有备用吸引装置），合适的气管导管、管芯，麻醉机，监护仪，以及急救药物和急救设备等。静脉快速序贯诱导是饱胃患儿首选的诱导方式，麻醉诱导前的吸氧去氮应让患儿感觉舒适，易于接受，不能强行将面罩扣在患儿面部，应尽量避免正压通气，可给予高频率低潮气量控制呼吸，因为正压通气可使胃容量扩张，导致反流误吸；麻醉诱导时给予丙泊酚 2mg/kg、芬太尼 3μg/kg、氯化琥珀胆碱 1.5mg/kg（有氯化琥珀胆碱禁忌证的患儿，可用米库氯铵 0.2mg/kg 替代）实施快速静脉诱导。气管插管型号应避免选择过细，套囊适量充气，尽量减少术中操作引起的微误吸。手术结束后，需待患儿完全清醒、肌力完全恢复后，方可拔除气管导管。

（三）术后管理

所有在麻醉下行消化道异物取出术的患儿术后均需要在麻醉恢复室观察30min以上，同时监测患儿的血压、心率、呼吸、脉搏血氧饱和度和神志状态，及时发现手术相关并发症及麻醉相关并发症，并积极处理。如果为高危特殊异物，已造成消化道管壁的溃疡、穿孔、瘘管形成，且感染中毒症状重、血流动力学不稳定的患儿，术后可送入重症监护室，根据临床表现动态观察是否有出血、气胸、气腹、纵隔气肿等并发症，给予抗感染、止血、抑酸、营养支持治疗。术后择期复查内镜，观察黏膜修复程度。

（四）麻醉与内镜诊疗合作要点

1. 注重多学科合作，制定最安全、对患儿最有利的治疗方案　小儿高危特殊消化道异物取出术，术前需综合评估患儿病情及身体状况，选择合适的治疗方案。一般情况下，无并发症的高危特殊异物首选内镜下异物取出术。对于出现以下情况的患儿，包括异物导致瘘管形成者；异物导致局部脓肿、积气者；异物可能导致穿孔者；异物邻近重要器官与大血管，内镜下取出后可能导致器官损伤、大量出血等严重并发症者，需要术前进行消化内科、内镜中心、麻醉科、胸外科、普外科、影像科、重症监护病房（ICU）等多学科会诊，制定最佳治疗方案，如有必要，可在手术室内进行消化内镜与外科的联合手术。

2. 高危特殊消化道异物取出术的麻醉配合要点　由于高危特殊异物本身的特点，极易造成黏膜损伤、穿孔、瘘管形成、管腔狭窄等并发症，内镜取出操作难度大，多需反复多次进出消化道，更易出现二次损伤，有严重并发症时还需行外科手术治疗，手术时间及手术方式不确定，所以对于小儿高危特殊消化道异物取出术，麻醉方式应选择气管插管全身麻醉，麻醉准备一定要充分，若有穿孔可能及感染中毒症状、血流动力学不稳定，则需行有创动脉测压，了解患儿的循环状态，结合血气分析及时调整呼吸机参数，维持水电解质平衡和酸碱平衡，确保围手术期内环境的稳定。

二、小儿食管狭窄的内镜治疗及麻醉

（一）概述

小儿消化道狭窄包括先天性食管狭窄、贲门失弛缓症、先天性肥厚性幽门狭窄、先天性十二指肠膜状狭窄、小肠狭窄、结肠狭窄、肛门狭窄等。其中，以食管狭窄最为多见，小儿食管狭窄的病因比较复杂，包括食管先天发育异常、食管闭锁术后、食管化学烧伤、胃食管反流、嗜酸细胞性食管炎等导致食管狭窄，误食酸碱性危害物质或异物亦可造成食管狭窄。随着小儿微创内镜技术的发展，消化内镜以其创伤小、并发症少、患者痛苦小、费用低、住院时间短、相对容易接受等诸多优势，在临床应用领域有了迅速发展，使众多患儿避免了外科开腹开胸治疗。治疗方式包括食管狭窄球囊扩张、探条扩张、放射状切开、POEM、覆膜支架置入等。内镜治疗前术者需要明确食管狭窄治疗的适应证及禁忌证，精准掌握扩张力度及手法，做好术前准备。操作时清晰暴露视野，仔细观察狭窄口的部位和周边情况，尽量减少并发症的发生。食管狭窄扩张可能会出现穿孔、感染、出血等并发症。

（二）麻醉管理

1. 术前访视及麻醉评估　食管狭窄患儿可表现为吞咽困难、进食后反复出现呕吐、胸痛、食管异物，小婴儿易反复罹患肺炎等。重度食管狭窄的患儿甚至进食流质也会呕吐，营养摄入不足常使患儿出现不同程度的缺铁性贫血、体格矮小及营养不良，严重影响患儿的生长发育。因此，应充分做好术前评估，如果存在营养不良，术前应给予积极的营养支持。此类患儿一般入院后即予以少渣饮食，术前 2 天流质饮食，术前禁食禁饮时间至少 12h。

2. 术中监测　常规监测 NIBP、ECG、SpO_2 和 $P_{ET}CO_2$，术中需密切观察 $P_{ET}CO_2$ 及气道压变化，出现异常，需及时分析原因并处理。食管狭窄患儿大多年龄小、发育营养差、合并症多，术中建议监测体温，施行术中保温策略，并且做好皮肤压疮防护；危重患儿增加有创动脉压、麻醉深度等监测。

3. 麻醉方法　小儿食管狭窄的内镜治疗手术均采用气管插管全身麻醉。①麻醉诱导：此类患儿由于疾病特点，即使禁食时间足够，仍有反流误吸可能，故多采用静脉快速诱导，诱导方法同前述，建议选用起效快、代谢快的麻醉药物，手术麻醉期间的微误吸也需引起重视，应选择型号合适的气管导管并注意套囊的充气压力；②麻醉维持：持续静脉泵注瑞芬太尼 $0.2 \sim 0.3\mu g/$（$kg \cdot min$）以及丙泊酚 $3 \sim 5mg/$（$kg \cdot h$）或 $2\% \sim 3\%$ 七氟烷吸入维持，如果手术时间超过 1h，应考虑追加芬太尼或舒芬太尼。

4. 常见并发症及处理 内镜下小儿食管狭窄扩张术的并发症包括食管破裂、继发性穿孔以及出血，但发生率均较低。利用球囊、探条对狭窄食管进行反复多次机械性扩张，使食管黏膜及肌层裂开，达到增加食管内径的目的，当施加的压力超出食管本身的张力上限时，就会出现食管全层撕裂或穿孔，表现为颈部及胸部皮下气肿、纵隔气肿和气胸等。术中要密切观察有无皮下气肿、腹部膨隆以及气道压力持续性升高，当气道压出现显著升高时，按压患儿颈、胸部是否有捻发感，术者可使用胃镜尽量抽吸食管内气体，并积极进行肺部听诊，若出现呼吸音减弱或消失，结合 SpO_2 下降，如有必要则暂停手术，予以胸腔闭式引流。食管破裂或继发性穿孔者可予钛夹夹闭裂口，如果损伤较大或部位较多时可选择可回收覆膜支架，必要时行胃造口术。术后如主诉胸痛、呕血、进食呕吐、上腹疼痛等症状，应考虑食管破裂的可能，立即行 X 线检查，若发现纵隔积气、胸腔积液或气腹等即可确诊。

（三）术后管理

患儿术后禁食，常规静脉用质子泵抑制剂及止血药物，留置胃管及胃肠减压 12h，如患儿无活动性出血，行胸部 X 线检查排除穿孔后可开始进食；置入支架的患儿，术后行胸部正位 X 线片观察支架位置，排除支架大幅度移位之后即可进食。置入食管支架的患儿麻醉苏醒后异物感和疼痛比较明显，可在术后 $24 \sim 48h$ 内给予静脉术后镇痛，镇痛药物首选舒芬太尼，连续输注舒芬太尼 $0.02 \sim 0.05\mu g/$（$kg \cdot h$），药物蓄积少，血浆浓度稳定且半衰期较短，术后呼吸抑制也较少；同时加入抗呕吐药如格拉司琼、托烷司琼等，可以在一定程度上预防阿片类药物引起的恶心、呕吐等不良反应。术后择期复查上消化道造影及胃镜，观察创面愈合情况，观察狭窄有无复发。

（四）麻醉与内镜诊疗合作要点

1. 不同手术方式的特点及麻醉关注点 小儿食管狭窄往往需要数次扩张治疗才能巩固效果，患儿常有多次手术麻醉史，术前需重点关注既往有无麻醉相关不良事件的发生，尽量选择起效快、代谢快的麻醉药物，缩短麻醉的时间，减少对患儿生理功能的干扰。

对于难治性食管狭窄，单采用扩张或置入支架的方法，效果欠佳，内镜下食管狭窄放射状切开术（ERI）是治疗难治性食管狭窄的一种新技术。小儿食管黏膜肌层薄，切开风险大，需要内镜医师具有丰富的治疗经验，同时也对麻醉管理提出了很高的要求，手术过程中一定要保持恰当的麻醉深度，坚决避免体动而引起意外的损伤。为减少切开手术的风险，可在超声内镜引导下明确瘢痕的厚度、有无大血管，确定切口的方向及深度后再行 ERI。食管狭窄多选择瘢痕最严重的地方切开，此处血管少，切开时很少有出血，如果遇到肌层血管出血，及时用热活检钳止血，术后必须要观察创面无活动性出血后才能退镜。麻醉医师需全程关注手术过程，出现出血、穿孔等状况时立即进行处理。

2. CO_2 的吸收与小儿年龄、体重有一定的关系，年龄越小越易吸收，术中引起高碳酸血症的主要原因是黏膜对 CO_2 的吸收和机体代谢产生的 CO_2 多于肺对 CO_2 的排出量，是吸收与排出不平衡的结果，当 $PaCO_2 > 5.99kPa$（45mmHg）时，即可发生高碳酸血症及酸中毒。所以术中需密切观察患儿的各项生命体征及呼吸指标变化（如 $P_{ET}CO_2$ 及气道压进行性升高），必要时需行血气分析动态监测 $PaCO_2$ 的变化，及时调节呼吸参数，若合并代谢性酸中毒，则给予纠正酸中毒治疗，并与内镜医师及时沟通，仔细检查有无穿孔，一旦发现，尽快处理，避免出现严重并发症。

在小儿机械通气中，压力控制通气较容量控制通气可显著降低气道峰压，升高平均气道压，利于改善气体交换，减少呼吸做功，减少机械通气引起的肺气压伤，并可改善右心功能，动脉血氧合更好，CO_2 排出效果更好，对血流动力学的影响更小。

三、小儿内镜逆行胰胆管造影及麻醉

（一）概述

内镜逆行胰胆管造影（ERCP）主要适用于小儿先天性胰胆疾病、胆系结石、胆管狭窄及急慢性胰腺炎等疾病。由于小儿消化道管腔细、管壁薄等特点，小儿 ERCP 操作难度高于成人，把握好适应证及禁忌证，做好术前评估，提高操作技能，减少插管次数及操作时间，不仅可以避免并发症、减少损伤，还可以取得最佳疗效。由于小儿耐受性差，配合度低，故小儿 ERCP 均应给予镇静/麻醉，内镜医师与麻醉医师的默契合作也是手术成功的关键点。

（二）麻醉管理

1. 术前访视及麻醉评估　详尽的病史采集与体格检查对于完成小儿 ERCP 麻醉是必不可少的。小儿 ERCP 术前重点评估患儿是否存在严重的心肺疾病、神经系统疾病、癫痫史、肥胖、阻塞性睡眠呼吸暂停、打鼾史或口咽手术等影响气道的因素；是否存在既往镇静和麻醉药物的不良反应；是否有胃肠道潴留、反流或梗阻等情况。体格检查主要包括：体重或体重指数的估算；静息血压、脉搏和呼吸频率；肺部与心脏听诊；气道评级等。对有特殊麻醉顾虑或围手术期麻醉和手术并发症风险高的患儿，应该加强监护，调整用药方案，以降低风险。此外，若患儿存在未控制的心力衰竭，急慢性循环、呼吸功能不全，严重的胃潴留，恶病质及严重营养不良时，可先行经皮肝穿刺胆管引流，待病情稳定后，再择期行 ERCP。

ERCP 多在手术室外进行，气管插管全身麻醉的操作和管理亦较为复杂，如管理不当，术中及术后麻醉相关并发症的发生概率会增加，因此麻醉诱导前需对设备仪器进行常规检查确保功能正常，同时充分估计可能发生的意外情况、备好抢救物品尤为重要。

2. 术中监测　小儿 ERCP 术中对循环和呼吸系统的严密监测是至关重要的。循环系统监测主要包括血压、脉搏、心率、心电图。由于 ERCP 术中的特殊体位，通过视觉观察来监测呼吸节律与幅度往往很困难，所以 SpO_2 和 $P_{ET}CO_2$ 的监测尤为重要，SpO_2 下降可能发生在呼吸抑制之后的一段时间，此时对呼吸的监测会有所延迟，因此对 $P_{ET}CO_2$ 的监测就显得更为重要，它可以实时反映呼吸频率，间接判断潮气量，是更加敏感的呼吸监测指标，并且可减少 SpO_2 降低的风险。ERCP 操作中由于胆心反射或麻醉药物过量，部分患儿会出现心率减慢、血压下降，此时应立即停止操作或减少麻醉药量，如持续时间长，应及时使用相应治疗性药物，如阿托品、去甲肾上腺素、肾上腺素等。对于血流动力学不稳定的患儿，可行有创动脉压监测，有条件者均建议给予麻醉深度监测和体温监测。术前即需做好特殊体位、较长时间手术的压疮防护和保温措施。

3. 麻醉方法　ERCP 操作引起的刺激，主要在于置入或提插较粗的十二指肠镜时对咽喉部的刺激和内脏的牵拉反应。小儿因生理解剖的特殊性，ERCP 操作时，可因粗大的镜体挤压相邻的气道，加之侧俯卧位对呼吸的影响，易使患儿出现通气不足和低氧血症。气管插管全身麻醉具有控制气道、确保良好通气与氧合的优点，是最安全的麻醉方法，尤其是对于年龄

≤ 12 岁、重度肥胖（BMI > 35kg/m²）、消化道出血、反流误吸风险高、预计操作复杂手术时间过长（超过 2h）、呼吸道梗阻或十二指肠梗阻以及合并严重疾病的患儿。对于年龄 > 12 岁的患儿，在全身状态稳定且呼吸功能储备良好、侧卧位下手术且手术相对简短的情况下，可由有经验的麻醉医师在必要的辅助通气条件下谨慎实施非插管全身麻醉。

小儿 ERCP 操作对肌松要求不高，麻醉要求起效快、无蓄积、可控性强、术中平稳、苏醒快、对心肺功能无抑制，因此宜选用短效或中效镇静镇痛药，如咪达唑仑、丙泊酚、芬太尼、瑞芬太尼、舒芬太尼等，为达到满意的镇静及镇痛效果和减少不良反应，上述药物常联合使用，且应控制阿片类药和肌肉松弛药用量。小儿 ERCP 为了减少患儿呼吸道及口咽部分泌物，保持呼吸道通畅，诱导前常规使用阿托品、小剂量地塞米松，可抑制腺体分泌、预防可能的对比剂过敏反应及术后咽喉部不适和水肿等，确保术中、术后呼吸道通畅。

4. 常见并发症及处理　ERCP 总体不良事件发生率通常为 5% ~ 10%，最常报道的并发症包括 ERCP 术后胰腺炎、出血、穿孔、感染（胆管炎）和心肺或与镇静 / 麻醉相关的不良事件等。还有一些罕见的不良事件，如空气栓塞、对比剂过敏、肝脾创伤、气胸、纵隔气肿、肠道积气、腹腔积气等。因此，对并发症危险因素的识别与及时处理是至关重要的。

心肺不良事件常被内镜医师低估和忽视，常与术中缺氧相关，尤其是 SpO_2 < 90% 时更易发生心律失常。缺氧通常与下列因素有关：①患儿合并心肺疾病，全身情况较差；②治疗性十二指肠镜较胃镜明显增粗，在插入过程中呼吸道可能受压，造成通气阻塞；③部分麻醉药物存在呼吸抑制作用，麻醉后的舌后坠常导致呼吸道不通畅，可引起呼吸暂停；④操作持续时间长，有可能造成二氧化碳蓄积；⑤操作不规范，如注入气体过多，使膈肌上移，从而抑制呼吸；⑥术中需要俯卧位或半俯卧位，胸腹部受到操作台的挤压，可导致通气不足。所以，小儿 ERCP 术中一旦出现生命体征的变化，需立即分析原因并积极处理，避免心肺不良事件的发生。

（三）术后管理

1. 麻醉恢复　小儿 ERCP 术后常规转入麻醉恢复室，密切观察生命体征变化，待患儿意识清醒、肌力完全恢复、达到出恢复室标准后，送回病房；若术中出现严重并发症，如穿孔、出血或麻醉相关严重并发症等，术后需转入儿科重症监护室继续治疗。

2. 关注黄金"24h" 术后第一个 24h 是并发症最易发生的时段。术后 3h 及次日化验血常规、血淀粉酶/脂肪酶，之后根据情况决定是否延长观察期。对于容易发生术后并发症的高危人群，应做好相应处理。

（四）麻醉与内镜诊疗合作要点

1. 术中特殊体位对患儿生理功能的影响 ERCP 常在俯卧位或侧俯卧位下进行，体位及镜检会对通气功能产生负面影响，可在患儿身下垫软枕，类似于半俯卧位，给胸前区及腹部留有一定空间，减轻患儿自身重力对胸腹的压迫，以改善患儿呼吸，降低缺氧可能，也减少因胸腹器官受压引起回心血量减少导致的低血压。

2. 术中注意事项 内镜操作困难或长时间操作注气过多时，可导致 CO_2 蓄积，SpO_2 下降，麻醉医师应及时提醒内镜医师停止操作，吸出多余气体，必要时应及时调整呼吸参数，增加 CO_2 排出。内镜医师在行造影或扩张成形等操作时，会对胆管系统及胆囊壁造成直接或间接刺激，应提醒麻醉医师严密监测生命体征，及时处理，积极预防和识别胆心反射的发生。

第五节　新生儿和低体重儿的内镜诊疗及麻醉

新生儿和低体重儿呼吸中枢及呼吸器官未发育成熟，容易发生呼吸暂停，尤其是低体重新生儿，临床表现为低氧血症和高碳酸血症，可并发肺气肿、肺容量减少以及肺间质水肿。新生儿食管的解剖与功能发育不完善，食管短小，括约肌菲薄，食管远端第三段蠕动容积相对不足，在合并胃内压增加的情况下很容易发生反流（如哭闹、面罩加压供氧、胃潴留及先天性胃肠道发育畸形等），加之呼吸和吞咽相互协调能力发育不完善，故新生儿反流误吸发生率高，严重的可导致支气管痉挛或窒息、食管炎、溃疡和胃肠出血，甚至危及生命。

新生儿、小婴儿及营养不良的低体重儿，因月龄小、营养差、管腔直径窄、管壁薄，是小儿内镜的特点，也是小儿麻醉的挑战。随着小儿消化内镜技术和设备的发展，以及术中麻醉医师的积极配合，使得小儿消化内镜诊疗技术在新生儿和低体重儿中也得以开展。

一、麻醉管理

（一）术前访视及麻醉评估

新生儿、低体重儿的术前评估要注意 Apgar 评分和分娩史回顾，可帮助麻醉医师发现围生期窒息史和后遗影响，家族史和妊娠妇女用药史也同样重要。低体重新生儿往往凝血因子不足，术前可给予肌内注射维生素 K_1 10mg，术前应尽量对患儿已经存在的脱水、电解质紊乱、感染等进行纠正，尽可能将患儿的内环境调整到最佳状态再行手术；术前常规放置胃管，麻醉前应抽吸胃管，以减少反流误吸的发生概率。

（二）术中监测

主要包括心肺听诊、血压、心电图、SpO_2、$P_{ET}CO_2$、体温、血糖和尿量，重症患儿要监测中心静脉压、有创动脉血压和血气分析等。结合血气分析，及时调整呼吸机参数，维持水电解质平衡和酸碱平衡，确保围手术期内环境的稳定。

新生儿和低体重儿在麻醉期间易发生体温下降，低体温可间接导致机体氧耗量增加而引起低氧血症、酸中毒和呼吸暂停；低体温时，许多药物尤其是肌肉松弛药和麻醉药的作用时间将明显延长，导致苏醒延迟，所以对于新生儿和低体重儿术前、术中和术后都应注意保温，并监测体温。手术间的温度应该维持在 26～30℃，所输液体和血制品也需加温，吸入气体需加温湿化。

（三）麻醉方法

新生儿和低体重儿的内镜检查及手术治疗，操作精细，为保障患儿安全，均需在气管插管全身麻醉下完成。麻醉用药可根据具体情况选择吸入麻醉药和／或静脉麻醉药。

1. 麻醉诱导　①吸入麻醉诱导：如患儿诱导前没有开放静脉通路，通常采用吸入诱导麻醉。七氟烷对呼吸道无刺激、诱导平稳快速，是目前临床最常用的吸入诱导药物；氧化亚氮不适用于低体重新生儿及内镜手术的麻醉。一旦在麻醉诱导过程中出现循环或呼吸严重抑制，应立即降低吸入麻醉药浓度，或完全关闭吸入麻醉药，用 100% 高流量氧气冲洗回路。②静脉麻醉诱导：如患儿已建立静脉通路，可选用可控性好、对患儿影响小的药物。

麻醉药可选用咪达唑仑、丙泊酚、氯胺酮等；可使用芬太尼、舒芬太尼、瑞芬太尼或辅以吸入麻醉药以增强镇痛；肌肉松弛药可酌情使用。

2. 麻醉维持　可以采用吸入麻醉或静吸复合麻醉维持，低体重新生儿对吸入麻醉药的需要量比正常新生儿低，且麻醉药物过量与药物不足之间的范围很窄。新生儿，尤其低体重儿药物半衰期比成熟儿长、药物清除率低，达到相同的麻醉深度比成熟儿需要更少的麻醉药，故要控制麻醉用药量。另外，新生儿尤其早产低体重儿视网膜病变发生率较高，围手术期为避免发生早产儿视网膜病宜使用氧气 - 空气混合吸入，不建议纯氧吸入。建议术中维持 SpO_2 在 93%～96%、PaO_2 在 50～80mmHg 比较合适。

3. 通气方式　一般选择压力控制通气模式，调整通气压力、呼吸频率和氧浓度。建议采用肺保护通气策略，气道峰压（PIP）14～18cmH$_2$O，呼气末正压（PEEP）始于 4～5cmH$_2$O，吸呼比 1∶1.5，保持相对快的呼吸频率（RR），可获得满意的每分通气量；严密监测 $P_{ET}CO_2$，使其维持在 35～40mmHg，可以避免单位时间内气道压过高引起肺损伤（肺气压伤）。

二、术后处理

术后保留气管导管回新生儿监护室并进行呼吸机支持治疗较为安全。为预防喉头水肿，可考虑在拔除气管导管 30min 前静脉注射地塞米松 0.5mg/kg。当患儿完全清醒，吸入空气情况下 SpO_2 保持在正常水平，并且自主呼吸频率和深度及 $P_{ET}CO_2$ 水平均达到或接近正常时，才考虑予以拔管。拔管前需充分吸痰和适度膨肺，以降低拔管后肺不张发生率。

三、麻醉与内镜诊疗合作要点

1. 充分的术前准备是降低手术麻醉风险的关键　随着医疗技术和设备的不断发展，新生儿和低体重儿接受内镜诊疗的概率增多，存活率日趋提高。由于这些患儿具有特殊的解剖特点，生理发育尚不完全成熟，生理储备功能低下，且常并发各种合并症，对手术麻醉的耐受性差，麻醉风险大，术中、术后并发症和意外的发生率高。因此，要求麻醉医师除要掌握麻醉方面的专业知识和技能外，还应掌握新生儿和低体重儿特殊的病理生理特点以保障患儿围手术期安全。为降低术中和术后并发症发生率，术前尽量纠正电解质紊乱及酸中毒，使血流动力学状况尽可能接近正常，PaO_2、$PaCO_2$ 维持在正常范围内，并需备齐专用于新生儿的麻醉器具、输液泵以及监测设备等。

2. 围手术期的液体和血糖的管理　新生儿和低体重新生儿易发生体液

丢失和体液过量，所以输液要精确控制，需要使用输液泵控制输注液体量。围手术期多采用去钾维持液（如生理盐水与5%葡萄糖溶液按1:4的比例配制）维持晶体渗透压，控制速度在10~20ml/（kg·h），根据心率、血压和尿量［不低于0.5~1ml/（kg·h）］等情况，用输液泵调节输液速度，≤7天的患儿不给含钾液，电解质的补充以乳酸林格液最适宜，但代谢性碱中毒或低氯血症时宜用生理盐水。维持液体平衡需要含糖溶液，但扩容或补充丢失的液体时必须给予不含葡萄糖的溶液，术中常规监测血糖。

（缪　怡　方　莹　张含花　赵　哲）

参考文献

[1] 中华医学会消化内镜学分会儿科协作组. 中国小儿胃镜结肠镜检查规范操作专家共识 [J]. 中华消化内镜杂志, 2019, 36（1）: 6-9.

[2] 中华医学会消化内镜学分会小肠镜和胶囊内镜学组. 中国小肠镜临床应用指南 [J]. 现代消化及介入诊疗, 2018, 23（5）: 672-678.

[3] 中华医学会消化内镜学分会ERCP学组, 中国医师协会消化医师分会胆胰学组, 国家消化系统疾病临床医学研究中心. 中国ERCP指南（2018版）[J]. 中国医刊, 2018, 53（11）: 1185-1215.

[4] 邓朝晖, 曾敬清, 龚彪, 等. 内镜下逆行胰胆管造影术在小儿慢性胰腺炎诊治中的应用 [J]. 中华实用儿科临床杂志, 2019, 34（19）: 1445-1447.

[5] 中华医学会消化内镜学分会麻醉协作组. 常见消化内镜手术麻醉管理专家共识 [J]. 中华消化内镜杂志, 2019, 36（1）: 9-19.

[6] 许文妍, 张马忠, 左云霞. 小儿麻醉近期进展 [J]. 国际麻醉学与复苏杂志, 2018, 39（7）: 665-669, 674.

[7] 中华医学会消化内镜学分会儿科协作组, 中国医师协会内镜医师分会儿科消化内镜专业委员会. 中国儿童消化道异物管理指南（2021）[J]. 中华消化内镜杂志, 2022, 39（1）: 19-34.

[8] 国家消化内镜质控中心, 国家麻醉质控中心. 中国消化内镜诊疗镇静/麻醉操作技术规范 [J]. 临床麻醉学杂志, 2019, 35（1）: 81-84.

[9] 张含花, 方莹, 任晓侠, 等. 经口内镜下幽门肌切开术治疗先天性肥厚性幽门狭窄的临床初步研究（含视频）[J]. 中华消化内镜杂志, 2020, 37（11）: 805-809.

第十章

特殊消化内镜诊疗及麻醉管理

随着消化内镜技术的进步，尤其是各种新型消化内镜器械和麻醉设备及药物的出现，以及消化内镜医师和麻醉医师专业素质和能力的提高，使消化内镜诊疗范围不断扩大，先前认为不宜或不能实施无痛内镜诊疗的患者也能享受无痛诊疗带来的舒适与安全。本章针对几类特殊的消化内镜诊疗和麻醉进行论述。

第一节　肝功能不全患者的麻醉管理

肝功能不全（hepatic insufficiency）指某些病因造成肝细胞严重损伤，引起肝脏形态结构破坏，并使其分泌、合成、代谢、解毒、免疫等功能严重障碍，出现黄疸、出血倾向、严重感染、肝肾综合征、肝性脑病等临床表现的病理过程或者临床综合征。临床上常见于嗜肝病毒感染，其次为非酒精性脂肪性肝病、药物性肝病、自身免疫性肝病、胆管感染及梗阻、布 - 加综合征（Budd-Chiari syndrome）等。肝功能不全最终多进展为肝硬化、肝衰竭，导致多器官功能障碍综合征而死亡。

一、肝功能不全的病理生理

肝脏生理生化功能极其复杂，肝功能障碍患者的病理生理变化是全身性和多方面的。

1．心血管系统　心脏功能与肝脏功能之间存在相互依存关系。肝功能不全患者尤其是终末期肝病患者表现出特征性的血流动力学变化，如肝硬化心肌病、心血管低反应性、心脏电生理异常、冠状动脉疾病和门静脉高压等，其中门静脉高压是肝硬化患者腹腔循环异常的特征性表现。

门静脉高压症基本病理生理特征是门静脉系统血流受阻和 / 或血流量增加，门静脉及其属支血管内静力压升高并伴侧支循环形成，临床主要表现为腹水、食管 - 胃静脉曲张和破裂出血以及肝性脑病等。食管 - 胃静脉曲张和破裂出血是消化内镜常见的急症之一，对麻醉医师也是极大的挑战。

2．呼吸系统　肝病可能有多种机制对呼吸功能产生不良影响，可表现为肝肺综合征、肝性胸腔积液等，严重时可使患者出现呼吸困难。

3．中枢神经系统　由急、慢性肝功能严重障碍或各种门静脉 - 体循环分流异常所致的肝性脑病（hepatic encephalopathy，HE），HE 最常见的诱发因素是感染，包括腹腔、肠道、尿路和呼吸道等感染，尤以腹腔感染最为重要。其次是消化道出血、电解质紊乱和酸碱平衡紊乱、大量放腹水、高蛋白饮食、低血容量、利尿、腹泻、呕吐、便秘，以及使用苯二氮䓬类药物和麻醉剂等。肝性脑病最典型的症状和体征包括：轻微的精神和行为改变，严重的表现为扑翼样震颤、亢进、躁狂，更有甚者为去皮质状态甚至昏迷。可通过临床症状与体征、血液检查、神经心理学测试、神经生理学测试、影像学检查等进行诊断。

4. 泌尿系统 肝功能障碍和肾功能异常之间存在很强的关联性，最严重的一种形式被称为肝肾综合征（hepatorenal syndrome，HRS）。HRS 的病理生理改变特点是强烈的肾血管收缩并伴有外周动脉血管扩张。

5. 血液系统 贫血最为常见。此外由于脾大导致血小板减少，或血小板数量正常甚至增加但功能下降，可导致凝血功能障碍。促凝血因子和抗凝血因子均降低，凝血功能会出现一种脆弱的"再平衡"现象，凝血系统极不稳定，患者可能同时出现异常出血和血栓形成。

6. 代谢改变 可出现低血糖、低蛋白血症、药物吸收和代谢异常，电解质紊乱，如低钠血症、水潴留、低钾血症、低钙血症和低镁血症。酸碱平衡紊乱与肝脏损害的严重程度有关，包括呼吸性碱中毒和代谢性酸中毒。

二、肝功能不全患者的消化内镜诊疗

消化内镜除了直接观察消化道管壁结构改变外，还可借助光学放大、镜下染色、超声扫查及 X 线造影等方法诊断消化道早期肿瘤及胆管、胰腺疾病。肝功能不全患者多合并消化道和胆管疾病，且多为慢性病，消化内镜在肝功能不全的病因诊断及治疗中发挥着重要作用。

肝功能不全患者多有食欲缺乏、恶心、厌油腻、腹痛、腹胀、呕吐等消化道症状，胃镜检查可明确消化道黏膜和胆汁反流情况，有利于患者明确诊断和早期用药治疗。

胃镜检查可确定肝硬化患者是否存在食管 - 胃底静脉曲张并评估曲张静脉出血的危险性，同时也是食管 - 胃底曲张静脉破裂出血诊断的可靠方法。内镜下食管静脉曲张套扎、硬化治疗和组织黏合剂治疗等可用于控制肝硬化急性食管静脉曲张出血及尽可能使静脉曲张消失或减轻，以防止其再出血。肝硬化时可合并门静脉高压性胃病、肝源性溃疡、应激性黏膜病变等胃黏膜改变，胃镜检查可直观诊断其胃黏膜的病变。

内镜逆行胰胆管造影（ERCP）主要用于诊断胆管疾病，结合超声、子母镜等新技术和设备，可提高胆管和胰腺疾病（结石、肿瘤、感染等）的精准定位诊断，同时通过内镜实施胆胰管病变、结石等疾病的治疗。

肝功能不全者行消化道或肝胆外科手术时，术前可借助消化内镜完善疾病的诊断和排查，指导手术方案；必要时术中明确手术部位和观察吻合口及胆管情况；术后可通过消化内镜发现手术并发症如吻合口狭窄或出血、消化道出血等，同时亦可行内镜下支架置入、止血、空肠营养管置入等治疗。

随着消化内镜的普及和人们健康意识的提高，消化内镜在肝功能不全患者疾病的治疗过程中发挥了重要作用。镇静 / 麻醉可以为此类患者提供安全、舒适的诊疗条件，但肝功能不全患者常合并多系统病变，多系统（心血管、肺、肾等）代偿功能减退，药代学和药效学的改变，净效应无法预知，镇静 / 麻醉的风险也相应增加。

三、肝功能不全患者消化内镜诊疗的麻醉管理

（一）麻醉评估

包括详细的病史、体格检查以及实验室检查。

1. 病史　疑似肝功能障碍者，都应仔细询问病史和症状。社会史也应询问以判断是否有肝炎发生的危险因素；家族史和疾病史也可以发现一些导致肝脏疾病的病因。是否出现过呕血病史，药物使用史，进食情况等。如果之前做过无痛内镜，检查过程是否顺利，有无特殊情况。

2. 体格检查　肝脏疾病的许多体征可以在体格检查中发现，如腹水、腹壁静脉曲张、黄疸、扑翼样震颤等；患者的营养情况；体表皮肤是否有淤血、瘀斑等。

3. 实验室及辅助检查　无合并疾病的肝功能不全患者行消化内镜检查时，建议提供心电图、血常规、肝功能检查等结果。肝功能不全患者行消化内镜手术时或有合并疾病时，应进行全身基本情况筛查。常规检测可能包括以下内容：全血细胞计数，肝功能、肾功能和电解质，凝血功能，病毒学检查（甲型、乙型、丙型肝炎、HIV 等），肝脏影像学检查等。

4. 特殊检查　心功能不全时，行超声心动图；有呼吸困难时，行胸部 X 线及肝肺综合征的评估；腹水患者需行腹部超声，怀疑肝性脑病时，行血氨、精神心理及生理学测试及影像学检查；食管静脉曲张时，提供既往消化内镜检查及诊治结果等。

肝病严重程度评估：Child-Turcotte-Pugh（CTP）评分在临床仍广泛用于判断患者肝病的严重程度（表 10-1）。CTP 评分取决于血清白蛋白水平、血清胆红素水平、INR、PT 延长秒数、腹水和肝性脑病的严重程度，所有指标得分总和即为 CTP 评分。

表10-1　Child-Turcotte-Pugh（CTP）评分系统

临床生化指标	1分	2分	3分
肝性脑病得分	无	1~2	3~4
腹水	无	轻微	中等
凝血酶原时间/s	<4	4~6	>6
或国际标准化比值（INR）	<1.7	1.7~2.3	>2.3
血清白蛋白/（g·L⁻¹）	>35	28~35	<28
总胆红素/（mg·dl⁻¹）	<2	2~3	>3
总分	5~6	7~9	10~15
CTP分级	A	B	C

（二）麻醉前准备

麻醉前准备取决于消化内镜诊疗的实施方案和患者的整体情况，两个方面结合考虑以达到术前最佳状态。

1. 手术准备　结合患者病情，选择合适的手术时机和手术方式。因肝功能不全多有出血倾向，应选择冲洗和吸引功能良好的内镜，备齐消化内镜诊疗所需的耗材和药品。

2. 麻醉准备　肝功能不全尤其是终末期肝病患者的消化内镜诊疗麻醉应由高年资、经验丰富的麻醉医师实施。准备要充分完善，术前建立稳定、可靠的静脉通路，检查并落实好功能状态良好的吸引设备、配套完善的气管插管设备、功能良好的麻醉机和监护仪、必备的麻醉药物和血管活性药物等。

3. 患者准备　术前必须改善患者的全身情况和肝功能，如加强营养、改善凝血功能和贫血状态，给予抗生素减少感染，腹水严重者术前可适量放出以改善呼吸功能等。按专科医师建议服用相关药物。消化内镜诊疗一般不建议服用术前药物，若患者高度紧张、焦虑时，可酌情服用安眠或抗焦虑药物。

（三）麻醉方式选择

肝功能不全患者易出现低氧血症，麻醉实施前患者均需要实施吸氧去氮。患者自主呼吸下吸氧，氧流量8~10L/min，时间3~5min。终末期肝病患者对作用于中枢神经系统的药物格外敏感，有明显肝性脑病症状的患者应避免运用中枢神经系统抑制药物，尤其是苯二氮䓬类药物。对于只进行内镜检查或简单治疗且能良好合作的 ASA Ⅰ~Ⅲ级患者，可采用镇静镇痛；非插管全身麻醉适用于患者紧张、操作不耐受及简单的内镜下治疗，需要配备紧急气管插管设备；对于小儿患者、有严重腹水、活动性出血、困难气道、操作不耐受等情况的肝功能不全患者，建议在气管插管全身麻醉下施行内镜治疗。没有反流误吸高危因素的患者可以经口置入胃镜喉罩以减少呼吸不良事件的发生。麻醉维持可采用静 - 吸复合全身麻醉，也可采用全凭静脉麻醉。

（四）术中麻醉管理

1．术中监测 常规监测心电（ECG）、脉搏血氧饱和度（SpO_2）、无创血压（NIBP）、呼气末二氧化碳（$P_{ET}CO_2$）。

推荐监测：食管静脉曲张破裂、终末期肝病者根据病情选用体温（T）、动脉血气分析、麻醉深度（如 BIS）、肌松程度（如 TOF）、中心静脉压（CVP）、氧浓度及吸入麻醉药浓度等监测。

2．麻醉实施 对于大量腹水、消化道出血的患者，内镜检查或治疗有可能造成继发出血，麻醉医师要谨慎选择麻醉方法，并具有快速控制气道的能力；低氧血症、呼吸功能不全、循环不稳定、肝功能欠佳的患者，需要血流动力学有创监测，指导术中管理；肝功能不全患者中有部分患者是病毒携带者，应注意采取预防措施。此类患者对麻醉药物的代谢和消除功能减弱，加之存在中枢神经系统敏感性、电解质紊乱和酸碱平衡紊乱、全身营养差、贫血等方面的改变，药物作用时间延长。因此，不论是镇静、非插管全身麻醉还是插管全身麻醉，都应避免使用长效麻醉药。

丙泊酚是当前最常用的静脉麻醉药物之一，其优势主要为起效时间短、苏醒迅速且完全、持续给药情况下药物较少蓄积等，可用于肝功能不全患者的麻醉诱导和维持。丙泊酚应用时需注意心血管功能的抑制，在年老体弱和 Child-Pugh C 级患者中应注意减量和缓慢静脉注射。常用于麻醉维持的吸入麻醉药包括异氟烷、地氟烷、七氟烷等，体内代谢率均较低，可安全应用于肝功能不全患者，但需注意其 MAC 值低于肝功能正常者。右美托咪定主要经肝脏代谢，肝功能不全患者应用时需进行剂量调整。

阿片类药物可用于肝功能不全患者，但需要考虑药物清除延迟和半衰期延长等药理学作用。舒芬太尼除镇痛效果强于芬太尼外，还具有更好的血流动力学稳定性，但大剂量使用将对肝功能产生损害。瑞芬太尼起效快，作用时间短，消除不依赖肝脏，其药代动力学在肝病患者体内并未发生明显变化，在近几年得到了广泛的应用。阿芬太尼起效快，作用时间短，呼吸和循环影响小，肝功能不全患者可慎用。

肝功能不全患者对非去极化肌肉松弛药具有明显的抗药性，这可能由药物分布增加、蛋白结合率改变或胆汁排泄受阻所致。阿曲库铵和顺阿曲库铵由于其代谢既不依赖于肝脏也不依赖于肾脏，故被推荐用于肝功能不全患者。

肝功能不全患者可根据具体诊疗方式，患者一般状况，尤其是年龄、营养状况及其他伴随疾病，选择镇静镇痛、非插管全身麻醉或气管插管全身麻醉。具体麻醉方法见本书相关章节，但需注意应根据肝功能分级酌情调整和选择药物及剂量（表 10-2）。

表 10-2 肝功能状态与药物剂量调整

剂量变化范围	条件
不变或少量调整	1. 轻度肝脏疾病 2. 药物主要由肾排泄，患者无肾功能障碍 3. 肝脏疾病不影响代谢途径对药物的消除 4. 药物肝提取率低（ER < 0.3），用药时间短 5. 药物肝提取率高（ER > 0.7），静脉给药且用药时间短 6. 无药物敏感性改变
降低 25% 剂量	1. 由肝消除的药物量低于剂量的 40%，无肾功能障碍 2. 药物肝提取率高（ER > 0.7），静脉给药，且药物蛋白结合无大的变化 3. 药物的肝提取率低（ER < 0.3），用药时间短 4. 药物有较大的治疗指数
降低 25% 以上剂量	1. 药物代谢受肝脏病影响，用药时间长 2. 药物治疗范围窄，药物蛋白结合有显著变化 3. 药物肝提取率高（ER > 0.7），由胃肠道给药 4. 药物由肾排泄，肾功能有严重损害 5. 由于肝脏疾病使药物敏感性改变

3. 液体管理 血流动力学的稳定主要依靠血管中有效血容量来维持。术中液体的管理包括输注晶体液、胶体液（白蛋白、羟乙基淀粉及胶原等）和血制品。消化内镜诊疗对患者生理干扰相对较小、失液量少，仅需使用晶体液补充禁食禁水的液体即可，推荐使用乳酸钠林格液。诊疗中如出现食管 - 胃底静脉曲张出血或终末期血容量不足的肝病患者，应在严密监测下首选胶体以维持血管内液体容量，必要时使用血管活性药物（去甲肾上腺素升

压效果明显）；伴有肾功能不全患者应谨慎补液，防止超负荷。

4. 并发症处理 内镜医师在术前应就内镜诊疗方式、患者食管 - 胃底静脉曲张出血评估情况、腹水严重程度、侧支循环分流情况等与麻醉医师沟通，有利于麻醉方案的制定；术中出现消化道出血、生命体征改变及呼吸参数改变等情况时，内镜医师与麻醉医师应及时相互告知，早期采取措施，减少并发症的出现，提高患者安全度。

（1）大出血：多为食管 - 胃底静脉曲张破裂出血，应立即控制气道，快速实施内镜下止血；加强术中监测；必要时应采取补液、输血等有效抢救措施。

（2）吸入性肺炎：多发生在消化道大量出血时，应迅速行气管插管保证呼吸道通畅，必要时行支气管灌洗及静脉抗生素治疗，术后需要呼吸支持治疗时可转 ICU。

（3）心律失常：患者术前服用 β 受体阻滞剂、血容量的丢失、内镜操作本身对自主神经的刺激及全身麻醉药物均可能引起心律失常。应积极寻找原因，必要时给予相关处理。

（五）术后管理

消化内镜诊疗具有微创、生理干扰小、恢复快的优势，在有利于患者得到有效治疗的同时，加快术后恢复。

1. 密切观察患者生命体征，注意患者有无腹胀、消化道痉挛等情况，必要时给予胃肠动力药和解痉药；注意观察消化内镜诊疗部位的疼痛、出血，如有必要，可给予内镜下复查。

2. 术后观察足够的麻醉恢复时间，避免残余麻醉药造成的不良反应。消化内镜诊疗术后疼痛不强，若患者术后疼痛，可使用小剂量舒芬太尼、芬太尼、阿芬太尼及纳布啡、布托啡诺等药物镇痛，注意药物的不良反应。因肝功能不全患者多合并消化道症状，不建议使用 NSAIDs 进行术后镇痛。可以使用糖皮质激素、5-HT$_3$ 受体拮抗剂进行术后止吐。

3. 消化内镜检查的患者清醒后无不适即可进食，接受消化内镜手术的患者根据手术要求早期进食。

四、特殊患者的麻醉管理

1. 黄疸患者 消化内镜技术在梗阻性黄疸诊断和治疗中应用广泛。梗阻性黄疸指基于各种原因阻碍胆汁进入肠道，造成胆管压力增高，胆汁由毛细胆管逆流入血窦，胆酸的肠肝循环受阻，使血清中胆红素水平升高，导致机体发生一系列病理生理改变的综合征。病因可分为良性疾病和恶性疾病。良性病变以胆管结石最常见，其次为胆管炎性狭窄（如十二指肠乳头狭窄、急慢性胆管炎等）、医源性胆管损伤、先天性胆管畸形及硬化性胆管炎等。恶性病变常见病因为胆管癌、胆囊癌、胰腺癌、原发性与转移性肝脏恶性肿瘤、胆管癌栓及淋巴结压迫胆管等。

解除胆管梗阻、去除病因是梗阻性黄疸治疗的基本原则，应根据梗阻原因及部位，采取个体化治疗方案。胆总管结石和其他良性疾病导致的梗阻性黄疸可采用内镜下胆管取石、胆管支架置入、鼻胆管引流等方式解除梗阻。对于存在远处转移或不能耐受手术的恶性胆管梗阻患者，可行内镜下姑息性减黄治疗缓解症状。随着内镜技术的进展，内镜下超声可对肝胆胰的病变定位并引导穿刺，有利于疾病的诊断，内镜导丝及子母镜的出现，对肝内胆管结石及占位病变也可以行内镜下操作治疗。内镜技术对于减轻黄疸、明确和去除病因发挥重要作用。

梗阻性黄疸是一组复杂综合征，可引起肝功能不全，胃黏膜受损，心排血量降低、血管反应性降低、末梢循环阻力降低、全身有效循环血容量减少，自主神经功能下降，肾血流量减少，凝血功能障碍，免疫功能降低等病理生理改变。

麻醉医师术前应就内镜下诊疗方式与内镜医师沟通，结合患者病情制定麻醉方案。麻醉深度的选择有镇静、非插管全身麻醉及气管插管全身麻醉。因手术多需要行放射造影，对气道不稳定、手术较复杂的患者建议采用气管插管全身麻醉。术中严密监测生命体征，早期发现呼吸及循环波动，早期处理；同时关注内镜操作，及时与内镜医师沟通，防止胆心反射发生和大量充气时影响患者的呼吸和循环。根据目标导向液体治疗策略指导补液，首选平衡盐晶体液，必要时输注胶体溶液。根据患者病情，慎重选择术后镇痛药物。有恶心、呕吐高危因素的患者给予止吐药。围手术期治疗中注意减轻患者应激及创伤，维持呼吸和血流动力学稳定，有利于加速患者康复、降低术后并发症发生率。

2. 门静脉高压患者　门静脉高压多合并有肝硬化，临床主要表现为腹水、食管 - 胃静脉曲张、食管 - 胃静脉曲张破裂出血、肝性脑病、侧支循环形成、胃黏膜糜烂、溃疡等。

腹水（ascites）是失代偿期肝硬化患者常见且严重的并发症之一，也是肝硬化自然病程进展的重要标志，一旦出现腹水，1 年病死率约 15%，5 年病死率为 44% ~ 85%。大量腹水可造成多种病理生理改变：膈肌上抬，功能残气量下降，肺代偿功能下降；有效循环血量不足、电解质紊乱；腹胀、消化道出血、恶心、呕吐；自发性细菌性腹膜炎，诱发器官功能障碍；腹水治疗时药物互相作用，药动学和药效学发生改变。大量腹水时，建议术前腹腔穿刺放腹水缓解患者腹胀和胸腔压迫的症状；术中注意维持有效的血容量，保持血流动力学平稳，注重对肾脏等多脏器的保护，同时若使用利尿剂和抗生素治疗腹水，会影响麻醉药物的代谢和药效。

食管 - 胃静脉曲张破裂出血（esophagogastric variceal bleeding，EVB）是最凶险的并发症之一，起病急，病死率高达 20% 左右，需紧急有效处理。胃镜检查是诊断食管 - 胃静脉曲张及出血的"金标准"。内镜治疗包括内镜曲张静脉套扎术（endoscopic variceal ligation，EVL）、内镜曲张静脉硬化剂注射术（endoscopic injection sclerotherapy，EIS）及钳夹法或组织黏合剂注射。内镜治疗创伤小且易实施，是静脉曲张破裂出血时有效挽救生命的手段。此类患者行内镜下手术时应控制气道，补充血容量，加强生命体征监测，注意防治并发症。并发症主要有反流误吸、出血造成的循环功能障碍、内镜下止血失败、异位栓塞等。

肝性脑病主要在术前识别，行对症治疗，避免操作和药物加重患者的肝性脑病，减少对患者认知功能的影响。

因门静脉高压患者常合并多系统疾病，麻醉医师术前应与内镜医师进行完善的沟通，就内镜操作和时机进行讨论，尽量在术前将患者的肝功能调整至最佳状态，降低门静脉压力，减少对机体的影响，术中维持呼吸和循环稳定，积极防治并发症，术后积极治疗胃肠痉挛、恶心、呕吐，行有效镇痛，必要时围手术期寻求多学科合作。

第二节　老年患者消化内镜诊疗及麻醉

世界卫生组织（WHO）对老年人的划分规定为：60 ~ 74 岁为年轻老年人，75 ~ 89 岁为老年人，90 岁以上为长寿老年人，但大多数国家通常以 65 岁为老年人的年龄界限。2000 年，中国 65 岁以上人口总数为 1.27 亿人；2017 年，总数攀升至 2.41 亿人；预计到 2050 年，中国老年人口总数将达到 4.87 亿人，占总人口比例约 30%。与其他人群相比，老年患者全身生理代偿功能降低，并可能伴有多种疾病，对镇静 / 麻醉的耐受能力降低，临床医师对此应有较深入的认识。由于老年人药代与药效动力学的改变以及对药物的反应性增高，镇静 / 麻醉药物的种类及剂量均应认真斟酌。另外随着年龄的增长，外科手术风险增加，选择内镜微创治疗的高龄患者比例也在增加。老年患者消化内镜诊疗需求的增加，使麻醉医师有责任采取相应对策并确保医疗服务质量。

本节将针对老年患者病理生理学变化、药理学特点及老年患者常见疾病的诊疗和麻醉要点进行介绍。麻醉医师应注重麻醉前患者评估，充分考虑合并症对择期手术麻醉的影响及相互关系，选择适宜的麻醉和监护方法，并关注术后恢复期可能出现的并发症。

一、老年患者病理生理特点

（一）神经系统

1. 老年患者发生不同程度的神经系统退行性变，主要特点是神经细胞数量减少、体积缩小、重量减轻、脑沟增宽；中枢神经、周围神经、自主神经系统功能逐渐下降；老年患者神经垂体因纤维化和嗜碱性粒细胞浸润导致其重量增加；脑血流减少，脑代谢降低，脑内激素和受体均减少，麻醉和术后易发生谵妄和认知功能障碍。

2. 脑组织内许多区域的阿片受体随年龄的增长而减少，因此老年患者机体阿片受体大量减少，痛觉降低，在围手术期使用吗啡或其他麻醉性镇痛药时对其敏感性增高，使用吸入麻醉药时其最低肺泡有效浓度下降，因此用药量应酌减。老年患者对肌肉松弛药的敏感性一般无明显变化。

3. 老年患者因周围神经退化和萎缩，压力反射活动明显减弱，血管弹性降低，当术中改变体位过快或血容量略有不足时，即可表现出循环系统明显变化，主要为收缩压的下降。

（二）心血管系统

1. 老年患者大动脉壁的弹性纤维增厚、血管变硬，血液黏稠度增加，使血管阻力增加、血压增高。

2. 心肌收缩力下降，动作电位延迟，冠脉血流储备减少，β 受体敏感度下降。

3. 血管阻力增高，左心室射血阻力增加，引起心肌增厚，心肌间质纤维化使心室的顺应性和收缩力降低，出现心排血量降低。

4. 多伴有心律失常，房室传导阻滞、房性或室性期前收缩等，心脏对循环血量改变的适应能力降低，易发生低血压休克或急性心功能不全。

（三）呼吸系统

肺功能储备随着年龄增长而下降。残气量和功能残气量增加，通气容量减少；肺的弹性回缩能力逐渐减退，肺泡逐渐膨胀增大，肺泡间隔逐渐消失，肺泡总面积逐渐减少，气体交换减少。

（四）消化系统

衰老对消化系统功能的影响小于对其他器官系统功能的影响。随着年龄的增长，吞咽和消化反应会减慢，胃食管反流病的发病率随之上升。阿尔茨海默病、卒中和帕金森病等疾病会导致吞咽困难；一些老年人常用药物，比如阿司匹林和其他非甾体抗炎药会增加胃出血和溃疡的风险。老年患者肝细胞数目减少，肝血流减少及转氨酶活性降低，影响药物的代谢；老年患者脂肪肝和肝硬化发病率也增加。

（五）泌尿系统功能与水电解质平衡及酸碱平衡

老年患者肾小球数目减少引起肾脏体积减小，肾皮质血流和肾小球滤过率降低，肾功能下降。重吸收、浓缩、稀释及分泌功能以及维持细胞外液容量和对水电解质平衡和酸碱平衡的调节能力均明显降低，术中需进行适当的监测；对肾素-血管紧张素-醛固酮系统反应迟钝，易导致低钠、高钾。肾滤过和分泌功能减退使药物消除速率减慢，作用时间延长。

（六）其他

老年患者基础代谢率降低，对体温调节能力减弱，围手术期易发生低体温；胰岛素功能减退和糖耐量降低，易发生高血糖，围手术期不宜补充大量含糖液体。

二、老年患者药理学特点

（一）老年患者药代动力学的特点

1. 体内总水量和肌肉量减少、脂肪比例增加，明显影响药物的分布和半衰期。

2. 白蛋白含量降低，药物与白蛋白结合率减少，游离型药物增加，所需用药量减少。

3. 肝肾功能减退、肝肾血流减少、酶活性降低，药物分布容积增大导致药物消除速率减慢，半衰期延长。

4. 对药物的敏感性增强，耐受性降低。

（二）吸入性全身麻醉药

老年患者对吸入麻醉药的敏感性增加，吸入麻醉药的最低肺泡有效浓度较年轻人减少。

（三）静脉麻醉药

老年患者对于全身麻醉药、麻醉性镇痛药、苯二氮䓬类等药物的敏感性均增加，作用时间延长，药物对呼吸和循环系统的抑制作用更加敏感。对老年患者用药应该酌减剂量，慎重从事，加强监测。必要时应采用"滴定"（titration）式给药的方法。

老年患者，尤其是高龄患者选择依托咪酯替代丙泊酚可有利于血流动力学稳定，但应预先静脉注射适量麻醉性镇痛药，以防止肌震颤。

三、老年人群消化内镜诊疗需求

1. **消化道肿瘤**　消化道肿瘤的发病率与年龄呈正相关，因此，消化道肿瘤的早期发现、内镜下微创治疗在老年人群尤其重要，消化内镜诊疗仍然是消化道肿瘤早期发现、微创治疗的最佳方法，且在未来相当长的一段时间内，仍不可替代。

2. **消化道异物**　随着年龄的增长，老年人认知及记忆功能不断衰退，带塑料等硬包装的药片、枣核、义齿等消化道异物时有发生，也需要做胃镜尽早取出。

3. **消化道出血**　随着年龄增长，各种疾病纷沓而至，尤其是心脑血管疾病，抗凝、抗血小板药物治疗必不可少，加之老年人黏膜修复、再生能力减退，消化道出血也时有发生，需要消化内镜检查，明确出血部位、病因及是否仍在出血，绝大多数患者可在镜下止血。

4. **胆管系统疾病**　胆管结石、胆管肿瘤、胰头部肿瘤所致的梗阻性黄疸、胆管炎，在老年人也并非少见，也需要行 ERCP 检查明确诊断，行胆总管取石、胆管支架置入、十二指肠乳头肿瘤切除等治疗，同样也离不开消化内镜。

综上所述，老年人群对消化内镜诊疗的需求较年轻人更高。由于老年人病理生理的状态较差，生理平衡容易受各种因素和应激的影响而失衡，恢复平衡通常需要较长时间且困难，因此老年消化内镜诊疗对内镜医师和相关专业医师，尤其是麻醉医师的个性化方案的制定能力、突发情况的应变能力和处置能力都提出了更高要求。

四、老年消化内镜诊疗对麻醉的要求

麻醉是实现舒适化消化内镜诊疗的关键，是有效减少消化内镜诊疗操作对人体刺激，减轻和抑制应激反应，确保术中安全、术后快速恢复的重要手段，具有不可替代的作用。患者舒适、无明显体动、防止误吸、生命体征平稳且不因内镜操作而出现大幅波动，是消化内镜诊疗对麻醉医师的期待，也是消化内镜医师和麻醉医师共同努力的目标。老年消化内镜诊疗的操作流程和刺激强度与非老年人群基本一致，前面的章节已有详述。有一点需要提醒的是：在个体化麻醉方案的制定和实施过程中，除要考虑患者各系统功能状况、操作刺激强度、耗时等因素外，还需考虑实施内镜诊疗医师的操作手法及熟练程度。

五、老年患者消化内镜麻醉特点

（一）麻醉前准备及评估

增加围手术期心脏缺血风险的因素有心肌梗死、心绞痛病史，充血性心力衰竭，需要治疗的室性异位活动，糖尿病、冠心病等。老年患者如存在严重的心肌缺血、心绞痛及心律失常，在术前应积极纠正和控制。增加老年患者围手术期死亡率的因素包括术前营养情况、心肺储备状态、肝肾功能、手术过程是否顺利等。

老年患者应着重了解重要器官功能的状态，并做相关系统检查。麻醉前要对患者进行全身状况、合并症、器官功能等评估，关注困难气道、反流误吸的风险。指导患者术前用药，并建议咨询相关专科医师（如心血管药物、抗凝药物、糖尿病药物的使用等）。

存在上消化道梗阻、胃排空障碍、胃食管反流等特殊患者，应延长禁饮禁食时间，必要时需术前胃肠减压。同时，因老年患者机体代偿能力减弱，应注意能量和电解质的补充。

麻醉前要注重对患者的沟通和安抚，避免紧张情绪引起循环波动。根据患者情况，指导术前禁食水时间。一般患者要求禁食 6 ~ 8h，禁水至少 2h。有胃排空障碍的老年患者应延长禁食水时间，全身麻醉诱导期按饱胃处理并适当补液，酌情使用血管活性药，防治诱导期低血压。

目前结肠镜诊疗前多采用口服聚乙二醇电解质散剂或者硫酸镁溶液进行肠道准备，相关指南警告不要在老年患者中使用磷酸钠制剂；肠道准备及术前禁食禁饮时间长，可导致患者出现低血容量、电解质紊乱等问题；无论肠道准备类型如何，年龄已被证明是结肠准备不良的一个独立危险因素。

（二）麻醉前用药

因老年患者药代学和药效学的特点，术前用药量应减少，为成人常用量的 1/2 ~ 2/3，且应尽量选择起效快、持续时间短、对心血管系统影响小的药物，尽量避免麻醉性镇痛药。阿托品有引起老年患者术后尿潴留风险，东莨菪碱可致老年患者术后兴奋、谵妄，一般不常规使用。

（三）术中监护

应根据患者病情的轻重、检查和治疗的创伤来考虑，但应特别注意老年患者的特点。常用的基本监测项目包括心率、血压、心电图、呼吸、脉搏血氧饱和度；心电图电极的安放应能实时显示 ST 段变化，以便能及时发现并处理可能出现的心肌缺血；不论镇静还是全身麻醉患者，有条件者应监测镇静或麻醉深度及呼气末二氧化碳；长时间手术应监测体温；循环不稳定或有大出血可能性的患者应做有创动脉血压监测，必要时做动脉血气分析。注意防范老年患者较易出现的并发症，如皮肤、软组织受压所致的缺血性损伤；由于骨质疏松，搬动体位不当所致的医源性损伤；泪腺分泌减少和角膜长时间暴露所致损伤等。

（四）麻醉实施

可根据患者情况和内镜检查、治疗需求，选择不同程度的镇静、镇痛或气管插管全身麻醉。

1. 镇静　适用于简单的检查或治疗。可用于耐受性和依从性较好的患者，也可用于一般情况较差、不能耐受较大剂量麻醉药物的患者。可采用芬太尼 25 ~ 50μg 或舒芬太尼 3 ~ 5μg、咪达唑仑 1 ~ 1.5mg、氟哌利多 1 ~ 1.5mg。根据患者的情况单次或分次给药，酌情增减。

2．非插管全身麻醉　可静脉滴定注射小剂量阿片类药物复合丙泊酚和／或依托咪酯等短效静脉全身麻醉药。高龄患者选择依托咪酯替代丙泊酚或两者合用有利于血流动力学稳定。例如：静脉注射咪达唑仑1mg、芬太尼0.6～1μg/kg或舒芬太尼0.05～0.1μg/kg，患者体位摆放妥当置入咬口器后，缓慢推注依托咪酯0.1～0.2mg/kg、丙泊酚0.6～1mg/kg达到所需镇静深度后开始进镜，持续输注丙泊酚维持麻醉。老年患者发生呼吸抑制和低氧血症的可能性大，应监测呼吸并采用适合消化内镜的辅助给氧及通气设备，如胃镜专用面罩、鼻咽通气道、鼻罩等。

3．气管插管全身麻醉

（1）麻醉诱导：应力求平稳，减轻气管插管时的心血管应激反应，同时防止麻醉药用量过大引起严重的循环抑制和缺氧。可用1%丁卡因喷雾咽部，同时行环甲膜穿刺注射2%丁卡因2ml，完善的咽喉、气管内表面麻醉对减轻插管时心血管反应作用肯定。有高血压病史，特别是术前高血压未得到较好控制的老年患者，全身麻醉诱导可致血压剧升、心率加速，要避免浅麻醉。β受体阻滞剂可改善心肌缺血，是常用的措施。老年患者自主神经调控能力降低，所患疾病及术前准备常导致血容量不足，加之全身麻醉药物的作用以及麻醉后体位的改变，容易引起剧烈的血压波动，尤其是诱导后低血压，应高度警惕，严密监护，适量补液，必要时给予血管活性药物。例如去氧肾上腺素或去甲肾上腺素小剂量持续输注。

（2）麻醉维持：要求各生命体征处于或接近生理状态，注意维护重要器官功能，麻醉深浅要适应手术操作。老年患者对缺氧耐受能力差，注意保持呼吸道通畅，保证足够的通气量和氧供，避免缺氧和二氧化碳蓄积。老年患者血管内容量减少，动脉血管硬化，以及静脉系统的调节能力减弱，降低了血管系统对容量的调节能力；患者在服用导泻药物后短时间内排便次数明显增多，水和电解质大量丢失，造成脱水、低血容量、电解质紊乱等问题；术前禁食、高渗性肠内准备、正压通气等因素都会降低有效循环血容量；麻醉药物容易导致容量血管张力丧失、回心血量下降、心脏前负荷降低伴发低血压。因此，虽然消化内镜手术血容量丢失较少，但对于老年麻醉患者仍需适当补液并酌情积极使用血管活性药物以维持患者的循环稳定，减少由低血压引起的相关并发症，改善患者预后。

（3）术毕苏醒期：老年患者术毕苏醒延迟或呼吸恢复不满意者较多见。应加强监护，待患者完全清醒且呼吸频率、潮气量达标后再拔除气管导管，并采取措施减轻拔管时的心血管反应，以免出现心血管意外。对于老年患者，拮抗药（包括肌肉松弛药和麻醉性镇痛药）的使用必须慎重。除维持呼吸、循环功能稳定外，还应防治患者在复苏过程中呕吐、误吸，以及谵妄、躁动等精神症状。高龄是术后谵妄和术后认知功能障碍的高危因素。

（五）麻醉与内镜诊疗合作要点

老年患者接受麻醉和内镜诊疗的风险大于中青年患者，麻醉医师和内镜医师的沟通合作尤为重要。

1. 术前由内镜医师充分评估检查、治疗的必要性　内镜医师术前应充分评估检查、治疗的必要性，并与麻醉医师共同评估麻醉下诊治的可能性，完善必要的辅助检查，优化患者各器官功能状态，必要时可组织多学科会诊。

2. 内镜医师与麻醉医师协商诊治时机，完善术前准备工作　年龄本身不应该被作为无痛消化内镜诊治实施的限制条件，不同健康状况的老年人在麻醉下实施消化内镜诊治的风险也不同，需要有经验的麻醉医师进行系统化评估，详细询问老年人的现病史、既往史、并存疾病史、药物治疗史、过敏史、有无食物潴留、胃肠道梗阻病史等；仔细进行体格检查，尤其是心肺系统体格检查。麻醉医师应提醒内镜医师完善必要的辅助检查，例如超声心动图和肺功能检查等。

3. 诊治过程中，相互了解操作步骤和配合方法　麻醉医师应根据患者一般状况和手术要求选择适当的麻醉方法和麻醉药物，达到预期深度后，通知内镜医师开始消化内镜检查和治疗。由于老年人吞咽反射迟钝，对麻醉药物的抑制作用比较敏感，尤其是采用镇静或非插管全身麻醉的患者，术中发生误吸的比例较高，可采取头部抬高或头高脚低位，头尽量左偏以利引流分泌物，同时，麻醉医师应及时提醒内镜医师吸除患者口腔内的分泌物或反流物，避免或减少误吸的发生。

4. 诊治结束后，共同判定离室条件　老年患者苏醒和认知功能恢复较慢，应适当延长恢复室观察时间，完全清醒后观察一段时间，离室评分达9分以上并且平稳后，方可在陪同下离开。对术后镇痛、术后不适的处理等也应随时沟通，共同处理。

衰老是一个多因素、多方面的生理学进程，机体大部分器官及系统功能将渐进性减退，导致适应能力和对伤害的承受能力降低，衰弱且脆弱。就老年患者而言，并不存在完美的麻醉方法和麻醉药物，麻醉医师需要对年龄相关因素投入更多的重视。关注老年患者病理生理学改变，了解药动学和药效学变化，有助于老年患者麻醉中最佳药物的选择和应用以及最佳麻醉管理。

第三节　肥胖患者的麻醉

肥胖与包括 2 型糖尿病、高血压、冠心病、阻塞性呼吸睡眠暂停、退行性关节病和胆石症在内的多种疾病相关。即使没有明显的伴发疾病，极度肥胖对生理功能的影响依然十分显著。

一、疾病概况

肥胖（obesity）是由于环境、遗传以及内分泌等因素引起机体生理功能障碍的慢性代谢性疾病，以体内脂肪堆积过多和 / 或分布异常为特点。随着社会经济的发展和膳食结构的变化，肥胖已成为第六大疾病危险因素，严重威胁人类健康，并呈现全球流行的态势。1948 年 WHO 将其列入疾病分类名单。目前，中国已成为世界上超重和肥胖人数最多的国家，42% 成年人和 16% 儿童出现超重和肥胖。体重指数（body mass index，BMI）是评估患者体重状态、诊断肥胖最常用的测量方法，即患者的体重（kg）除以身高（m）的平方（BMI=kg/m^2），可以消除不同身高对体重指数的影响。

我国提出了中国人肥胖诊断 BMI 界值，并结合腰围来判断相关疾病的危险度（表 10-3）。CT 和 MRI 可以较精确地测定体脂的百分含量，但较为昂贵，难以普及。

表 10-3　中国成人超重和肥胖的体重指数和腰围界限值与相关疾病 * 危险的关系

分类	体重指数 / （kg·m^{-2}）	腰围 /cm		
		男性：＜ 85 女性：＜ 80	男性：85～95 女性：80～90	男性：≥ 95 女性：≥ 90
体重过低 **	＜ 18.5	—	—	—
体重正常	18.5～23.9	—	增加	高
超重	24～27.9	增加	高	极高
肥胖	≥ 28	高	极高	极高

注：* 相关疾病指高血压、糖尿病、血脂异常和危险因素聚集；** 体重过低可能预示有其他健康问题。

　　肥胖通常与包括食管裂孔疝、胃食管反流病、胃排空延迟和胃液酸性增加等胃肠道病变有关，食管癌、胃癌和结肠癌发生率也会增加。肥胖是非酒精性脂肪肝病最重要的危险因素，多合并肝功能异常。肥胖患者发生胆囊及胆管疾病的风险增加 3 倍，其中胆石症常见。随着健康意识的提高，肥胖患者体检胃肠镜的比例也逐渐增加。

　　肥胖本身是消化道肿瘤的风险因素，胃镜检查在肥胖代谢外科中起到了完善术前准备和诊断，指导手术方案，手术及术后长期维持减重效果的重要作用，必要时可同时行相应的治疗。消化内镜手术也为肥胖的治疗提供了新的手段。

二、病因及发病机制

　　1. 遗传因素　肥胖受多种因素影响，遗传因素是肥胖最主要原因之一。肥胖相关基因的遗传与突变影响机体能量消耗、摄入、储存及代谢。

　　2. 饮食及生活习惯因素　肥胖是由于机体能量摄入大于能量消耗，导致多余的能量以脂肪的形式储存。高脂肪、高糖、低维生素、低膳食纤维饮食以及缺乏运动、睡眠不足均可导致肥胖。

　　3. 内分泌因素　内分泌干扰物如己烯雌酚、双酚 -A、邻苯二甲酸盐和有机锡等化学物质可能会干扰内分泌激素的合成、运输、释放和代谢功能，影响胰岛素分泌，导致脂肪堆积。

　　4. 消化道因素　肠道微环境失调可能影响食物消化和机体代谢、脑肠轴改变，从而导致肥胖。

　　5. 社会、环境、心理及社会经济学因素　肥胖受经济地位、收入水平、文化程度、生活环境及宗教信仰等影响。心理应激和各种消极情绪反应会促进人更多进食，形成对摄食的情绪依赖，导致肥胖。

三、病理生理

　　胸壁和腹部脂肪堆积影响膈肌及胸腹部运动，导致功能残气量降低、区域性肺不张和肺内分流增加。同时，肺动脉血容量增多导致肺顺应性降低，气道阻力增加。当肥胖患者仰卧位时，肺顺应性降低及气道阻力增加更为明显。因代谢率与体重成正比，肥胖患者的氧耗需求、CO_2 生成量和肺泡通气量均会增多。

　　肥胖是导致睡眠呼吸暂停最主要的危险因素。阻塞性睡眠呼吸暂停（obstructive sleep apnea，OSA）：指患者睡眠时周期性地出现部分或完全的上呼吸道梗阻，以呼吸暂停和低通气为特征的疾病。阻塞性睡眠呼吸暂停综合征（obstructive sleep apnea syndrome，OSAS）：每晚 7h 睡眠过程中呼吸暂停及低通气反复发作 30 次以上，或 AHI（睡眠中平均每小时呼吸暂停 + 低通气次数）≥ 5 次 /h。慢性夜间低氧血症会导致肺动脉高压、右心室肥厚和 / 或右心室衰竭。OSAS 患者即使是轻度镇静也可引起气道的完全塌陷和 / 或呼吸暂停，应做好面罩通气困难和插管困难的准备。同时，患者围手术期发生高血压、低氧血症、心律失常、心肌梗死、肺水肿、卒中和死亡的风险增加。

四、诊断、分类及临床表现和并发症

（一）诊断

肥胖患者内镜下病理活检或深层组织穿刺的病理诊断意义不大。

1. 腰围 我国将男性腰围 ≥ 90cm、女性腰围 ≥ 85cm 定义为成人中心性肥胖。

2. BMI WHO 规定 $18.5kg/m^2 \leqslant BMI < 25kg/m^2$ 为正常，$25kg/m^2 \leqslant BMI < 30kg/m^2$ 为超重，$BMI \geqslant 30kg/m^2$ 为肥胖。我国规定超重为 $24kg/m^2 \leqslant BMI < 28kg/m^2$，肥胖为 $BMI \geqslant 28kg/m^2$（表 10-4）。

3. 病态肥胖症 $BMI > 40kg/m^2$ 的肥胖患者或 $BMI > 35kg/m^2$ 合并肥胖相关疾病的重度肥胖者，如脂肪肝、糖尿病等，生活质量明显下降。

表 10-4 世界卫生组织（WHO）及亚太地区肥胖诊断标准

单位：kg/m^2

	WHO	亚太地区
过瘦	$BMI \leqslant 18.5$	$BMI \leqslant 18.5$
正常	$18.5 \leqslant BMI < 25$	$18.5 \leqslant BMI < 23$
超重	$25 \leqslant BMI < 30$	$23 \leqslant BMI < 25$
轻度肥胖	$30 \leqslant BMI < 35$	$25 \leqslant BMI < 30$
中度肥胖	$35 \leqslant BMI < 40$	$30 \leqslant BMI < 35$
重度肥胖	$BMI \geqslant 40$	$BMI \geqslant 35$

（二）分类

肥胖分为原发性肥胖和继发性肥胖。原发性肥胖是由不良的饮食习惯、久坐不动、遗传基因等因素导致的肥胖；继发性肥胖是由下丘脑 - 垂体疾病、皮质醇增多症、甲状腺功能减退症、胰岛素瘤等疾病以及药物导致的肥胖。

（三）临床表现及并发症

超重及肥胖表现为体重、腰围和 / 或脂肪含量增加，部分肥胖患者合并组织器官脂肪沉积或脂肪变性以及由超重或肥胖导致的其他疾病。

肥胖是心血管疾病的独立危险因素，也是肿瘤的重要影响因素。其主要并发症有高脂血症、高血压、冠心病、糖尿病、脂肪肝、高尿酸血症及阻塞性睡眠呼吸暂停综合征等。

五、肥胖的预防和治疗

肥胖已成为全球流行的健康问题，临床工作中接受消化内镜诊疗的肥胖患者数量不断增加。肥胖作为一种慢性非传染性疾病，是以疾病的三级预防和治疗为基本原则。

（一）肥胖的预防

1. 一级预防　针对发生肥胖的高危人群，通过公共教育、改造环境、促进健康的饮食及运动，预防超重和肥胖的发生。

2. 二级预防　通过筛查，针对已经确诊超重和肥胖的个体进行并发症评估。通过生活方式及药物治疗阻止体重进一步增加，并防止并发症的发生。

3. 三级预防　生活方式、膳食管理联合减重治疗的方式，达到减重或改善肥胖相关并发症和预防疾病的目的，必要时可以采取手术减重的方式治疗。

（二）肥胖的治疗

1. 综合治疗

（1）饮食治疗：控制摄入总量、均衡膳食营养，提倡低脂肪、低糖、高维生素、高膳食纤维饮食。

（2）运动治疗：根据不同年龄、性别制定个体化运动方案，使机体能量代谢处于负平衡状态。

（3）药物治疗：肥胖患者可采用中枢性作用减肥药（氯卡色林、芬特明）、非中枢性作用减肥药（奥利司他）以及兼有减重作用的降糖药（二甲双胍、利拉鲁肽）等药物干预体重。

（4）胃减容术：临床上病态肥胖症患者常伴有高血压、高脂血症、糖尿病及卒中，饮食、锻炼及内科药物治疗效果欠佳，部分患者接受胃减容手术，胃减容术分为外科手术及内镜手术。

1）外科手术：主要有以下 4 种手术方法，包括腹腔镜 Roux-en-Y 胃旁路术（LRYGB）、腹腔镜胃袖状切除术（LSG）、腹腔镜可调节胃束带术（LAGB）和胆胰分流并十二指肠转位术（BPD-DS）。

2）内镜手术：随着内镜技术的发展，内镜下胃减容手术在临床上应用广泛。内镜下胃减容术主要分为内镜下限制摄入手术和内镜下吸收不良手术两种。内镜下限制摄入手术有内镜下袖状胃成形术、胃内球囊置入术、经口限制系统置入术和经口胃成形术；内镜下吸收不良手术主要指内镜下十二指肠 - 空肠旁路套管置入术和十二指肠黏膜重建术，临床应用相对较少。

内镜下袖状胃成形术是目前最常见的内镜下胃减容手术方法之一，2016年国内首次开展，因其创伤小、并发症少、住院时间短等优势，内镜医师较多采用此术式。下面将以内镜下袖状胃成形术为例，介绍胃减容手术的术前检查、主要操作步骤及注意事项。

2．内镜下胃减容术

（1）术前评估和准备：

1）一般检查：体格检查、心电图、肺功能、血常规、凝血功能检测、肝功能、肾功能、血糖、电解质、动脉血气等。

2）术前评估：评估患者是否具有手术指征、有无禁忌证以及手术风险。针对不同基础疾病，如心血管系统疾病、呼吸系统疾病、脊柱畸形及深静脉血栓，谨慎评估患者是否耐受手术。术前应详细询问病史及体格检查，包括过敏史及精神病病史，如有吸烟史应给予戒烟指导。麻醉前应评估气道情况，包括口、咽喉、气管是否通畅，胸廓起伏是否正常，以及血氧饱和度情况。同时，手术前应与患者及家属充分沟通，告知患者手术目的、手术方式、麻醉和手术风险以及如何降低手术风险，征得患者及家属同意后签署手术知情同意书及麻醉知情同意书，方能开始手术。

3）术前准备：术前禁食 6h、禁水 2h 以上。术前给予口腔麻醉剂、消泡剂、去黏液剂等。

（2）主要操作步骤：该手术采用含有弯针的缝合装置固定于胃镜前端，沿胃前壁、大弯侧、后壁标记缝合点并采用缝合针进行全层胃壁缝合，反复多次缝合达到胃壁折叠的效果，减小胃内容积，限制摄入量。

（3）注意事项：

1）手术时间：依内镜医师手术熟练程度而定。针对病态肥胖患者选择有经验的内镜及麻醉医师操作，尽量减少手术及麻醉时间。

2）并发症：除常规内镜手术治疗及麻醉并发症外，肥胖患者易发生吻合口瘘、吻合口狭窄、肺栓塞、胃脱垂及出血等，较少见的并发症有伤口裂开、疝气、感染、血肿形成、淋巴囊肿、营养性并发症及倾倒综合征等。横纹肌溶解是罕见并发症，肥胖、低血压、制动、长时间手术、脱水等是高危因素，若患者术后出现深部组织疼痛（特别是臀部），应提高警惕，尽快测定血清肌酸激酶浓度，若其升高，应积极行液体复苏、利尿、碱化尿液以防止急性肾损伤。

其他操作如 ESD、EMR、ERCP、POEM、STER 等同前述章节。

六、肥胖患者消化内镜诊疗麻醉

由于肥胖患者的生理特殊性，给麻醉医师和内镜医师带来挑战。肥胖患者体重大、舌体大，脂肪组织在咽部堆积使咽腔狭窄，颈部和下颌部脂肪组织较厚，使患者口咽部和喉咽部的腔外压增加，同时肥胖患者肺储备功能下降，在镇静/麻醉时极易出现呼吸道梗阻、通气减少、血氧饱和度下降、呼吸抑制、二氧化碳蓄积、呛咳等并发症。肥胖患者循环血容量、心排血量、每搏输出量及心脏负荷明显增加，多数常合并有高脂血症和 2 型糖尿病，术中容易出现血流动力学不稳定和心脑血管意外。为最大限度地保障肥胖患者消化内镜下诊疗的安全性和舒适性，同时为诊疗提供良好的手术条件，麻醉管理是关键。

（一）麻醉前评估

应由麻醉科主治及以上的医师对肥胖患者进行评估。评估包含：详细的既往史、系统回顾、体格检查以及实验室检查等。应着重对气道、呼吸系统及循环系统进行评估，同时应得到患者既往手术麻醉的一切记录报告。

1. 气道评估 常规进行困难气道的评估，如肥胖面颊、颈围大小、头颈活动度、颞下颌关节活动度、舌体大小、张口度以及 Mallampati 分级等。

据估计，约 10% 肥胖患者存在面罩通气困难，1% 肥胖患者存在气管插管困难，应做好困难气道的准备。患者头颈部活动度、颈围、张口度、甲颏距离是术前评估要点。肥胖患者胸廓活动受限，麻醉后肺顺应性下降，易造成缺氧，且麻醉中应用肌肉松弛药使呼吸肌张力消失、胸廓回弹进一步减弱，所以术前应充分评估胸廓、气道情况。行 STOP-Bang 评分筛查 OSAS（表 10-5），必要时进行睡眠测试或多导联睡眠图测试，OSAS 高危者，如行长时间或者影响患者气体交换的消化内镜下手术时，推荐行持续气道正压或双水平气道内正压通气治疗。

表 10-5　STOP-Bang 评分

问题	否（0分）	是（1分）
S= 打鼾：是否大声打鼾（比讲话声音大，或者关上门也可以听到）？		
T= 疲劳：白天是否感觉累、困倦或者想睡觉？		
O= 观察：是否有人观察到睡眠中呼吸暂停？		
P= 血压：是否高血压？		
B=BMI：BMI 是否大于 35kg/m^2？		
A= 年龄：年龄是否超过 50 岁？		
N= 颈围：颈围是否大于 40cm？		
G= 男性：是否男性？		

注：≥ 3 分，OSAS 高危；＜ 3 分，OSAS 低危。

2．呼吸系统　消化内镜镇静 / 麻醉的肥胖患者多为门诊、急诊就诊，检查结果多数不完善，因此病史采集和体格检查应尽量识别提示呼吸性疾病的症状和体征。若患者不能耐受正常工作生活活动时，需进行规范的血液检查、胸部 X 线、肺功能检查等。

3．心血管系统　病史采集应询问患者有无胸痛、劳力性呼吸困难、端坐呼吸、疲劳和晕厥及睡眠体位。应常规行心电图检查，必要时行动态心电图及超声心动图等检查评估心血管状况，还可通过评估患者活动耐力、合并症、心肺运动试验以及预期手术部位和时长预测术后并发症风险。

4．用药史　常规询问患者 6 个月内及住院期间的用药史，尤其是否服用减肥药物以及采用过的减肥治疗措施等。部分新型减肥药具有一定的拟交感作用和 / 或内源性儿茶酚胺耗竭作用，使患者在麻醉诱导和维持中循环功能的变化难以预料，术中出现对常用血管活性药物反应性明显减低的低血压或高血压的可能性增加。

5．指导术前用药 肥胖患者的术前用药包括抗焦虑药、镇痛药、抗胆碱能药物以及预防吸入性肺炎和深静脉血栓形成的药物。患者术前使用的药物，除了降糖药外，一般建议持续服用至术晨。值得注意的是，肥胖患者术后感染的发生率增加，因而推荐术前即开始预防性使用抗生素，并持续至术后。

麻醉医师应在麻醉评估单上记录肥胖患者的身高、体重并计算 BMI、估计瘦体重和校正体重、气道评估状况、既往特殊病史及辅助检查结果以及术前用药史，有助于麻醉团队制定合理的麻醉方案和完善的术前准备。

（二）麻醉前准备

1．人员 配备高年资且相关经验丰富的麻醉医师、内镜医师及护理人员。

2．药品 麻醉药品（按需准备镇痛、镇静和肌肉松弛药）、各类血管活性药物，有条件者可配备麻醉药拮抗剂（如氟马西尼、纳洛酮、舒更葡糖钠注射液）。

3．物品和设备 除常规无痛消化内镜相关设备外，建议配备困难气道车、气道正压通气装置、有创血压模块、超声仪、麻醉深度监测仪、肌松监测仪、预防静脉血栓设备（如弹力袜、机械按压装置）等。气道相关物品和设备对此类患者尤其重要，如吸引器、可视插管设备、口咽或鼻咽通气道、鼻罩及喉罩等，麻醉前均应准备充分。

4．患者 按照相关专科医师的建议，服用术前用药如胃黏膜保护剂、心血管药物、抗凝药物；知悉麻醉注意事项并配合操作；签署手术和麻醉知情同意书；术前禁食至少 6h，禁饮至少 2h。

（三）术中管理

肥胖患者发生插管困难/失败的概率较体重正常者增加 30%，同时因为肥胖患者功能残气量下降、肺顺应性下降、呼吸做功增加，用药后会迅速出现低氧合状态，必须有完善的气道管理方案。肥胖患者是心肌梗死、卒中、静脉血栓等风险的高危人群，因此需要采取合理的麻醉方案、完善的监测，麻醉医师应具有熟练处理并发症的能力。

1．镇静/麻醉方法的选择 不同患者耐受内镜诊疗所需的镇静和/或麻醉深度不同，理想的状态是患者安全、舒适、无记忆，内镜操作易于实施。

消化内镜诊疗所需镇静和／或麻醉深度受诸多因素的影响，包括患者年龄、健康状况、受教育程度、正在使用的药物、术前焦虑状态、疼痛耐受程度、内镜操作类别及操作者熟练程度等。消化内镜诊疗时间可控、操作简单且能够合作的患者可选用镇静镇痛；合作欠佳、气道可控性好的患者可选用非插管全身麻醉；气管插管全身麻醉适用于气道不可控、操作时间长、有潜在误吸风险及可能影响气体交换的消化内镜手术。肥胖患者尤其是病态肥胖患者行胃肠镜诊疗，镇静镇痛和气管插管全身麻醉更为安全，如选择非插管全身麻醉，应由经验丰富的高年资麻醉医师承担，并做好随时气管插管的准备。

2. 麻醉实施

（1）体位：消化内镜诊疗时多采用左侧卧位，因肥胖患者不易耐受平卧位或头低位，非插管全身麻醉时可抬高床头后协助患者自主摆好体位；插管全身麻醉推荐采用头高斜坡位，即保持外耳道水平与胸骨切迹水平齐平，上肢远离胸廓。此体位可改善患者自主通气，并为辅助通气及气管插管提供良好条件（图 10-1）。

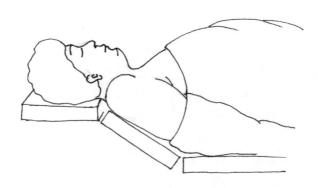

图 10-1　肥胖患者的头高斜坡位

（2）吸氧：

1）预充氧：自主呼吸下充分吸氧去氮（8 ~ 10L/min，3 ~ 5min）。健康成年人呼吸空气时，无通气安全时限（呼吸停止到 $SpO_2 < 90\%$）为1 ~ 2min，给患者充分吸氧去氮后，成人耐受无呼吸的时间约 8min。肥胖患者的基础代谢率和耗氧量都高于正常人，并随着 BMI 的增加而增加，造成无通气安全时限缩短，预充氧对肥胖患者显得尤为重要。

2）近年来经鼻湿化高流量通气在麻醉领域应用增多。经鼻湿化高流量通气技术能将气流充分湿化、温化，通过湍流、心源性振荡、哈尔登效应原理发挥微弱的通气效应和持续气道正压通气（CPAP）效应。实施经鼻湿化高流量通气技术遇到的最大问题是 CO_2 蓄积问题，在应用时注意 CO_2 的排出。研究表明，经鼻湿化高流量通气可以提高肥胖患者行消化内镜检查的安全性。没有经鼻湿化高流量通气设备的单位，可以使用加大氧流量的方式延长患者的窒息氧合时间。

（3）麻醉监测：

1）常规监测：心电监测（ECG）、脉搏血氧饱和度（SpO_2）、无创血压监测（NIBP）、呼气末二氧化碳（$P_{ET}CO_2$）。

2）特殊监测：体温监测（T）、动脉血气分析、麻醉深度监测、肌松监测、有创血压（ABP）、中心静脉压（CVP）、经食管超声心动图（transesophageal echocardiography，TEE）检查、肺动脉导管置管等。

肥胖患者行消化内镜检查时常规监测即可，值得注意的是 $P_{ET}CO_2$ 可在患者 SpO_2 下降前发现窒息和低通气状态，有利于早期处理，提高患者的安全性。

（4）麻醉方法：

1）常用药物剂量计算：肥胖相关的生理学变化可导致很多药物分布、结合及消除发生改变。证据显示，肥胖者麻醉药物分布容积的变化并不相同，不能统一定量。肥胖患者的用药剂量主要取决于药物的亲脂性。高亲脂性药物在肥胖个体中的分布容积较正常体重个体的分布容积有所增加，药物剂量根据患者的总体重计算出来。这类药物的典型代表包括丙泊酚、苯二氮䓬类药物、芬太尼、舒芬太尼、右美托咪定、氯琥珀胆碱、阿曲库铵和顺阿曲库铵；低亲脂性药物的分布容积保持不变，药物剂量是根据患者的瘦体重计算出来的。这类药物的典型代表包括阿芬太尼、氯胺酮、维库溴铵、罗库溴铵；个别亲脂性药物也不会产生分布容积的变化，这些药物的剂量也是根据瘦体重计算出来的，典型药物是瑞芬太尼。肥胖患者对吸入麻醉药的脱氟作用增加，吸入地氟烷或七氟烷较异氟烷或丙泊酚苏醒更快。

在消化内镜诊疗镇静/麻醉工作中，瘦体重指标和理想体重可能比实际体重更有意义。给药剂量一般应根据瘦体重给予基础剂量，然后根据患者反应再滴定给药以达到确定效果。

2）麻醉方案选择：

①镇静镇痛：咽喉部喷洒表面麻醉药或者含服利多卡因凝胶后，静脉给予舒芬太尼 0.1μg/kg、咪达唑仑 1～2mg；术中可根据患者及手术情况，酌

情调整剂量。也可采用咽喉部表面麻醉复合小剂量瑞芬太尼滴定法给药或静脉泵注右美托咪定等其他方法。

②非插管全身麻醉：

静脉推注：静脉给予咪达唑仑 1～2mg 或右美托咪定 0.1～0.2μg/kg，舒芬太尼 0.1～0.2μg/kg 或瑞芬太尼 0.4～0.6μg/kg，每 2～5min 追加瑞芬太尼 10～20μg 或纳布啡 0.1mg/kg，复合使用丙泊酚（建议缓慢静脉推注）达到合适的麻醉深度。

靶控输注：舒芬太尼 0.1～0.15μg/kg，设定丙泊酚效应室靶浓度为 1.0μg/ml，每 2min 靶浓度依次递增 0.5μg/ml，直到睫毛反射消失，内镜插入后适当降低丙泊酚 TCI 浓度至 1.0μg/ml 维持麻醉。目前靶控输注系统不适合肥胖人群，但在完善的监测下，肥胖患者靶控输注可以安全、平稳地应用，但是体重超过 140kg 的患者不适合使用靶控输注。

近年来，新型麻醉药纳布啡、布托啡诺、瑞马唑仑、依托咪酯、阿芬太尼等不断涌现，这些药物在消化内镜诊疗中应用是安全的。阿芬太尼起效、代谢、苏醒迅速，具有镇痛和抗焦虑作用，容易滴定至所需水平，呼吸抑制发生率低，安全度高。临床工作中按患者瘦体重给予阿芬太尼 5～10μg/kg 复合丙泊酚可达到所需的麻醉深度。

③气管插管全身麻醉：入室镇静患者后，使用纤维支气管镜或者可视喉镜检查气道情况，若患者可显露声门，可使用快速顺序诱导加环状软骨压迫法；若患者不能显露声门，则使用清醒镇静气管插管。

清醒镇静气管插管可在 10～15min 内静脉泵入右美托咪定 1μg/kg 后，维持静脉输注速度为 0.2～0.7μg/（kg·h）或者靶控输注瑞芬太尼，设定血浆浓度为 1～4ng/ml，使患者保持清醒、镇静、合作的状态，2% 利多卡因对口咽部及腭垂前部进行局部麻醉，置入纤维支气管镜或可视喉镜，在声门处使用 2% 利多卡因进行局部喷雾后，将气管导管送入气管，通过肺部听诊及呼气末二氧化碳波形图或者纤维支气管镜看到气管环确认气管导管位置后，给予镇痛、镇静、肌肉松弛药后行机械通气。

如果体格检查以及既往麻醉史都证实患者经口气管插管较为容易，可在保持患者头高斜坡体位下，充分预吸氧后，使用快速顺序诱导加环状软骨压迫法行气管插管。静脉注射咪达唑仑 1～2mg，舒芬太尼 0.4～0.6μg/kg，丙泊酚 1.5～2.5mg/kg，罗库溴铵 0.6～1.0mg/kg 或者氯琥珀胆碱 0.6～1.0mg/kg。

肥胖患者尤其是病态肥胖者大多属于困难气道，对于这些患者亦可采用遗忘镇痛慢诱导气管插管。遗忘镇痛慢诱导气管插管可使接受气管插管的患者产生顺向遗忘，保留意识和自主呼吸，应激反应小，循环稳定并能主动配合气管插管，但对气管插管过程中的不良刺激没有痛苦和记忆。遗忘镇痛慢诱导气管插管技术的关键要素为镇静、镇痛和表面麻醉。镇静药可用氟哌利多（1～2mg）及咪达唑仑（0.03mg/kg）静脉注射；镇痛药为芬太尼 2μg/kg 或舒芬太尼 0.2μg/kg 静脉滴注或注射；随后经环甲膜穿刺注入 2% 丁卡因或 2%～4% 利多卡因进行气管内表面麻醉，表面麻醉后 3min 左右即可行气管插管。患者插管过程中自主呼吸通畅，无明显缺氧迹象，导管插入后无明显呛咳反应，术后对诱导过程没有记忆。

肥胖患者面罩通气采用 V-E 手法相比于 C-E 手法失败率更低，且能够产生更高的潮气量。气管导管的选择：应使用理想体重来确定气管导管的尺寸及计算潮气量。麻醉诱导尽量选择起效快、代谢快及有特异性拮抗剂的药物。尽管氯琥珀胆碱有许多不良反应，但因起效迅速、代谢快，对肥胖患者是不错的肌肉松弛药选择；舒更葡糖钠（sugammadex）作为罗库溴铵的特效拮抗剂，应保证随时可取以应对紧急情况。肥胖患者气管插管操作时，易将导管误插入食管，如果采用听诊法做鉴别，可能因为胸腹部脂肪过厚而难于及时发现，甚至有导致心搏骤停的风险。呼气末 CO_2 监测是早期发现导管误入食管最为灵敏的指标。另外，胃肠镜手术中，因为搬动体位或术中注气注水使腹内压升高，易发生气管导管移位，术中应密切注意患者气道压力和通气量的变化，必要时使用纤维支气管镜明确气管导管的位置。

麻醉维持最好使用在脂肪组织内蓄积最少的药物。丙泊酚持续输注或吸入性麻醉药物均可用于麻醉维持，血气分配系数低的地氟烷和七氟烷优于异氟烷。因药物的亲脂性不同，麻醉诱导后药物在体内有再分布的过程，应特别注意及时给予维持用药，避免术中知晓。

④喉罩全身麻醉：喉罩是一种声门上的气道管理工具，操作简便、患者耐受性好，在临床上广泛应用。经过改进的胃镜喉罩包含胃镜通道和通气通道，胃镜通道内径为 20mm，可通过各种型号的胃镜进行诊疗操作。消化内镜镇静或非插管全身麻醉出现呼吸抑制、气管插管条件不理想或者失败时，可用喉罩进行气道控制，避免气道不良事件的发生。需要注意的是，喉罩在气道控制上并不完善，消化内镜诊疗时间不可控（如超过 3h）、反流误吸危险性高的患者不建议使用喉罩。

（5）通气管理：麻醉维持期间应保持充足的气体交换，避免缺氧和二氧化碳蓄积，保证呼吸和循环功能的相对稳定。最重要的两个问题是肺氧合功能和气道压力。

镇静和非插管患者术中根据监测和视觉评估患者呼吸道的通畅程度及呼吸的频率、幅度，术中维持呼吸道的通畅和调整呼吸参数合理。机械通气可采用容量控制或压力控制模式，压力控制模式比容量控制模式更容易获得更大的潮气量。随着新通气模式的出现，麻醉医师在临床中更愿意选用压力控制＋容量保障的通气模式。目前较为一致的观点是行保护性肺通气策略，即小潮气量（6ml/kg）、允许性高碳酸血症、中低水平 PEEP 及肺复张。采用中低水平的 PEEP（5～10cmH$_2$O）可能更有助于改善肥胖患者术中和术后的氧合功能。对于术中采用高浓度氧通气仍难以维持充分氧合的患者，采用间断肺膨胀复合 PEEP 的方式可能有效。预防气压伤可通过及时调节呼吸机相关参数及完善肌松监测来实现。研究表明，借助肺部超声、驱动压监测、电阻抗断层成像技术，寻找合适的 PEEP，个体化设定 PEEP 值，可以减少肺不张、改善氧合，降低驱动压，从而减少肺部并发症。

此外，因消化内镜诊疗时会向消化道注水注气以获得诊疗操作空间和视野，尤其是使用 CO$_2$ 气体时，应注意调整相关呼吸参数，诊疗结束后提醒内镜医师抽吸消化道内残余的气体和水。肥胖患者由于术中肺内分流量显著增加，P$_{ET}$CO$_2$ 与 PaCO$_2$ 的差值较正常体重者有所增加。监测发现这一差值可高达 25～30mmHg，多数患者均大于 10mmHg，因此仅根据 P$_{ET}$CO$_2$ 监测调节术中的通气量难以确保患者获得足够的通气和有效排出体内的 CO$_2$。病态肥胖者的消化内镜手术应常规监测动脉血气。

（6）拔管管理：肥胖患者拔管后发生气道阻塞的危险性显著增加。应使患者在清醒前恢复肌力和足够的潮气量，在清醒下半卧位拔管。拔管前应常规做好放置口咽或鼻咽通气道的准备，并准备好行双人面罩辅助通气，有条件时可监测肌松和给予拮抗剂，同时做好紧急气道处理的准备，如喉罩置入、再次气管插管等。建议病态肥胖患者术后应在 ICU 拔管并监护过夜。理想情况下，患者出 ICU 的时间应该为其能够自由活动时。肥胖患者的肺不张在术后 24h 后仍存在。即使拔管早期自主呼吸良好的患者，也应考虑夜间采用无创 CPAP 辅助通气，以保持口咽部气道的开放。

（7）液体管理：肥胖患者多伴有外周血管穿刺困难，可在超声引导下行肘正中静脉穿刺。所需液体量应根据其瘦体重来计算，以达到等量补液的目的。肥胖患者的消化内镜检查液体需求量不大，主要补充患者术前胃肠道准备和禁饮禁食的丢失量，因肥胖患者循环系统代偿欠佳，麻醉前可适量补液，避免术中血流动力学不稳定。若术中出血多，可采用目标导向液体治疗，维持血流动力学平稳。

3．常见并发症及处理

（1）上呼吸道梗阻：肥胖患者因头颈部脂肪堆积、口咽部软组织增生等气道解剖结构的改变，镇静/麻醉后易出现上呼吸道梗阻。镇静镇痛的肥胖患者唤醒后即可缓解；非插管全身麻醉的患者应行托下颌手法缓解，或者放置鼻咽/口咽通气道。

（2）呼吸抑制：麻醉或镇痛药相对过量或推注过快、心肺功能较差者易发生呼吸抑制，应加强呼吸监测包括呼吸频率、潮气量、气道内压力、$P_{ET}CO_2$ 以及 SpO_2 等，以便早期发现。在没有完善监测条件时，可通过观察患者胸廓起伏来判定。中心型肥胖患者发生呼吸抑制时，可托举患者腹部脂肪，减轻内脏对膈肌的压迫，降低呼吸做功，减轻呼吸抑制。也可通过呼唤患者、按压眼眶等刺激患者，从而改善呼吸抑制的情况。若呼吸抑制情况没有好转且患者心肺储备功能较差，需及时给予辅助呼吸或控制呼吸。

（3）反流误吸：因肥胖患者改变体位较为困难，快速的吸引就显得尤为重要，建议配备双吸引管路。一旦发生反流，胃镜沿途吸引反流物，另一路立即吸引口咽部。必要时行气管内插管，在纤维支气管镜（可用经鼻胃镜代替）明视下吸尽气管内误吸液体及异物，行机械通气，纠正低氧血症。

（4）循环系统：肥胖患者多合并有高血压、心肌肥厚、心肌缺血等病变，内镜操作可刺激自主神经，镇静和/或麻醉药物均可能引起心律失常、心肌缺血、血流动力学不稳等，术中需维持患者良好的前后负荷，合理使用血管活性药物和抗心律失常药物。

（5）内环境紊乱：推荐动脉血气监测列为病态肥胖患者监测的常规，根据血气分析结果，及时、合理地调整呼吸参数。

（四）术后管理

因肥胖患者转运不便、管理难度大、术后并发症多，为保证患者生命体征平稳，及时识别和处理麻醉和手术后并发症，恢复期应由麻醉医师亲自观察。

非插管肥胖患者术后应注意麻醉药物对呼吸的影响，需观察患者至意识清醒或者恢复至术前状态，通气、氧合和血流动力学指标正常，无呼吸抑制的风险后，再观察 30min 无不适后，方可离开麻醉恢复室。

气管插管肥胖患者拔管后，必须评估患者无刺激时有无低通气或呼吸暂停，至少观察 1h 未出现这些征象以及吸空气下脉搏血氧饱和度达到正常水平，方可返回病房。

对于术后出现的恶心、呕吐，可给予对症处理。消化内镜诊疗后的疼痛建议采用多模式，给予对呼吸抑制小的非甾体抗炎药，必要时伍用小剂量阿片类药物。若患者术后出现腹腔积气、胃肠胀气、胃肠持续痉挛等，可请专科医师予以相应处理。

肥胖是深静脉血栓形成的高危因素。应加强宣教，嘱患者早期活动。若患者合并基础疾病或特殊治疗，无法早期活动时，可使用弹力袜、间歇压力泵、给予低分子量肝素等减少患者下肢血栓的形成。

由于肥胖患者一系列生理和病理改变，其围手术期不良事件的风险较高。麻醉医师应为每一位患者制定完善和个体化的镇静/麻醉方案。首先，要深入掌握肥胖患者的病理生理学和药理学；其次，熟练掌握肥胖患者的各项麻醉操作，提高气道管理水平；最后，麻醉医师应和内镜医师相互配合，了解内镜操作技术的特点、难点及并发症的处理，提高肥胖患者围手术期的安全性和舒适度。

（五）麻醉与内镜诊疗合作要点

1. 肥胖患者胃减容手术或其他内镜手术时间均较体重正常患者更长，增加内镜医师和麻醉医师操作难度，需要技术熟练的内镜医师与经验丰富的麻醉医师配合，内镜医师应及时告知麻醉医师手术进行的关键步骤和技术难点，以便麻醉医师更精准地调控患者的麻醉状态，更好地保障手术的顺利进行。

2. 肥胖患者常合并高血压、冠心病、高脂血症等，术前应重点评估心、肺功能。如果术中发现心率过快、过慢或心律失常，应暂停手术，麻醉医师及时处置。部分肥胖患者可能合并哮喘，术前应评估患者是否可进行内镜诊疗、是否需要气管插管。术中出现血氧饱和度降低或呼吸道痉挛，应立即告知内镜医师并给予及时、合理处置。

3. 肥胖患者常有颈项粗短、舌体肥大、口咽腔狭窄等生理特点，氧储备能力差，易发生舌根后坠、呛咳、窒息等情况，上消化道内镜检查及手术建议行镇静镇痛或气管插管，以保证呼吸道通畅、减少麻醉并发症出现。麻醉医师应在术前就麻醉方式与内镜医师充分讨论沟通，达成共识。

4. 未使用气管插管的患者可能因麻醉时间长、麻醉程度过深导致呼吸抑制，SpO_2 降低、CO_2 潴留，此时麻醉医师应及时与内镜医师沟通，暂停操作，采取加压面罩或喉罩辅助通气，待通气改善后恢复操作。

第四节　精神神经疾病患者消化内镜诊疗及麻醉

近年来，各类精神疾病的发病率有上升趋势，对围手术期各类精神神经系统疾病的认识也不断提高。消化内镜诊断和治疗过程中，也时常遇到合并此类疾病的患者。消化内镜手术麻醉的目的是保障消化内镜手术患者的安全，有效防治相关并发症，并为术者提供良好的操作条件。精神神经疾病患者消化内镜手术的麻醉前评估和准备、麻醉方法的选择、与内镜医师的合作、苏醒期管理等方面同总论基本一致，但作为一种专科麻醉有其特点。精神药物本身的效应以及与其他药物潜在的相互作用是麻醉医师围手术期需重点考虑的问题。

一、精神神经疾病患者的内镜诊疗

在消化内镜诊疗过程中，精神神经疾病患者日渐增多，主要涉及常规内镜诊疗、急诊内镜及因病情需要的特殊内镜治疗，虽然其适应证及禁忌证与其他患者基本一致，但该类患者病情复杂，用药复杂，常无法配合操作，因此在内镜检查和治疗时，需麻醉辅助，麻醉科医师需对常见精神神经疾病及该类患者常见的内镜诊疗特点有所了解。

（一）常规内镜检查和治疗

1. 了解患者病情　对于经常就诊于消化门诊的精神神经疾病患者，消化道主观症状非常多，如腹痛、腹胀、嗳气、便秘等，这些症状本身是全身躯体化症状的一部分表现；其次，神经系统本身病变影响胃肠道功能，严重焦虑、抑郁、神经病变如帕金森病都可引起胃肠动力障碍；长期口服药物的不良反应，如三环类抗抑郁药、抗胆碱能类药物都会影响胃肠功能。消化内科常规治疗药物对于这类患者往往没有什么效果，尤其精神疾病患者往往不承认自己的精神疾病或隐瞒病史、服药史。这类患者如行内镜检查，术前要详细询问病史及服药史，了解患者是否能够配合检查，征求家属同意并签知情同意书。

2. 充分预估术中可能出现的风险　卒中、帕金森病、阿尔茨海默病等患者，中枢和周围神经对吞咽过程中的调节和控制作用可能会减弱或失衡，可出现吞咽困难，并可能伴有呛咳、呼吸困难等症状；服用某些抗精神病药物，如氟哌啶醇、氯丙嗪、奋乃静等，可发生锥体外系不良反应，出现吞咽困难的情况；抗精神病药物干扰咽喉部环状括约肌的正常反射，从而造成咽喉肌群运动的共济失调，可以出现吞咽困难并伴有呛咳、发音不清晰、口水外溢等；严重焦虑、抑郁、神经病变如帕金森病等都可引起胃肠动力障碍，胃排空差，胃液甚至食物潴留，在进镜过程中，极易引起反流误吸。

（二）急诊内镜操作

涉及特殊精神、神经类疾病最多的急诊内镜操作有：消化道出血 - 内镜下止血术、消化道异物取出等。此类患者无论是否禁食，都应视为饱胃状态，严防反流误吸，慎重选择麻醉方式，如未行气管插管，应随时做好气管插管的准备。

1．消化道出血 - 内镜下止血　老年精神神经疾病患者常合并高血压、冠心病等多种疾病，如长期口服抗凝药及抗血小板药物，是引起消化道出血很常见的一个原因。另外，长期鼻饲管摩擦引起的食管、胃黏膜糜烂出血，病情变化救治过程中引起的应激性消化道出血，均需要急诊内镜下止血。非静脉曲张破裂出血常用的止血方法有黏膜下注射、止血夹夹闭等。该类患者因失血常伴生命体征不平稳，进镜过程中会刺激咽喉，引起更剧烈的呕吐、呕血，导致反流误吸，严重者危及生命。对躁动、不能配合的患者，往往需要辅助麻醉。麻醉科医师应对患者的基础疾病有所了解，初步评判出血量及呼吸和循环状况，必要时采取全身麻醉气管插管，以保护气道，术中密切关注失血量，进行循环支持治疗。

2．急诊内镜下异物取出　认知障碍的老年患者常伴吞咽功能异常，常见吞噬的异物有枣核、骨头、鱼刺、药片外包装、义齿及不自觉吞食可触及的物品（螺丝钉、塑料泡沫、电池等）。精神疾病患者若有自杀倾向，会吞食利器，如刀片、玻璃、别针、钢叉等。急性食管梗阻可引起吸入性肺炎或压迫食管壁造成食管穿孔和纵隔感染。异物到达胃后，则有引起胃黏膜机械性或毒性损伤的危险，都应及早取出。内镜下取出异物前，应详细了解异物的类型、形状、大小等，制定方案及选择取出异物的器械。常用器械有鼠齿钳、圈套器、取石网篮等。在取出尖锐或锋利的异物时，为了避免食管及咽部损伤，应使用咽食管保护套管。穿孔是内镜下异物取出术最严重的并发症。异物取出过程中有误吸入呼吸道的危险。对于误吸危险较高的情况，包括患者在内镜操作前未禁食，特别是手术操作前已经使用静脉镇静剂，除需使用咽食管保护套管外，还应进行气管插管。

（三）内镜下置管术及内镜引导下经皮造口术

1. 胃空肠营养管置入术 通常应用于认知障碍的患者。主要步骤为将插入胃腔的胃空肠营养管通过胃镜引导和辅钳牵引，送达到十二指肠降段水平部。

2. 经皮胃造口术 各种神经系统疾病导致长期或较长时间吞咽困难或丧失吞咽功能，不能经口或鼻饲营养的以及不能进食的神经厌食者，经皮胃造口是绝对适应证。最常用的是"拉出法"，主要步骤为：PEG 管经被固定在管前尖端上的一根引线牵拉，经口咽部、食管、胃腔和腹壁顺行拉出体外。操作前应常规进行食管和胃的内镜检查，并在内镜下吸尽胃内容物。胃排空障碍的患者有发生反流性吸入性肺炎的危险。

此类操作患者不适感强烈，且多在沟通合作有障碍的患者中实施，因此往往需要麻醉医师协助。麻醉科医师术前要充分预估患者的基础状况及精神神经功能状况，了解患者吞咽及反流误吸状况、术前禁食水情况，以选择安全、有效的麻醉方法。

二、精神疾病患者的麻醉管理

精神障碍是所有精神疾病的统称，包括精神分裂症、双相障碍等。精神障碍分为器质性精神障碍和功能性精神障碍。神经认知障碍（neurocognitive disorders，NCDs）是一组获得性的，以谵妄、遗忘、痴呆等认知缺陷为主要临床表现的综合征，具有相对明确的病理与病理生理机制，涉及多种脑部和躯体疾病，属于器质性精神障碍。

（一）抑郁症

抑郁症是常见的精神疾病，发病率为 10%～20%，表现为情绪异常低沉、悲观失望、精神减退、行动迟缓，因而生活和工作效率降低，甚至会出现厌世念头。根据其病情程度，可分为 3 类：隐匿性抑郁症、轻度抑郁症和重度抑郁症。抑郁症的许多症状可能与中枢神经系统的两种递质——去甲肾上腺素和 5- 羟色胺（5-Hydroxytryptamine，5-HT）的功能异常有关；在治疗上往往也从增加此两种递质的有效量着手来选用药物，使中枢神经系统神经元内的递质浓度增高，从而促进情绪的恢复。针对不同的治疗药物，麻醉管理具有不同的特点。

1. 三环类抗抑郁药（tricyclic antidepressants，TCAs） 非选择性抑制

5-HT 和去甲肾上腺素的再摄取，代表药物有阿米替林、丙米嗪、氯米帕明等。围手术期必须继续服药以防止出现停药综合征或抑郁症状加重。TCAs 可阻止去甲肾上腺素重吸收，致使血浆中可利用的去甲肾上腺素增多。如果术中使用外源性肾上腺素、麻黄碱或去甲肾上腺素，会引起高血压和心律失常，故应禁用这些药物。接受丙米嗪治疗的患者在注射泮库溴铵后心率会变快，这可能与 TCAs 的抗胆碱能作用和泮库溴铵的交感神经刺激作用相互叠加有关。氯胺酮、哌替啶、含有肾上腺素的局部麻醉药与 TCAs 联用可产生与泮库溴铵相似的不良反应，应慎用。TCAs 会增强患者术中对抗胆碱能药物如阿托品的反应。另外，因这些药物能透过血 - 脑屏障，可引起术后意识障碍。

2. 单胺氧化酶抑制剂（monoamine oxidase inhibitors，MAOIs） 通过抑制中枢及外周神经系统线粒体外膜上单胺氧化酶的活性及灭活单胺类神经递质而发挥作用。

（1）MAOIs 与麻醉药物的相互作用：苯二氮䓬类药物、吸入麻醉药、抗胆碱能药及非甾体抗炎药均可安全应用于服用 MAOIs 的患者。

1）阿片类药物：Ⅰ型反应（兴奋型）只发生于同时被给予哌替啶和右美沙芬的患者，因为它们都会抑制 5-HT 的再摄取，临床表现为 5-HT 综合征。其他阿片类药物如吗啡、芬太尼、阿芬太尼及瑞芬太尼与单胺氧化酶抑制剂合用时不会发生这类反应，因而可以安全使用。Ⅱ型反应（抑制型）很罕见，主要由 MAOIs 抑制肝药酶使阿片类药物药效增强而引起，该作用可被纳洛酮所拮抗。

2）拟交感神经药：间接作用的拟交感神经药可能会促发具有潜在致命性的高血压危象，因此应绝对禁忌与任何一种 MAOIs 合用，这类反应常见于合用非肼类衍生物时，伍用吗氯贝胺也可能会诱发轻微症状；由于使用 MAOIs 的患者受体敏感性高度增强，故必须伍用直接作用的拟交感神经药（肾上腺素、去甲肾上腺素和去氧肾上腺素）时，应该在严密监护下滴定使用。

3）肌肉松弛药：苯乙肼可降低血浆胆碱酯酶浓度，从而延长氯琥珀胆碱的作用时间，其他 MAOIs 则无此作用。泮库溴铵会促进储存的去甲肾上腺素释放，因而要避免合用。其他肌肉松弛药则可安全使用，但最好加强肌松监测。

4）静脉诱导药：MAOIs 可减少巴比妥类药物在肝脏的代谢，因而使用硫喷妥钠时剂量应减少。丙泊酚、氯胺酮及依托咪酯均可安全使用。

5）局部麻醉药：除可卡因外，其他局部麻醉药均可安全使用，但合用肾上腺素时要密切观察患者反应。若需同时使用血管收缩药，苯赖加压素是不错的选择。

（2）消化内镜手术麻醉管理：许多指南建议术前停用MAOIs至少2周以利于新的单胺氧化酶生成，但可能会给患者带来非常危险的后果。20%患者在停用苯乙肼后2周内病情复发。吗氯贝胺可以在术前安全停用24h。服用MAOIs的患者接受择期消化内镜手术麻醉，术前是否需要停药，需平衡好病情复发和停药综合征之间的风险，应与精神科医师讨论并根据患者的个体情况决定，尽量缩短停药时间，逐渐减量，术后尽快恢复治疗。若患者需继续服用MAOIs或行急诊手术，可参照以下措施降低风险：在麻醉和手术过程中避免交感神经系统刺激，可预先给予少量苯二氮䓬类药；确保患者血容量充足；保持术中血流动力学稳定，低血压时首选静脉输液治疗，谨慎使用小剂量去氧肾上腺素；通过加深麻醉控制术中高血压；绝对禁止使用哌替啶、氯胺酮及间接作用的拟交感神经药；术后镇痛可选用吗啡或NSAIDs。

3. 新一代抗抑郁药　包括选择性5-HT再摄取抑制剂（selective serotonin reuptake inhibitors，SSRIs）、选择性5-HT和去甲肾上腺素再摄取抑制剂（serotonin-norepinephrine reuptake inhibitors，SNRIs）文拉法辛、α_2受体拮抗剂和5-HT_2、5-HT_3受体拮抗剂（noradrenergic and specific serotonergic antidepressants，NaSSA）米氮平、去甲肾上腺素再摄取抑制剂（norepinephrine reuptake inhibitors，NRIs）瑞波西等。

SSRIs代表药有氟西汀、帕罗西汀、舍曲林、西酞普兰、氟伏沙明、艾司西酞普兰等。主要通过抑制神经元对突触间隙5-HT的再摄取而发挥作用，相比TCAs不良反应大大减少、镇静作用少、抗胆碱能效应甚微，对治疗创伤后应激障碍、易饿病、精神抑郁症、强迫症、肠易激综合征也有疗效。高剂量使用SSRIs时可使血小板聚集减少，当与NASIDs合用时会增加手术出血量。它们还可以抑制细胞色素P450酶，从而升高华法林、茶碱、苯妥英钠、苯二氮䓬类药及TCAs等的血药浓度。

患者脑干及脊髓突触间隙内5-HT浓度过高会引起一种致命性的毒性反应，称为5-羟色胺综合征。临床表现为激越、不安、肌阵挛、反射亢进、大量出汗、手抖、震颤、腹痛腹泻、共济失调、惊厥、昏迷，甚至死亡。围手术期患者必须继续服药，以防止患者出现撤药综合征。考虑到老年患者更可能会出现抗利尿激素分泌异常综合征，应避免使用会影响5-羟色胺水平的药物，如哌替啶、曲马多、喷他佐辛。SSRIs中，氟西汀是肝细胞P450

酶有效的抑制药，会增加依赖于肝代谢清除的药物的血浆浓度，使这些药物的效能增强。文拉法辛低剂量使用时作用类似 SSRIs，高剂量时会同时抑制去甲肾上腺素的再摄取，引起剂量依赖性高血压。

4. 褪黑素受体激动剂（MT$_1$ 和 MT$_2$ 受体）和 5-HT$_{2C}$ 受体拮抗剂　阿戈美拉汀（agomelatine）可调节睡眠觉醒周期，因而可调节患者的睡眠结构，增进睡眠，临床上主要治疗成人抑郁症。阿戈美拉汀主要经细胞色素 P4501A2 代谢。

（二）双相性精神障碍

双相性精神障碍包括躁狂症，典型的特征是情绪在抑郁与躁狂之间摆动，间歇性行为正常。锂剂仍然是主要的治疗药物，抗癫痫药如卡马西平和丙戊酸盐也经常被使用。

1. 接受内镜检查和治疗等小手术的患者不必停用锂剂，建议接受大手术前停药 24 ~ 48h，但目前仍有争议。术前应评估患者是否存在锂中毒（血清中锂的浓度超过 2mmol/L）。中毒症状包括严重的恶心、呕吐、腹泻、肌束震颤、手与肢体的粗大震颤、共济失调、构音不清、反射亢进、意识模糊、昏迷、惊厥、肾衰竭、心功能紊乱等。为了预防锂在肾脏大量重吸收，可以合理静脉应用含钠液，促进锂的排泄。噻嗪类利尿药可以增加锂在近端小管的重吸收，严禁使用，髓袢利尿药有类似作用但药效较弱。合并使用非甾体抗炎药和 / 或血管紧张素转换酶抑制药会增加锂中毒的危险。此外，要密切关注患者的体液及电解质平衡。监测心电图来及早发现锂导致的 ECG 改变（T 波低平、QRS 波增宽）。联合使用镇静药和锂剂，使患者对麻醉药的需求减少。锂可延长去极化以及非去极化肌肉松弛药的阻滞效果，应该使用肌松监测。若围手术期中断锂的治疗，应在术后 24h 重新恢复给药。

2. 卡马西平可导致眩晕、困倦、共济失调及恶心。它也是一种强效的肝药酶诱导剂，可降低苯二氮䓬类药、甲状腺素、茶碱及雌激素等药物的血浆浓度。此外，卡马西平还可以引起转氨酶紊乱（ALP 和 γ-GT 升高）及药物诱导性肝炎，同时使用卡马西平和利尿剂会增加低钠血症的风险。

（三）精神分裂症

神经分裂症是由一组症状群所组成的临床综合征，被世界卫生组织列为造成全球疾病负担的十大疾病之一。其特征主要包括两大类别的症状：阳性症状表现为妄想或幻觉；阴性症状表现为正常功能的缺失或减少、情绪低落、情感淡漠、社会或职业功能障碍。

大部分抗精神分裂症药物通过阻断中枢神经系统的多巴胺受体（D_2）而发挥疗效。主要分为两大类：①精神安定药，包括氯丙嗪、氟哌啶醇、三氟拉嗪等，可能导致患者出现锥体外系不良反应，如急性肌张力障碍、静坐不能、帕金森综合征及迟发性运动障碍；②非典型抗精神病药，包括氯氮平、奥氮平、利培酮、喹硫平等，无诱发锥体外系不良反应的风险。各种抗精神分裂症药物的不良反应（表 10-6）可能会增加麻醉的风险。

表 10-6　各种抗精神分裂症药物的相关不良反应及其严重程度

药物	镇静	抗胆碱能效应	低血压	QT 间期延长	糖耐量受损	体重增加
氨磺必利	−	−	−	−	−	+
阿立哌唑	−	+/−	+	−	−	+
氯丙嗪	+++	++	+++	++	++	++
氯氮平	+++	+++	+++	+	+++	+++
氟哌噻吨	+	++	+	+	?	
氟奋乃静	+	++	+	+	+	
氟哌啶醇	+	+	+	+	+	+
奥氮平	++	+	+	+	+++	+++
喹硫平	++	+	++	++	+	++
利培酮	+	+	++	+	+	++
舒必利	−	−	−	+	?	
三氟拉嗪	+	+/−	+	?	++	
珠氯噻醇	++	++	+	?	?	

长期服用抗精神分裂症药物的患者术中和术后并发症（包括死亡）的发生率显著升高。围手术期不应停用抗精神病药，以防止病情复发和增加术后谵妄的发生率。抗精神病药物对消化内镜手术麻醉的重要影响包括：α 肾上腺素能受体阻滞引起的直立性低血压、QT 间期延长可能产生的尖端扭转型室性心动过速、癫痫、转氨酶升高、体温调节异常（下丘脑多巴胺受体被阻断）和阻断中枢组胺 H_1 受体和 / 或 α_1 受体而导致的镇静作用。精神分裂症患者对术后疼痛敏感度下降。由于交感神经反射亢进，该类患者术后麻痹性肠梗阻的发生率较普通患者更高。

三、神经疾病患者麻醉

卒中是全世界成年人第二死因与致残首因，因此是一个重要的公共卫生问题。作为麻醉医师，关注这类患者的围手术期处理愈发重要。由于大多数围手术期卒中为缺血型，故本节的主要内容为缺血型卒中。

围手术期卒中定义为术后 30 天内发生的缺血性脑梗死或脑出血。其中，最常发生在手术后的前 3 天，主要归因于血栓栓塞事件，且多数发生在大血管区域。流行病学研究显示，年龄、脑血管疾病、心脏瓣膜病、心房颤动、冠状动脉疾病、急性肾衰竭或血液透析、卵圆孔未闭、糖尿病、高血压、慢性阻塞性肺疾病、充血性心力衰竭是卒中的危险因素。高龄和既往脑血管病病史是最常见和最易识别的危险因素。危险因素较少的患者发生卒中的风险为 0.1%；≥ 5 个危险因素的患者，接受相对低风险的手术，卒中风险为 1.9%。

（一）消化内镜术前风险评估与优化

麻醉医师和内镜医师术前应加强合作，针对特殊或危重病例应共同评估与优化。

1．消化内镜手术时机　手术会增加卒中的风险，将择期手术至少推迟至缺血性卒中发生后 6 ~ 9 个月是有必要的。完善颈动脉造影、磁共振血管成像、超声心动图检查，查找卒中的病因，治疗相关疾病，预防围手术期卒中的发生。

2．药物优化　是降低围手术期不良预后风险的有效策略。β 受体阻滞剂可以降低主要心脏不良事件（major adverse cardiac events，MACE）的风险，对其使用需要根据个例做风险效益分析。若 MACE 大于卒中的发生风险，使用 β 受体阻滞剂是有益的；若卒中大于 MACE 的发生风险，β 受体阻滞剂的使用是不利的，特别是针对贫血患者。建议在术前较长的一段时间内进行适当的 β 受体阻滞剂剂量滴定，可以得到合适的服用剂量和血流动力学优化。围手术期继续服用他汀类药物可能有助于降低心血管疾病的发病率和死亡率，但与卒中风险的关系尚无明确定义。

3．围手术期抗凝　抗凝策略必须平衡好预防血栓形成和出血的风险，特别对于在消化内镜出血风险分层中属于高风险分级的手术，如内镜黏膜下剥离术（endoscopic submucosal dissection，ESD）等。抗凝桥接治疗仅适用于使用维生素 K 拮抗剂（如华法林）的高危患者。对于高血栓栓塞风险的患者，可术前 6 天停药，用低分子量肝素或普通肝素桥接，术后 24h 恢复；中血栓栓塞风险的患者，术前 6 天停药，根据临床医师判断及现有证据确定是否需要桥接，术后 24h 恢复；低血栓栓塞风险的患者，术前 6 天停药，不建议桥接，术后 24h 恢复；对于口服新型抗凝药如阿哌沙班、达比加群、利伐沙班等的患者，根据血栓栓塞和出血风险，这些药物可在术前 2~3 天停药，并在术后 1~3 天恢复使用。

（二）麻醉管理注意事项

1. 血压管理 术中低血压与术后卒中发生密切相关，应维持血流动力学平稳，围手术期血压宜高不宜低，可维持在基础血压的 +20% 左右。对有严重心肺疾病、循环不稳定的特殊患者需行有创动脉监测，有条件的建议监测麻醉深度。

2. 通气策略 对动脉硬化的患者，轻微的高碳酸血症有利于舒张血管和提高脑灌注。相反，低碳酸血症会使脑局部血流减少。蛛网膜下腔出血的患者，$PaCO_2 < 35mmHg$ 时易出现脑组织缺氧。因此，对于围手术期卒中高风险的患者，国内外指南均不建议过度通气策略。

3. 血糖控制 血糖过高或过低会影响患者的预后。对卒中高风险患者应密切监测血糖，血糖控制在 140~180mg/dl 是合理的，如果低于 60mg/dl 则需积极处理。

4. 脑灌注压（cerebral perfusion pressure，CPP） 大多数卒中高危患者都伴有弥漫性的脑部动脉粥样硬化，因此需要适宜的 CPP 确保脑组织的血流灌注和氧合。脑组织氧分压（$PbtO_2$）可以用来确定适宜脑组织氧合状态下的 CPP 目标值。但对于缺乏多种监测手段的患者，维持 CPP > 80mmHg 可以减少脑组织低氧的风险。临床上，一般以平均压（MAP）减去中心静脉压（CVP）来简单替代 CPP。

5. 术后管理 术后患者均需进入麻醉恢复室，继续监测生命体征，及时发现内镜手术及麻醉相关并发症并积极处理。患者生命体征平稳，定向力恢复，经麻醉医师判断后，方可转运回病房或离院。

（三）筛查和诊断卒中的注意事项

术后卒中的诊断具有挑战性，阿片类药物和镇静药物的残余作用、疼痛以及手术和麻醉后神经认知功能恢复迟缓易掩盖卒中的症状和体征，对此需要持续保持警惕。各种各样的临床筛查工具可用于卒中的诊断，但这些评估方法的敏感性和特异性尚有待系统研究。目前也还没有经过临床验证的、可靠的生物标志物用于检测脑缺血及脑梗死。如果怀疑患者发生卒中，应紧急进行 CT 或磁共振检查，以排除颅内出血或梗死。如果怀疑是大血管闭塞，则应同时进行 CTA 和灌注或弥散加权磁共振检查。术后大血管卒中的患者即使在卒中确诊数小时后，仍可通过血管内取栓术获益。

（四）麻醉与内镜诊疗合作要点

病灶的部位、大小、浸润深度和操作者的熟练程度均会影响穿孔和出血等并发症的发生率，麻醉医师和内镜医师需密切配合，及时沟通。麻醉医师术中仔细监测气道压力和 $P_{ET}CO_2$，如显著升高，应提醒内镜医师穿孔、气肿、气胸、气腹等风险；如操作过程中有意外或并发症，内镜医师也应及时告知麻醉医师，尤其是在镇静麻醉时，以便麻醉医师及时气管插管控制气道，避免误吸；麻醉医师和内镜医师均应仔细观察患者术中神经系统症状的定性及定位变化，相互提醒，积极防治患者再次卒中。同时，内镜医师应及时和麻醉医师沟通手术进程，便于麻醉医师调整用药，控制麻醉深度，加速患者周转。

四、药物成瘾患者的麻醉管理

（一）定义及药物分类

药物成瘾又称精神活性物质所致的精神障碍。常见精神活性物质的主要种类包括：中枢神经系统抑制剂，如巴比妥类、苯二氮䓬类、酒精等；中枢神经系统兴奋剂，如咖啡因、苯丙胺、可卡因；致幻剂，如大麻、麦角酸二乙酰胺（LSD）、仙人掌毒素（mescaline）、苯环利定、氯胺酮等，能改变意识状态或知觉感受，其中大麻是世界上最古老、最有名的致幻剂；阿片类药物，如海洛因、吗啡、丁丙诺啡、美沙酮、可待因、芬太尼等；挥发性溶剂，如丙酮等；烟草，如尼古丁。本节主要关注阿片类药物依赖患者行消化内镜手术的麻醉处理。

（二）阿片类药物依赖患者的病理生理特点

1. 精神障碍　药物依赖是一种使用成瘾性药物造成的脑功能障碍。这类药物影响脑的正常感知、情感和动机过程，因而大多数阿片类药物依赖患者可出现不同程度的精神障碍。

2．营养不良　营养不良是阿片类药物依赖患者最多见的并发症。吸毒可以引发呕吐、食欲下降，抑制胃、胆、胰消化腺体的分泌，从而影响食物的消化与吸收，还容易并发获得性免疫缺陷、肝炎、淋病、梅毒等传染性疾病，出现虚弱、消瘦、脱水等类似恶病质的临床表现，患者血浆蛋白浓度低下，对麻醉药物耐受性降低。

3．重要脏器功能改变

（1）神经系统可发生不可逆性病理改变，如弱视、横断性脊髓病变、突发下肢截瘫、躯体感觉异常、末梢神经炎等。

（2）阿片类药物本身对心血管系统有不同程度的抑制作用，长期滥用后，可导致循环功能低下。

（3）感染可导致菌血症、脓毒症、心内膜炎、血栓性静脉炎和动脉炎等，还可诱发心肌梗死、心肌缺血、房室传导异常以及心功能不全。

（4）毒品中大都掺入了滑石粉、咖啡因、淀粉等杂质，吸食后可引起肺颗粒性病变、肺纤维化、肺梗死、肺气肿、肺结核等肺部疾病。

（5）由于海洛因具有镇咳作用，当吸毒者肺部发生病变时，并无明显咳嗽等表现，易掩盖病情，往往临床上发现吸毒者有肺部感染时，病情已经十分严重。

（6）阿片类药物在体内依靠肝、肾消除和排泄，长期滥用大量药物，导致持续肝、肾功能超负荷，发生慢性中毒，容易并发肝炎、艾滋病等病毒性感染。因此，部分患者肝、肾功能存在不同程度损害，影响麻醉药物的消除和排泄，易引起效应增强，时间延长。

（7）药物依赖的患者在围手术期可能因为停药发生戒断综合征，尤其阿片类物质成瘾的患者，其发生急性戒断综合征的主要病理生理学特征是交感神经和迷走神经兴奋。下丘脑 - 垂体 - 肾上腺皮质轴兴奋，血中的皮质激素、促肾上腺皮质激素和去甲肾上腺素增加，心率加快、血压升高。药物戒断导致迷走神经兴奋时，则可出现一系列自主神经功能紊乱症状。

（三）麻醉管理

1．麻醉前准备　麻醉医师除了详细了解现病史外，还要详细了解患者药物依赖的成因、药物种类、时间、剂量、途径（特别是入院前 5 天内）及以往中毒和治疗经过；了解有无两种或以上药物依赖情况；详细询问近期戒断症状出现的情况及严重程度。重点了解患者有无呼吸系统感染和心脏功能受损情况，有无营养不良、低蛋白血症和肝肾功能损害及其严重程度。对于存在明显感染、脱水及恶病质等全身情况不良的患者，术前应尽量改善。有些患者可能会基于种种原因隐瞒药物依赖病史，术前访视时应充分与之沟通，打消顾虑，讲清利害关系，也可通过患者家属或亲戚了解真实情况。对于高度怀疑阿片类药物依赖的患者，必要时可行尿液检查或纳洛酮试验。术前应足量应用抗胆碱药，尽量避免使用阿片类药物。

2. 麻醉选择　阿片类药物依赖患者一般身体情况较差，且术中有可能出现戒断症状，不利于术中配合。因此，一般无痛内镜检查或简单治疗可在呼吸和循环监护下单独选用丙泊酚、依托咪酯、瑞马唑仑，或复合利多卡因、（艾司）氯胺酮、右美托咪定，或辅助吸入麻醉，而复杂的检查或治疗则选择气管插管全身麻醉较为合适。对于正在使用依赖性药物的患者，应尽量不使用阿片类药物，以免因正性"强化"效应而使患者术后重新出现或加重生理依赖性。该类患者术中镇痛的维持可以选择（艾司）氯胺酮、右美托咪定、利多卡因，或以吸入麻醉为主。其他全身麻醉药、镇静药、肌肉松弛药的选择应尽量避免使用对心、肝、肾功能影响大者，并注意调整剂量。一般认为，药物依赖患者对镇静药和全身麻醉药的耐受性增大，药物效应降低，应该增大剂量。但对于有肝肾功能不全和低蛋白血症等情况的患者，应相应调整剂量和追加时间。

3. 麻醉要点

（1）药物依赖患者对镇痛、镇静药的耐受性可能增加，导致难以维持合适的麻醉深度。可以借助麻醉深度监测等手段，结合严密的临床观察调整用药剂量和时间，防止患者术中知晓。若存在低蛋白血症和肝肾功能不良，则患者对肌肉松弛药的耐受性可能降低，建议在肌松监测仪指导下调整用药方案。

（2）阿片类药物依赖患者一般心率较慢，严重依赖患者术中心率经常处于 50 次 /min 以下且对阿托品反应差。由于常合并心肌损害，异丙肾上腺素的使用应特别谨慎，在血流动力学尚稳定的情况下，可以先行严密观察。

（3）患者术中如出现不明原因心率增快、血压升高、分泌物增多、流泪、流涕等表现，在排除麻醉过浅的情况下，应高度警惕戒断症状出现的可能。处理术中戒断症状时，哌替啶效果优于芬太尼类，也可使用吗啡。

（4）手术结束时，若患者尚未清醒，不推荐使用拮抗剂，应送入麻醉恢复室或重症监护病房继续监护支持，待患者自主苏醒；麻醉恢复室是麻醉结束后继续观察患者、防治麻醉后并发症的重要场所。

（5）术后镇痛：药物依赖患者包括长期接受阿片类药物治疗的慢性疼

痛患者，往往伴随有抑郁、焦虑及痛觉过敏（opioid-induced hyperalgesia，QIH）。这些患者的痛阈更低，对围手术期的镇痛要求较高。虽然绝大多数接受消化内镜诊疗的患者无须术后镇痛，但对于药物依赖患者，如有需要，应在围手术期制定相应的措施，采用多模式镇痛的方法，如选择 NSAIDs、（艾司）氯胺酮、右美托咪定、阿片类药物以及表面麻醉等进行科学组合镇痛，避免戒断症状的出现，防止发生不良后果。

以上是针对精神神经疾病患者消化内镜手术麻醉管理的初步探讨，相应的临床思维和诊治理念对多种消化内镜手术如 ESD、EUS、EVL、POEM、食管异物胃镜治疗等都会起到一定的借鉴作用。

第五节 急诊患者的内镜诊疗及麻醉

急诊内镜是指患者入院后短时间内进行的消化内镜诊疗操作。急诊患者起病急，进展快，病情重，生命体征不稳定，由于术前准备仓促，医师对术中突发情况估计不足等情况，处置较为困难。同时，患者往往由于精神紧张等不能配合、机体调节能力与耐受力差或手术时间较长等特点，需要在镇静或麻醉状态下进行检查与治疗，由于这类患者具有其特殊性，需要进行个体化麻醉管理。急诊内镜患者获益大，处置恰当往往可使患者的病情在短时间得到改善。本节对最常见的急诊消化内镜进行介绍，以期对临床工作有所帮助。急性梗阻化脓性胆管炎、急性胆源性胰腺炎以及急性结直肠梗阻等虽亦是临床较常见的急诊内镜诊疗疾病，但麻醉管理并无很特殊的方面，故本节不再赘述。

一、消化道出血

消化道出血以上消化道出血最为常见。上消化道出血较下消化道出血更具特殊性。上消化道出血主要分为三类：①非食管-胃底静脉曲张性上消化道出血，包括消化性溃疡疾病、胃癌、应激性溃疡和胆管出血；②食管-胃底静脉曲张破裂出血；③原因未明的上消化道出血。其中，消化性溃疡疾病是上消化道出血最常见的病因，食管-胃底静脉曲张破裂出血导致失血性休克最为凶险，病死率最高。

（一）急性非静脉曲张性上消化道出血

1. 病因与发病机制 急性非静脉曲张性上消化道出血是指十二指

肠悬韧带以上消化道非静脉曲张性疾病引起的出血，占上消化道出血的 80%～90%。急性非静脉曲张性上消化道出血多为上消化道病变所致，少数为胆胰疾病引起，其中以消化性溃疡、上消化道肿瘤、应激性溃疡、急慢性上消化道黏膜炎症最为常见。近年来服用非甾体抗炎药（NSAIDs），尤其是阿司匹林或其他抗血小板聚集药物也逐渐成为上消化道出血的重要病因。

2．流行病学　急性非静脉曲张性上消化道出血的发病率近 20 年来逐渐下降，目前趋于稳定。我国近期一项回顾性大宗病例分析显示，与 1997—1998 年相比，2012—2013 年消化性溃疡出血仍然是上消化道出血的最主要原因（52.7%）；高危溃疡（Forrest Ⅰa、Ⅰb、Ⅱa 和Ⅱb）的检出率增加（28.2% *vs.* 15.7%）；总体病死率无明显下降（1.7% *vs.* 1.1%）。

3．临床表现　典型的急性非静脉曲张性上消化道出血患者表现为呕血和 / 或黑便，伴或不伴头晕、心悸、面色苍白、心率增快、血压降低等周围循环衰竭征象。当患者出血量较大、肠蠕动过快时，可出现血便。少数患者仅有周围循环衰竭征象，而无显性出血，应引起重视。

4．临床诊断　典型呕血、黑便或便血表现的患者，容易诊断。胃液、呕吐物或大便潜血阳性，提示可能为出血患者。对以头晕、乏力、晕厥等不典型症状就诊的患者，特别是生命体征不稳定、面色苍白及无法解释的急性血红蛋白降低的患者，应警惕上消化道出血的可能性。内镜检查是病因诊断中的关键，应尽量在出血后 24h 内进行，并备好止血药物和器械。

5．分类 / 分级（病理表现）　内镜检查时对出血性病变应进行改良的 Forrest 分级，同时根据溃疡基底特征判断患者发生再出血的风险（表 10-7）。

表 10-7　出血性消化性溃疡改良 Forrest 分级及再出血风险

Forrest 分级	溃疡病变	再出现概率 /%
Ⅰa	喷射样出血	55
Ⅰb	活动性渗血	55
Ⅱa	血管裸露	43
Ⅱb	附着凝血块	22
Ⅱc	黑色基底	10
Ⅲ	基底洁净	5

6. 患者的风险评估　对于合并血流动力学不稳定的上消化道出血患者，应在积极液体复苏纠正血流动力学紊乱后，尽早行紧急内镜检查。有循环衰竭征象者，如意识淡漠、皮肤苍白、四肢湿冷等，应先迅速纠正循环衰竭，再行内镜检查。

7. 内镜治疗方法　对于血流动力学不稳定的患者，内镜操作需要在床旁进行。患者多采用左侧卧位。为防止误吸发生，可将床头抬高。对于活动性呕血的患者，往往需要在气管插管下进行内镜操作。

常用的内镜止血方法包括药物局部注射、热凝止血和机械止血。药物注射可选用 1：10 000 去甲肾上腺素盐水、高渗钠 - 肾上腺素溶液等，其优点为简便易行；热凝止血包括高频电凝、氩等离子凝固术、热探头、微波等方法，止血效果可靠，但需要一定的设备与技术经验；机械止血主要采用各种止血夹，尤其适用于活动性出血，但对某些部位的病灶难以操作。

8. 术中特殊情况

（1）术中进镜困难：在急诊内镜中，因消化道管腔内积聚较多新鲜血液或凝血块，部分患者食管腔或胃腔内留有宿食，导致内镜视野受限，引起进镜困难。

（2）术中活动性出血：患者在进镜时呕吐引起腹压骤然升高，或内镜头端擦掉出血部位的血栓头，往往可导致活动性出血。

（3）消化道穿孔：包括进镜时穿孔和止血过程中穿孔两种情形。部分患者由于内镜视野受限，同时合并有食管或十二指肠憩室，当术者盲目进镜时极易引发消化道穿孔。此外，在止血过程中，部分病灶处消化道管壁菲薄，采用金属夹或注射针止血时有导致局部穿孔的风险，如憩室部位的止血。

（4）内镜管道堵塞：消化道管腔内积血或宿食过多时，可导致内镜送气孔或吸引管道堵塞。此外，当采用组织胶止血时，如处理不当，可导致组织胶堵塞内镜钳道。

（5）生命体征不稳：部分患者如术中出现大出血，或合并有其他未被及时发现的严重疾病，如主动脉夹层、心肌梗死、心肌炎等，内镜操作可加重原有病情，从而出现心率、呼吸减慢，血压下降，氧饱和度下降，甚至猝死等情况。

（6）止血失败：对于动脉性出血、溃疡面较大、肿瘤性广泛糜烂渗血、内镜难以操作部位的出血以及术中患者病情恶化等情形，多可导致止血失败。

（二）急性静脉曲张性上消化道出血

1．病因与发病机制　食管和胃静脉曲张及其破裂出血是各种原因引起的肝硬化和 / 或门静脉高压所致的一种严重并发症，是门静脉高压症的主要表现，当肝静脉压力梯度＞ 12mmHg 时，食管静脉曲张破裂出血的发生率为 30%。

2．流行病学　肝硬化患者中每年 5% ~ 15% 可发生不同程度的食管 - 胃静脉曲张，首次出血后 6 周内病死率可达 20%，Child-Pugh C 级患者病死率更是高达 30% ~ 40%；若未行预防措施，1 年再出血率约 60%，病死率接近 20%。

3．临床表现　多表现为上消化道大出血，一般很急，来势凶猛，一次出血量可达到 500 ~ 1 000ml，往往可引起出血性休克。此外，患者多合并有肝硬化的其他表现。

4．疾病诊断　根据患者既往肝硬化病史，以及大量出血的表现，多可诊断急性静脉曲张性上消化道出血。内镜检查是诊断的"金标准"。腹部超声检查可反映肝硬化和门静脉高压的严重程度。多排螺旋 CT 可作为筛查门静脉高压症食管 - 胃静脉曲张的无创性检查方法，尤其对较大食管 - 胃静脉曲张的诊断敏感度和特异度均较高。

5．分类 / 分级（病理）　具体可参照中华医学会消化内镜学分会食管胃静脉曲张学组《消化道静脉曲张及出血的内镜诊断和治疗规范试行方案（2009 年）》。

6．内镜治疗方法　随着内镜技术及设备的不断进步，内镜治疗已成为食管和胃静脉曲张及其破裂出血的一级预防、急性出血和二级预防中的一线治疗方式。目前内镜治疗的主要方法包括内镜曲张静脉硬化剂注射术（EIS）、内镜曲张静脉套扎术（EVL）、组织胶注射、联合 EIS 和 EVL 治疗等。

对于内镜不能控制的出血，可行三腔二囊管压迫止血，气囊压迫止血效果肯定，但缺点是患者痛苦大，并发症多，停用后早期再出血率高，仅用于抢救食管 - 胃底静脉破裂出血。

7．术中特殊情况　包括术中活动性出血、生命体征不稳、止血失败等，见非静脉曲张性上消化道出血。

（三）急性下消化道出血

1. 病因与发病机制 下消化道出血定义为十二指肠悬韧带以远的肠道出血，包括小肠出血、结直肠和肛管出血。随着内镜技术的不断发展，有学者已不再以十二指肠悬韧带为标志将消化道分为上、下消化道，而改为上、中、下消化道。对十二指肠乳头以上范围称为上消化道；自十二指肠乳头至回肠末端称为中消化道；结肠至直肠称为下消化道。

本部分所述的下消化道出血为结、直肠部位的出血。常见的病因包括结肠肿瘤、缺血性结肠炎、结肠憩室病、急性感染性肠炎、结肠溃疡性病变、结肠病变外科或者内镜治疗术后出血等。近年来，服用非甾体抗炎药、阿司匹林或其他抗血小板药物、抗凝药物也逐渐成为结直肠出血的重要病因。

2. 流行病学 下消化道出血的发生率较高，成年人年发生率为（21～43）/10万，约占消化道显性出血的20%，其死亡率偏低，为2%～4%。虽然大多数急性下消化道出血的患者预后良好，但在老年人及有合并症的患者中，并发症发生率及病死率较高。

3. 临床表现 典型临床表现为血便，出血量较大时可以伴有头晕、黑矇、面色苍白、心率增快、血压下降等循环衰竭征象。少数情况下，右半结肠的出血可表现为黑便。此外，便血也可能来源于急性上消化道出血，约15%便血患者最终发现出血来源于上消化道。痔疮、肛裂等肛门疾病引起的出血在临床上也非常常见。诊断急性下消化道出血需除外肛门疾病引起的出血。结肠恶性肿瘤常有乏力、消瘦、大便习惯改变等表现；药物相关的结直肠出血患者多有明确的用药史；缺血性结肠炎患者在便血前多有突发的痉挛性腹痛。

4. 疾病诊断 依据患者的病史和临床表现，可大致作出下消化道出血的临床判断。直肠指诊是排除肛管、直肠下部疾病的重要手段。

影像学检查是结直肠出血病因诊断和定位诊断的重要手段。常用的影像学检查手段是腹部增强CT或者腹部CT血管重建。

结肠镜检查是明确结直肠出血原因和部位的最重要手段，并且可以在内镜直视下进行止血治疗。

5. 患者的风险评估 对于接诊的急性下消化道出血患者，首先需判断患者是否为活动性出血。有晕厥、持续血便、四肢末梢湿冷、心率＞100次/min、收缩压＜90mmHg或基础收缩压降低＞30mmHg、血红蛋白＜70g/L表现者，应视为高危患者，需立即收入急诊抢救室开始复苏治疗。

6．内镜治疗方法 对于出血位置不明；病变弥漫；出血量较大，出现失血性休克、血流动力学不稳定者；反复发生的难治性出血；合并肠梗阻、肠套叠、肠穿孔、腹膜炎等急症者，不建议行内镜下治疗。

内镜下治疗的方法包括热凝固止血、金属夹止血、黏膜下注射止血等。具体方法见前面的内容。对于急性大量活动性出血的患者，首先应采用输血、输液等方式保证患者的生命体征平稳。对于内科保守治疗无法稳定者，应尽早行外科手术剖腹探查。

7．术中特殊情况

（1）内镜止血失败：①肠腔内粪便较多，影响出血灶观察；②较大血管的活动性出血；③较大溃疡中间的血管裸露、止血夹无着力点、电凝易穿孔；④特殊病变的出血，如肿瘤表面的广泛糜烂出血等情况。对于以上情况，内镜往往难以完成止血，需借助血管栓塞或外科手术的方式进行止血。

（2）患者生命体征不稳定：对于出血量大、高龄、有较严重心肺合并症、内镜操作时间过长等情况，患者术中可出现低血压，甚至氧饱和度下降等情况。

（四）消化道出血内镜诊疗的麻醉管理

1．术前评估和麻醉准备

（1）上消化道出血行胃肠镜检查的急诊患者往往为非空腹，术前应询问患者禁食禁饮时间，了解是否仍有活动性出血或胃内有积血。对于非静脉曲张引起的出血应留置胃管，一方面可以观察活动性出血停止与否，另一方面可以起到胃肠减压的作用，以减少麻醉诱导时反流误吸的发生率。麻醉前应准备好吸引器，必要时准备气管插管设备进行气管插管。

（2）无论何种原因引起的上消化道出血，术前均有不同程度的血容量不足、贫血，患者一般情况较差，易发生重要器官功能的失代偿状态，增加麻醉危险性。术前应快速扩容补充血容量，可同时开放两条静脉通路，进行双通路输液治疗，胶体液、晶体液各一路。使患者血压尽量维持在90/60mmHg以上。对于术前贫血的患者应进行输血纠正贫血，使血红蛋白维持在70g/L以上，不稳定性冠状动脉疾病或持续性出血者，血红蛋白应维持更高的状态。但血红蛋白浓度不能作为输血的唯一指标，在发生急性消化道大出血时，检测到的血红蛋白浓度可能不会明显降低，出现与实际生命体征不相符的情况。对于部分不止血则不能脱离休克状态并强烈要求麻醉的患者，术前应将病情向家属充分说明，并签署急诊麻醉知情同意书。术中密切监测患者的生命体征，有条件的可监测中心静脉压、有创动脉压或通过 Swan-Ganz 导管监测心排血量等，以指导输液，防止输血输液过快引起急性肺水肿。

（3）如果是食管 - 胃底静脉曲张破裂引起的上消化道出血，患者除合并上述情况外，还多合并肝功能不全、低蛋白血症、腹水、凝血功能障碍、电解质紊乱等情况，术前应给予相应的处理，尽可能改善肝功能，纠正上述情况。

（4）所有患者术前都应进行心电图、胸部 X 线片、血常规、血型、生化等常规检查，必要时行动脉血气分析，这对指导麻醉、手术及术后治疗均有重要意义。

2. 麻醉药物和麻醉方法 正确选用麻醉药物和麻醉方法，是做好麻醉的先决条件。具体操作时，应根据不同的病情和不同的手术选用适宜的药物和方法，以提高麻醉的成功率和安全性。防止诱导过程中上呼吸道梗阻、窒息、胃内容物反流误吸是麻醉处理的关键。

食管 - 胃底静脉曲张引起的上消化道大出血或合并有多器官功能损害的其他消化道大出血，麻醉时要考虑麻醉药物是否经肝脏代谢，考虑麻醉药物在体内的蓄积情况，尽量选择不经肝脏代谢的药物，复合用药种类也应少而精，还要考虑麻醉药物对于肝脏等重要器官是否有毒性作用。肝功能严重受损的患者，常因严重低蛋白血症产生腹水，大量腹水可影响患者呼吸，应注意密切监护。麻醉时药物用量应酌情减少，麻醉药首剂量宜减为普通患者的 1/2 左右，以减轻麻醉药物的抑制作用，使患者更好地耐受麻醉。要严格控制好推药速度，由经验丰富的麻醉医师进行麻醉和监护，要注意麻醉的深度，麻醉过深会出现呼吸抑制、生理反射消失等，从而加重患者的休克症状，麻醉过浅又不能使患者顺利进行手术，因此麻醉时控制麻醉的深度就显得至关重要。所以，对于上消化道出血伴失血性休克的重症患者，要进行精准的麻醉管理，不仅要注意选择合适的药物和麻醉方法，而且要注意维持适当的麻醉深度，术中监测麻醉深度可使消化内镜诊疗时循环系统更稳定。

（1）气管插管麻醉：对于有误吸风险或呼吸系统抑制的高危患者，应行气管插管全身麻醉（活动性大出血，严重腹水）。在活动出血期间行急诊胃镜检查，患者容易诱发呕吐而引发吸入性肺炎，甚至窒息。气管插管全身麻醉是上消化道大出血手术麻醉的首选。患者气管插管麻醉之后，不仅能保持呼吸道顺畅，还能防止胃镜诊疗过程中大量呕血、冲洗导致液体反流造成窒息或者吸入性肺炎，利于内镜医师更快、更准确地找到出血点进行止血，提高成功止血率。对反流误吸发生率高的患者，推荐使用快速顺序诱导加环状软骨压迫法，并备有有效的吸引设备。术前评估为困难气道或可疑困难气道者宜施行清醒气管内插管。

（2）非插管全身麻醉：对于明确非静脉曲张出血且不能耐受操作的患者，可以谨慎选择非插管全身麻醉下施行内镜下治疗，但需由有经验的麻醉医师施行，并备齐紧急气管插管设备，建议配备可视喉镜。

（3）镇静镇痛：对于明确非静脉曲张出血、能良好合作、ASA Ⅰ～Ⅲ级的患者，可选镇静镇痛。

术前休克未得到纠正者，术中继续施行综合抗休克处理，维持循环功能的稳定，对于在麻醉过程中仍存在血压低、心率快等休克症状的患者，要继续进行快速的输血输液等抗休克治疗，必要时可给予血管活性药物，如麻黄碱、去氧肾上腺素或去甲肾上腺素，可反复使用，同时加强生命体征的监测。对于大量输液、输血者还要加强体温和凝血功能的监测，采用加温输血、输液，根据凝血功能的情况有针对性地应用止血药、血小板、新鲜冰冻血浆等。

3. 术中监测　常规监测 NIBP、ECG、SpO_2，有条件的可监测中心静脉压、有创动脉压或心排血量等，以指导输液，防止输血输液过快引起急性肺水肿。非气管插管患者密切关注呼吸频率和呼吸幅度，并注意有无呼吸道梗阻；气管插管患者推荐 $P_{ET}CO_2$ 监测，并密切关注患者气道压力的变化，及时发现操作中是否有不适当充气和穿孔等损伤。

4. 术后管理　术后患者均需进入麻醉恢复室，继续加强生命体征的监测，观察患者有无继续出血；对于肝功能异常的患者，应关注药物的消除代谢。患者生命体征平稳、定向力恢复，经麻醉医师评估后，方可转运回病房。

（五）常见并发症及防治

1. 麻醉相关并发症

（1）反流误吸：上消化道出血患者胃内可能积蓄大量血液及凝血块，麻醉后患者咽喉部保护性反射被抑制，在内镜检查和治疗过程中胃内血液和凝血块极易反流入气道，引起吸入性肺炎、窒息等。一旦发生反流，应立即吸引口咽部；使患者处于头低足高位；必要时行气管内插管保持呼吸道通畅，在纤维支气管镜明视下吸尽气管内误吸液体及异物并给予静脉抗生素治疗，术后需要呼吸支持治疗时可转 ICU。

（2）心律失常：患者血容量的丢失、肝功能不全合并低钾血症、内镜操作对自主神经的刺激及麻醉药物的作用均可能引起心律失常。一旦发生，应积极寻找原因，并给予相关处理。

2．手术相关并发症

（1）出血加重：患者在进镜时呕吐引起腹压骤然升高，或内镜头端擦掉出血部位的血栓头，可立即引起活动性出血。术前将患者处于镇静或麻醉状态，可避免患者出现呕吐。对于由血栓头掉落引起的出血加重，首先用水冲洗局部，看清出血部位并使得其尽可能暴露，进而采用止血措施。对于血管粗大、出血凶猛、短期内视野不清，采用止血措施后仍有较大量出血者，应立即与外科联系，进行手术止血。

（2）吸入性肺炎：当患者出血量较大、反流呕吐、分泌物较多、配合不佳时极易出现误吸，从而导致吸入性肺炎。高龄、长时间内镜操作、血液透析、卒中病史、营养不良患者是发生吸入性肺炎的独立危险因素。针对高危人群，气管插管可有效减少发生吸入性肺炎的风险，提高内镜操作过程中的安全性。而对于怀疑发生吸入性肺炎的患者，应尽早行肺部影像学检查。同时应立即停止内镜操作，使患者处于头低位，清除口咽部异物或消化液，尽早由训练有素的麻醉科医师进行气管插管建立人工通气，有条件的医院，可以通过支气管镜检查和清理堵塞气道的异物。

其他麻醉或手术并发症如呼吸道梗阻、消化道穿孔及气体相关并发症等详见总论。

（六）麻醉与内镜诊疗合作要点

内镜医师进镜后，应先充分吸净胃内潴留的血液；发现止血困难时，应及时告知麻醉医师，尤其是在镇静麻醉时，以便于麻醉医师采取相关气道保护措施；麻醉医师发现患者血压过低、$P_{ET}CO_2$异常、呼吸抑制或心律失常等，应告知内镜医师，暂停操作，及时处理后视患者情况决定是否继续操作，必要时多学科会诊。

二、上消化道异物

上消化道异物是指在上消化道内不能被消化且未及时排出而滞留的各种物体，是临床常见急症之一，约占急诊内镜诊疗的 4%。上消化道异物多嵌顿于食管，主要与以下三个因素相关：①食管的生理狭窄；②病理性狭窄（食管术后、肿物）；③异物的性质及大小。食管有三处生理狭窄，第一处狭窄位于食管与咽的连接处，距中切牙约 15cm；第二处狭窄位于食管与主动脉弓和左支气管交叉处，距中切牙约 25cm；第三处狭窄为穿膈肌处。这些狭窄处容易发生异物嵌顿和 / 或滞留，其中与咽连接处是异物嵌顿的好发部位，而穿膈肌处是异物易滞留的好发部位。

（一）上消化道异物的内镜诊疗

1．病因与发病机制 儿童与老年人发生率较高。儿童因咽防御反射功能差，部分有含食异物的不良习惯；老年人多因牙齿脱落，咀嚼功能差，义齿和齿板削弱对食物中骨和其他物质的本体感觉，且口腔及咽部黏膜神经末梢迟钝，分辨能力降低，导致异物嵌顿。若处理不及时，可能造成严重并发症，甚至导致死亡。

2．流行病学 70%～75% 上消化道异物滞留于食管，以食管入口处最多见，其次为胃、十二指肠。80%～85% 上消化道异物发生于儿童，以鱼刺、硬币、电池、磁铁和玩具居多，6 月龄至 6 岁为高发年龄段。成人上消化道异物因误吞所致者占 95%，西方国家最常见于食物团块，我国以鱼刺、禽类骨头、义齿等为主，其他异物由精神异常者、罪犯、毒贩等特殊人群蓄意吞服所致。

3．临床表现 口咽部、食管内异物患者症状较明显，常表现为异物阻塞感、恶心、呕吐、疼痛、吞咽困难等。而胃内或十二指肠内异物患者多无明显临床表现。对于不能主诉病史的儿童，若表现为拒食、流涎与易激惹等，应考虑异物可能。异物造成食管周围软组织肿胀并压迫气管者，可表现为咳嗽、气促等呼吸系统症状，此时仍需警惕消化道异物可能。

特异性的临床表现提示存在相应并发症：发热提示感染；血性唾液、呕血预示有黏膜损伤；吞咽唾液困难、流涎者常伴随食管完全梗阻；出现胃型、胃蠕动波应考虑幽门梗阻；颈部肿胀、红斑、压痛高度怀疑食管穿孔；腹膜刺激征（腹部压痛、反跳痛、肌紧张）与胃肠穿孔密切相关；致命性大出血需警惕食管 - 主动脉瘘。

4．疾病诊断 异物吞食史是重要的诊断依据。根据患者的病史及临床表现，如提示异物位于口咽部、食管入口上方者，则先行喉镜检查，多可明确诊断。有时上消化道异物的临床表现与病变部位并非完全一致，喉镜检查结果阴性者尚无法排除诊断，需借助 X 线片或胸腹部 CT 平扫等影像学检查；病史及临床表现提示异物位于食管入口以下部位者，应首先行影像学检查。虽然影像学检查是诊断上消化道异物的重要辅助手段，但其存在一定的漏诊率，结果阴性者尚无法排除诊断。必要时需进一步行胃镜以明确诊断。

5. 内镜治疗方法　内镜下异物取出是处理上消化道异物的重要手段，10%~20%上消化道异物须内镜处理。与传统外科手术相比，内镜处理具有创伤小、并发症少、恢复快、费用低等优点。

原则上，耐受内镜操作且无并发症的普通上消化道异物均适合内镜处理：口咽部、食管入口上方的异物，应首先用喉镜试取，失败者再行胃镜；食管中上段异物可在胃镜下处理；虽然某些胃内或十二指肠内异物可等待其自然排出，但存在排出失败、长期滞留于体内而造成并发症的风险，临床实践中，可酌情安排内镜干预，尝试取出。

内镜处理时机取决于临床表现、异物种类、部位、滞留时间等，主要包括急诊内镜和择期内镜。原则上，高危异物以急诊内镜处理为主，普通异物常于择期内镜下处理。

（1）急诊内镜：存在以下情况的上消化道异物患者，须行急诊内镜。①易损伤黏膜、血管而导致出血穿孔等并发症的尖锐异物；②腐蚀性异物；③多个磁性异物或磁性异物合并金属；④食管内异物滞留≥24h；⑤食管内异物出现气促、呼吸窘迫等气管严重受压合并梗阻表现；⑥食管内异物出现吞咽唾液困难、流涎等食管完全梗阻表现；⑦胃内或十二指肠内异物出现胃肠道梗阻、损伤表现。

（2）限期内镜：存在以下情况的上消化道异物患者，应在24h内尽早安排内镜诊疗。①直径≥2.5cm的异物；②长度≥6cm的异物；③单个磁性异物；④自然排出失败的异物；⑤未达到急诊内镜指征的食管异物；⑥出现临床表现但未达到急诊内镜指征的胃内或十二指肠内异物。

6. 术中特殊情况及处理

（1）异物难以取出：内镜取异物时，要根据异物的形状特点、内镜和辅助器械条件、异物所处消化道位置以及患者情况综合考虑，采取不同方法以保证异物顺利取出，同时尽可能避免并发症发生。处理原则为：细条形、薄片状异物，如针头、牙签、橡皮筋等，可用活检钳夹住拖出；长条形、有棱角等不易滑脱的异物，如鸡骨、肉团、铁块、橡皮、打火机等，可选用圈套器；球形、比较光滑的异物，如玻璃球、硬币、纽扣等，适用三爪钳、网篮取出。

（2）婴幼儿异物患者：婴幼儿不会表达或表达不清楚，有时异物吞服史不甚明确，特别是吞服可透X射线的异物，或异物的吞服时间及种类不详，需做好术前准备及多套应对方案。小儿缺乏自控能力，不配合操作，加之消化管道相对较小、较薄，容易发生并发症。但随着胃镜制造技术的提高，普通内镜完全可以用于婴幼儿异物取出。根据患儿的不同年龄，选择不同的麻醉方法。术中注意观察患儿临床表现及监测呼吸、血压等指标。术后仍需要仔细观察患儿情况，待完全清醒后，方可出院，以免发生意外（详见第九章）。

（3）在押、吸毒患者：由于活动空间有限，吞服的异物多为日常生活用品及居住设施附件，如剃须刀、剪刀、牙刷等，此类异物有的边缘锐利、有的体积大、有的形状复杂，多为非常规异物，极易出现出血、穿孔、黏膜撕裂或剥脱等严重并发症。另外，此类人员多不配合操作，加大了出现并发症的危险性。操作时要尽量采用套管、透明帽等保护措施，配合镇静药物一般亦可成功完成，必要时进行全身麻醉。

（4）高龄老年患者：大多伴有基础病变，心肺功能差，操作时要做好心肺功能监测，因多数为食物团块，应尽量采取将食物推入胃内、捣碎等简单方法，尽快结束手术。

（二）麻醉管理

1. 术前评估和麻醉准备　患者多为急诊就医，部分患者更是普通胃镜取异物失败而临时需要麻醉医师介入，故缺乏充分的麻醉前准备，致麻醉风险增加。麻醉医师应重视与患者及其家属、接诊医师的沟通，短时间内尽可能详细了解患者既往史、现病史及治疗情况，评估麻醉风险，确定麻醉方法，应尽可能了解：①异物位置、性状、形态大小及是否损伤周围组织或压迫气管；②异物取出的难易程度，是否会引起黏膜损伤、出血、穿孔等；③患者既往手术史，尤其食管手术史，手术瘢痕或病理性食管狭窄可增加取出难度；④老年患者有无呼吸和循环系统疾病及控制情况，预估麻醉风险及耐受情况；⑤婴幼儿应关注是否唾液分泌物过多，易呛咳，异物是否完全阻塞食管，是否有喘鸣、咳嗽等上呼吸道感染症状。要重视患者禁食水时间，尽可能空腹后再进行麻醉，尤其普通胃镜取异物失败者；所有患者术前应检查心电图，必要时行电解质检查。

2. 麻醉方法　麻醉方法及药物的选择主要取决于患者、异物、术者等综合情况。麻醉过程力求平稳、安全、有效、迅捷，既要保证和有利于患者术中生命体征的平稳与术后康复，又要有利于术者操作。

（1）气管插管全身麻醉：对于婴幼儿、高龄伴心血管疾病者、异物尖锐、异物邻近大血管有出血风险、嵌顿时间较长、取出需一定肌肉松弛以及操作时间长的情况，建议气管插管全身麻醉。对于全身麻醉气管插管的患者，注意选择短效药物，注意肌肉松弛药的剂量，关注肌肉松弛药的消除。全身麻醉下应用肌肉松弛药后，可使食管上端的环咽肌、咽下缩肌松弛，既便于食管镜的插入，也利于异物取出，缩短异物的取出时间。对反流误吸发生率高的患者，推荐使用快速顺序诱导加环状软骨压迫法。

（2）非插管全身麻醉：对于有精神疾病等不能配合的患者、异物相对较大及不耐受操作的成年患者，可实施非插管全身麻醉。

（3）镇静镇痛：对于大多数意识清楚可配合、ASA Ⅰ～Ⅲ的患者，可行镇静镇痛复合表面麻醉。

3．监测方法　常规监测 NIBP、ECG、SpO$_2$，必要时监测 P$_{ET}$CO$_2$、体温。非气管插管患者应监测呼吸频率和呼吸幅度，维持呼吸道通畅；气管内插管患者应监测患者气道压变化，及时发现操作中是否有不适当充气和食管损伤；必要时监测肌松作用。

4．术后管理　术后加强护理，继续观察呼吸情况，防止因异物、气管插管或术者操作等挫伤喉部而发生呼吸困难，必要时加用激素治疗；气管插管患者应关注肌肉松弛药作用的消除情况。

（三）常见并发症及防治

麻醉相关并发症以反流误吸和上呼吸道梗阻为主，多见于食管异物取出术。手术相关并发症包括黏膜损伤、出血、食管穿孔、纵隔气肿、脓肿、异物脱落、吸入性肺炎等（详见总论）。

（四）麻醉与内镜诊疗合作要点

术前麻醉医师与消化内镜医师就患者异物位置、取出难度、可能的出血情况、局部损伤做好沟通，以便给予患者适当的麻醉方法，便于异物的取出。在异物取出过程中内镜医师如果发现食管穿孔或异物难以取出，应及时告知麻醉医师，以便及时给予相应的处理措施或更改麻醉方式；气管插管患者术中如果气道压突然升高、P$_{ET}$CO$_2$ 显著变化时，麻醉医师应及时提醒内镜医师穿孔、气胸、气腹等可能，尽快查明原因，必要时停止或减缓注气，钛夹夹闭穿孔。

第六节　腹腔镜联合消化内镜治疗及麻醉

近年来，虽然消化内镜与外科腹腔镜技术都取得了飞速发展，但其均有自身的局限性，腹腔镜联合消化内镜的双镜治疗不仅可以实现微创的目的，还可以获得更加理想的治疗效果。腹腔镜辅助的内镜切除技术早在 1993 年就有报道，与单纯腹腔镜手术相同，腹腔镜联合消化内镜手术也必须在麻醉下完成，麻醉的目的是既要保障患者的安全、防止相关并发症的发生，又要为术者提供良好的操作条件以及有利于患者术后早期康复。

一、腹腔镜联合消化内镜治疗

（一）腹腔镜联合消化内镜治疗胃间质瘤

胃间质瘤起源于胃壁黏膜肌层或固有肌层，可向腔内或腔外突出性生长，尽管直径 < 2cm 的胃间质瘤鲜有复发转移的报道，通常被认为只具有极低风险的恶性变可能，建议严密随访即可，但因所有胃间质瘤都被认为有恶性分化的潜能，且严密随访仍会耗费患者精力并造成精神压力，绝大部分患者仍要求手术切除。

近年，微创治疗已成为胃间质瘤治疗的主要手段，主要包括内镜治疗、腹腔镜手术、双镜联合切除术等，其中直径较小、生长局限的肿瘤可单纯行内镜治疗，但内镜治疗也存在明显不足，例如术中出血量、手术切除完整性以及术后延迟性穿孔等问题；腹腔镜手术具有创伤小、术后康复快等特点，但其治疗胃间质瘤也有一定的局限性，尤其微小肿瘤或腔内生长性肿瘤术中定位难度大，贲门、幽门附近肿瘤采取单纯腹腔镜手术治疗，容易引发贲门或幽门狭窄等问题；双镜联合技术既避免了因肿瘤较大而导致的内镜切除困难、手术时间长、出血量大等风险，又可以准确定位，减少了术中寻找肿瘤时间，保证了肿瘤的完整切除，最大限度地保留正常胃壁组织，能够及时发现吻合口出血、闭合不严及闭合后胃腔狭窄并能及时处理。

（二）腹腔镜联合消化内镜治疗结直肠肿瘤

随着人民群众健康意识的增强以及医疗技术的进步，早期结直肠肿瘤和癌前病变的检出率逐年增高。对于较小的肿瘤或长蒂息肉型，可行内镜下切除术。但对于肿瘤较大或基底较宽者，内镜切除困难，易发生肠穿孔、出血或切缘残留，往往需要进行肠切除术。腹腔镜手术技术具有微创的优势，但对结直肠早期肿瘤，病变未浸出浆膜，腹腔镜难以发现，不能准确定位。腹腔镜联合内镜行早期结直肠肿瘤手术，可充分发挥各自的优势，取长补短，相互配合，更安全、有效，扩展了微创外科领域。

腹腔镜联合内镜手术方式：①内镜辅助腹腔镜治疗，内镜主要作用为定位功能，保证准确设定切除范围，多病灶治疗，防治遗漏。必要时可在肠管切除吻合后重新置入肠镜，观察吻合口的吻合情况。这使部分腺瘤或早期癌变避免了不必要的过度治疗。②腹腔镜辅助肠镜治疗，腔镜通过"顶、拉"等动作协助完成内镜黏膜或黏膜下病变切除，同时腹腔镜可对穿孔、出血等并发症做及时补救。

（三）腹腔镜联合消化内镜治疗小肠病变

腹腔镜联合术中小肠镜检查具有以下优点：①在腹腔镜辅助下术者可将小肠肠管套叠到小肠镜上，不需要气囊注气和肠腔内注入较多气体，和小肠镜操作者相互配合直接推进，使操作更为容易、简便，缩短了小肠镜操作的时间；同时不需要平常小肠镜检查的外套管，减少小肠镜检查所需的器械费用。②即使经口和经肛门二次小肠镜检查仍有少部分患者未能完成全部小肠检查，而且 DBE 无法检查小肠浆膜面生长的肿瘤。腹腔镜能够从小肠腔外的视角对 Treitz 韧带至盲肠间所有小肠进行充分探查，从而弥补了小肠镜检查的盲区和不足。③腹腔镜对于小肠黏膜的病变（如小的出血点、血管瘤、黏膜溃疡、糜烂等）诊断困难，而联合术中小肠镜检查可对这些病变进行精确的定位，可在腹腔镜下进行标记。通过腹腔镜及术中小肠镜检查发现病变后，对病变的处理方式可采用完全腹腔镜下肠切除吻合术或腹腔镜辅助小肠部分切除术，前者微创效果更佳。

（四）腹腔镜联合消化内镜治疗胰胆管病变

1. 腹腔镜辅助逆行胰胆管造影 腹腔镜辅助 ERCP 需在腹腔镜下创建进入旷置胃或小肠的入口。随后将已灭菌的十二指肠镜经置于左上腹的穿刺器穿入腹膜腔，并且在腹腔镜引导下进入胃肠道。这种方法需要外科医师和内镜团队充分配合，并且比单纯内镜入路的侵入性更大。

2. 腹腔镜、胆管镜联合十二指肠镜治疗胆管结石 胆总管结石合并胆囊结石在临床上十分常见。随着微创技术的普及，胆总管结石合并胆囊结石的治疗模式已经由传统的开腹手术转为腹腔镜与内镜结合的治疗方式。手术分为两步开展，先行 ERCP+EST 胆管取石，择期再行腹腔镜胆囊切除术；或先行腹腔镜手术切除胆囊，择期行 ERCP+EST 胆管取石。采用腹腔镜、胆管镜及十二指肠镜三镜联合"一步法"的方式，一次性治疗胆总管结石合并胆囊结石，是更为高效、安全、微创的治疗方法。

三镜联合"一步法"使用腹腔镜、胆管镜及十二指肠镜一次性对患者进行治疗，能够在腹腔镜的辅助下显示清晰的视野，可避免不必要的组织损伤，从而减少术中出血量、确保清除结石效果，更有利于患者术后恢复。同时，三镜联合能够在术中使用腹腔镜完成胆总管切开，利用胆管镜观察结石的位置，更有利于取石，从而确保结石有效清除。

二、腹腔镜联合消化内镜治疗的麻醉

（一）麻醉前评估及准备

1. 麻醉前评估　由主治医师（含）以上资质的麻醉科医师对患者进行全身状况、合并症、器官功能等评估，对于老年衰弱患者，合并肺部以及心脏疾病的患者尤其重要。评估时，应告知患者麻醉注意事项，指导患者术前用药并建议相关专科医师会诊（如心血管药物、抗凝药物、糖尿病药物的使用等），解答患者及家属的相关问题，签署麻醉知情同意书，制定相应麻醉方案。

2. 禁饮禁食　手术前禁食至少 8h，禁饮至少 2h，对胃排空无异常的患者，推荐治疗前 2h 适量饮用糖类。存在胃排空障碍、上消化道梗阻、胃食管反流等疾病的特殊患者，则应延长禁饮禁食时间，必要时需术前胃肠减压。

3. 麻醉禁忌证　主要包括：ASA Ⅳ级及以上、重要器官功能障碍如近期心肌梗死或脑梗死、严重的房室传导阻滞、恶性心律失常、重要器官功能失代偿、哮喘持续状态、严重肺部感染或上呼吸道感染等。

（二）腹腔镜操作的生理学效应

1. 心血管变化　腹腔镜操作期间的心血管反应多变且呈动态性，由于高碳酸血症，儿茶酚胺、加压素等增加造成的神经内分泌反应以及机械因素等原因使全身血管阻力和平均动脉压增加。另外，气腹导致胸膜腔内压升高，从而引起心脏充盈压增加，而心脏充盈量可能增加或没有变化。心脏后负荷增加以及静脉回流减少，使心排血指数减少或不变。腹膜牵张引起的迷走神经反射可能引起心动过缓，高碳酸血症可能会引起心率增快。心功能正常的患者通常可较好地耐受这些影响。年纪较大的患者以及有心肺疾病的患者（如慢性阻塞性肺疾病、充血性心力衰竭、肺动脉高压、心脏瓣膜病）可能会在术中出现严重心功能不全。腹腔充气期间，平均动脉压（MAP）、全身血管阻力（SVR）和中心静脉压（CVP）升高，心排血量（CO）和每搏输出量（SV）降低，心肺疾病患者可能需要更多药物干预和更强化的监测，以应对这些变化。

在腹腔镜手术期间，心血管的变化与充入 CO_2 导致的腹内压升高、体位和 CO_2 吸收的影响有关，如下所述：

（1）气腹的效应：气腹及相伴的腹内压（intra-abdominal pressure，IAP）升高可对心血管生理学产生神经内分泌和机械性影响。首先，IAP 增加导致儿茶酚胺释放和肾素 - 血管紧张素系统激活，并释放加压素。在多数患者中，这可增加 MAP，可能导致 SVR 和肺血管阻力（pulmonary vascular resistance，PVR）增加。插入 Veress 针或充入气体牵拉腹膜引起的迷走神经刺激，可导致缓慢性心律失常，且目前已有房室分离、结性心律、心脏停搏的报道。其次，腹腔镜手术的机械性影响是动态的；产生的心血管效应取决于患者目前的容量状态、充气压力和体位。气腹压迫动脉血管结构可增加 SVR 和 PVR，其对心排血量和血压的影响不一。CO_2 吸收引起的高碳酸血症也可能升高 SVR 和 PVR；大多数情况下，应增加每分通气量以预防高碳酸血症，但调整呼吸机引起的胸膜腔内压增加可能会进一步增加 SVR 和 PVR。

（2）体位的影响：腹腔镜手术通常在头高位或头低位下进行，以使腹内其他器官远离手术野。极端体位可能影响心血管功能。头高位可导致静脉淤积，减少静脉血回流至心脏，可能引起低血压，尤其是在低血容量的患者中。头低位可增加静脉回心血量和心脏充盈压。

（3）高碳酸血症的影响：腹腔镜手术期间吸收 CO_2 可直接或间接影响心血管系统。高碳酸血症及相伴的酸中毒可以直接引起心肌收缩力下降，全身性血管舒张，易导致心律失常。间接影响为刺激交感神经的结果，包括心动过速和血管收缩，后者可能会抵消血管舒张作用。

2. 肺部改变　CO_2 建立的气腹及手术体位与肺功能和气体交换的改变有关，膈肌抬高、腹内压增高以及体位变化等原因使得肺容积减少，肺顺应性降低。二氧化碳的吸收造成二氧化碳分压增加，而氧分压则会根据患者术前肺部状态的情况而有不同的变化，若出现肺不张，则会使得氧分压降低。

腹内压增高以及术中多采取的头低脚高位的体位会引起气管导管位置由主气管向头部移动，术中应警惕脱管的可能。这些改变可由气腹使 IAP 增加及 CO_2 吸收导致。在腹腔镜手术期间，必须升高每分通气量以代偿 CO_2 的吸收。然而，有 COPD、哮喘和病态肥胖的患者可能很难实现过度通气，尤其是当患者处于头低脚高仰卧位时。在 COPD 患者和年龄较大的患者中，呼气末二氧化碳可能不能准确反映动脉血的 CO_2 分压；在此类患者中，可能需测量动脉血气以监测通气效果。

（1）肺力学改变：气腹导致膈肌和纵隔结构向头侧移位，从而减少功能残气量（functional residual capacity，FRC）和肺顺应性，导致肺不张并增加气道峰压。在角度更大的头低脚高仰卧位时，这些影响加重；在头高脚低仰卧位时，这些影响减轻。与腹膜内充气相比，腹膜后充气时肺顺应性的改变可能较少。

（2）CO_2 吸收：CO_2 高度可溶，在腹腔镜手术充气期间可快速吸收进入循环中。在充气后约 60min 时达到平台期，必须增加通气以维持正常的呼气末和动脉血 CO_2 分压。手术技术可能影响 CO_2 吸收的程度，CO_2 吸收增加会引起皮下气肿。与腹膜腔内充气相比，在腹膜后充入 CO_2 过程中，皮下气肿可能更常见。

（3）通气/灌注匹配：与腹腔镜手术有关的 FRC 减少及肺不张理论上可能导致分流及通气/灌注不匹配；然而，在健康者中，这些影响很小且可很好地耐受，即使在角度较大的头低脚高仰卧位时，通气/灌注比也不会发生较大的变化。

（4）气管内导管：气腹及头低脚高仰卧位可能导致气管隆嵴向头端移位，导致气管内导管向主支气管移动、缺氧和吸气压增高。此外，在腹腔镜手术期间，气管内导管套囊压力也可能会升高。

3.局部循环的改变

（1）内脏血流量：气腹的机械性影响和神经内分泌影响可减少内脏循环，导致总肝血流量和肠灌注下降。然而，高碳酸血症可导致内脏血管直接舒张。因此，气腹对内脏循环的整体影响无临床意义。

（2）肾血流量：建立气腹可导致肾灌注及尿排出量减少，这与肾实质受压、肾静脉血流量减少及加压素水平升高有关。当腹内压维持在 15mmHg 以下时，肾功能和尿排出通常在气腹解除后不久恢复正常，无病理学改变的组织学证据。

（3）脑血流量：腹内压和胸膜腔内压增加、高碳酸血症及头低脚高仰卧位均可增加脑血流量和颅内压。在接受长时间气腹及角度较大的头低脚高仰卧位的患者中，脑氧合和脑灌注仍处于安全范围内。对于存在颅内占位病变或重大脑血管疾病（如颈动脉粥样硬化和脑动脉瘤）的患者，颅内压增加可能产生严重临床后果。因此，在此类患者人群中，腹腔镜手术期间严格保持血碳酸正常。

（4）眼压：建立气腹可增加眼压，当患者处于头低脚高仰卧位时，眼压可进一步增加。对于手术时间较长的患者，眼压增加可能对极少发生的术后视力丧失有一定作用。

（三）腹腔镜联合消化内镜手术的麻醉管理

1．麻醉方式选择　腹腔镜联合消化内镜手术的患者应选择全身麻醉。对于在头低脚高仰卧位下进行的操作，气管插管全身麻醉可实现最佳通气控制和支持。

2．监测和静脉内通道　常规监测包括血压、心电图、血氧饱和度、二氧化碳监测和体温。应根据患者的疾病、预计失血量、手术时间，按需增加进一步监测（如连续动脉内压力监测、麻醉深度监测）。所有患者均需开放至少1条静脉通路，是否需开放额外的或大容量静脉通道应由预计的失血量决定。

3．人工气道的选择　无论是腹腔镜联合经口入路还是经肛门入路的消化内镜，均推荐气管插管用于手术的气道管理。相对于声门上气道（supraglottic airway，SGA），气管导管一方面便于经口置入消化内镜，另一方面利于实现最佳通气控制，以清除二氧化碳和防止误吸。带套囊的气管内导管允许使用呼气末正压通气（positive end expiratory pressure，PEEP）及气腹期间可能需要的高气道峰压，尤其是当患者处于头低脚高仰卧位时。

虽然由于对误吸的顾虑，SGA 在腹腔镜中的使用尚存争议，但很多研究和病例报道结果显示第二代 SGA 可安全用于腹腔镜操作。腹腔镜联合结肠镜手术操作时，可考虑选择 SGA 用于术中通气，但要监测漏气压，必要时经 SGA 置入胃管，最大限度减少误吸。

4．麻醉诱导　多种药物和技术可用于麻醉诱导，需根据患者因素进行选择。在麻醉诱导后，应闭合并使用胶布或黏性透明敷料遮盖患者的双眼，以避免角膜损伤。腹腔镜联合胃镜、十二指肠镜等经口置入的消化内镜手术气管内插管后，要在患者口中置入消化内镜检查用牙垫，以便于内镜操作。在置入气腹 Trocar 前，应放置胃管并抽吸进行胃减压，以最大限度减少胃损伤。

5. 体位 腹腔镜联合消化内镜手术经常采用头高位（胃部手术）或头低位（乙状结肠手术），从而使腹内器官远离手术野。在进行手术时，一般会将患者的双臂置于身体两侧。对于所有时间较长的手术，需在相应受压点放置衬垫来预防外周神经和骨性隆起部位的损伤。在静脉导管的塑料连接器和监测装置处也应放置衬垫。当患者处于角度较大的头低脚高仰卧位或反头低脚高仰卧位时，需要体位固定装置来避免患者在手术台上滑动。

6. 麻醉维持

（1）麻醉药物：可采用静吸复合或全凭静脉维持全身麻醉，根据临床需要给予肌肉松弛药，以满足临床所需的最低阻滞程度。

（2）机械通气方式：根据术中肺保护性通气策略，建议潮气量为 6 ~ 8ml/kg（理想体重），PEEP 为 5 ~ 10cmH$_2$O。首选通过增加呼吸频率而不是潮气量来增加每分通气量和代偿 CO$_2$ 的吸收，同时避免气压伤。可采用多种通气模式，以尝试降低手术期间的吸气峰压。虽然与容量控制模式相比，压力支持通气可能减少高吸气压的可能性，但手术期间腹内压的改变可导致压力控制设置下每分钟的通气量产生变化。如条件允许，可使用保证容量的压力支持模式，以限制气道峰压，同时维持持续通气。腹腔镜联合消化内镜术中允许轻度高碳酸血症，维持呼吸末二氧化碳分压在 40mmHg 左右，如果进行过度通气后仍然存在高碳酸血症（呼气末二氧化碳分压＞50mmHg），要检查是否存在皮下气肿。

（3）液体管理：围手术期液体治疗是已知可影响腹部手术术后结局的主要因素之一。限制性液体治疗可避免肠水肿和组织间液体积聚，改善胃肠道手术的预后。对于行肠道准备或禁饮禁食时间过长、麻醉前有脱水趋势的患者，诱导前应适当补液，以防发生循环衰竭；有大出血可能的患者，建议采用 18G 以上的套管针开放静脉通路。对操作时间较长（＞4h）的手术，建议留置导尿管。

7. 术中并发症及防治

（1）血流动力学并发症：在手术期间，可能引起低血压、高血压和心律失常。进腹过程中的手术损伤包括气体栓塞、血管或实体器官损伤伴出血，可导致心血管快速失代偿。在初始腹部充气时，应对血压、心率、吸气峰压、呼气末二氧化碳（P$_{ET}$CO$_2$）和血氧饱和度保持高度警觉。如果生命体征发生改变，应立即与外科医师讨论原因。此时的处理包括：确认腹内压处于可接受范围，并再次评估穿刺针或套管的位置；查找并排除引起生命体征变化的原因；进行支持性治疗，包括减少麻醉剂、补液和药物干预。如果支持性治疗无效，必要时释放气腹。在心肺功能稳定后，可尝试使用更低的腹内压小心、缓慢地再次充气。然而，当持续存在显著心肺功能损害的征象时，可能有必要转为开放性手术。

在手术进行过程中，由于术野有限且集中，出血可能不太容易发现，若出现不明原因的低血压，则要与外科医师及时沟通。当增加通气量以代偿 CO_2 吸收时，静脉回心血量可能减少，导致低血压，尤其是当使用 PEEP 时，补液和 / 或改变通气设置参数可能会改善低血压。头高位也可能导致静脉淤积及静脉回心血量减少，有时需给予血管加压药，如去氧肾上腺素和 / 或补液来改善低血压。

（2）高碳酸血症：腹腔镜联合消化内镜手术过程中会造成 CO_2 吸收增加，较容易发生高碳酸血症。处理上可以增加通气量，以代偿 CO_2 的吸收。如果增加了通气量，但仍出现高碳酸血症或呼气末二氧化碳增加，应考虑 CO_2 吸收增加或排除减少的原因，包括在使用任何麻醉剂期间可能出现的因素及手术操作的因素。如果腹腔镜手术期间发生重度高碳酸血症，应检查患者是否有皮下气肿的体征，即腹部、胸部、锁骨和颈部是否有捻发音。如果虽然进行了积极过度通气，但高呼气末二氧化碳仍持续存在，可能需降低充气压力或转为开放性手术。

（3）低氧血症：在腹腔镜联合消化内镜操作过程中，多种原因均可能导致患者发生低氧血症，应听诊患者胸部双侧呼吸音是否存在以及其性质，排除支气管痉挛和支气管内插管。治疗上首先考虑增加吸入氧浓度。若患者不存在低血压，应对其实施肺复张操作，即在血压允许的情况下，手动呼吸保持平台压为 30cmH₂O，持续 20～30s，并优化 PEEP。如果发生顽固性低氧血症，则应考虑释放气腹。

（4）气体相关并发症：①皮下气肿：皮下气肿的发生与 CO_2 吸收增加有关。如果发生皮下气肿，应告知外科医师；可能需重新调整套管，降低充气压力，或转为开放性手术。在多数情况下，皮下气肿无须特定干预，但拔管后气道损伤的可能性增加，尤其是对于术中长时间保持头低脚高仰卧位的患者。通常皮下 CO_2 是表浅的，不会压迫气道管腔。当发生严重的外部肿胀时，可选择如下方法：患者处于麻醉状态时，进行喉镜检查以评估是否气道水肿；通过换管器拔管；延迟拔管数小时，将患者置于头高位，以利 CO_2 再吸收。对于有症状的头部和颈部区域皮下气肿患者，应在术后进行胸部 X 线检查，以排除二氧化碳气胸；对于存在显著皮下气肿的患者，应在麻醉恢复室观察数小时，直至肿胀开始消退且生命体征正常。②二氧化碳气胸：二氧化碳气胸很罕见，一旦发生，可能危及生命。当出现不明原因的气道压增加、低氧血症和高碳酸血症时，尤其是在胃底折叠术过程中，应怀疑二氧化碳气胸。其他提示二氧化碳气胸的征象包括：头部和颈部皮下气肿、胸部扩张不一致、膈肌胀形。必要时借助胸部 X 线片或经胸超声心动图进行诊断。治疗取决于患者的血流动力学状态、呼吸状态和手术阶段。如果患者的情况稳定，降低充气压力、进行过度通气并增加 PEEP 即可；即使在积气较多的二氧化碳气胸，CO_2 也可快速吸收。如果患者有血流动力学不稳定，需放置胸内穿刺针或胸腔导管进行减压，以便完成手术。如果实施这些措施后，仍存在张力性二氧化碳气胸，可能需转为开放性手术。③气体栓塞：在腹腔镜手术过程中，静脉气体栓塞极为常见，但有临床意义的栓子比较罕见。气体栓塞可通过 2 种机制发生。少数情况下，在腹部充气时，使用 Veress 针向静脉直接注入 CO_2 可导致快速、大量 CO_2 栓塞；手术期间切断或撕破静脉，使气体在压力下进入循环，可能发生 CO_2 卷吸。气体栓塞的征象包括不明原因的低血压、呼气末 CO_2 突然降低、低氧血症和心律失常。心电图可能显示右心劳损伴 QRS 波增宽。经卵圆孔未闭或房间隔缺损的缺口可发生反常栓塞，并伴脑或冠状动脉缺血。如果怀疑存在气体栓塞，应停止气腹以减少 CO_2 卷吸，并应增加通气量以减少 CO_2 气泡的体积，但过度通气可能加重低血压。由于气体栓塞是由血管损伤导致的，在降低腹内压时，可能出血。因此，如果血流动力学不稳定持续存在，可能需再充气或进行开放性手术来治疗出血。其他治疗包括补液和血管加压药的支持性治疗，必要时进行心肺复苏。左侧头低卧位可能使气泡远离肺动脉，漂浮在右心尖处。

（5）体位相关的并发症：长时间角度较大的头低脚高仰卧位可能导致结膜、鼻和咽喉水肿，还可能导致上气道阻力增加，在少数情况下，可导致拔管后喉痉挛和气道阻塞。与其他时间长的手术操作一样，接受长时间腹腔镜联合消化内镜手术的患者存在发生体位相关神经损伤，甚至腔隙综合征的风险。应在受压点、塑料管接头、监控器电线及截石位使用的腿部支架处放置衬垫。当采用角度较大的头低脚高仰卧位时，放置患者双臂时不应向足侧牵拉肩部，以减少对臂丛神经造成牵拉伤的可能性。

（四）腹腔镜联合消化内镜手术的术后管理

1. 恶心和呕吐的预防　腹腔镜操作被认为是术后恶心呕吐的危险因素。止吐预防方法有以下几个方面：对所有患者可以给予地塞米松和 5- 羟色胺受体拮抗剂；对于高风险患者，如女性、有晕动病病史、有 PONV 既往史、缓解疼痛所需阿片类药物剂量较高的患者，可给予强化的止吐治疗，如术前给予透皮东莨菪碱，此外使用丙泊酚进行全凭静脉麻醉可以预防术后恶心呕吐。若术后出现恶心、呕吐，治疗包括给予低剂量异丙嗪或茶苯海明。

2. 术后疼痛管理　腹腔镜联合消化内镜手术后的疼痛可能源于套管部位切口、腹膜牵拉和对腹腔组织的操作。疼痛的程度通常是低 - 中度的，比相应的开放性手术低，但疼痛的程度取决于具体手术。可采用多模式方法来管理术后疼痛，目标是最大程度减少术后使用阿片类药物，除了可以选择非甾体抗炎药、环氧合酶 2 特异性抑制剂和地塞米松外，还可以常规使用局部麻醉剂浸润切口。术后必要时可使用弱效阿片类药物，如曲马多治疗低 - 中度疼痛。使用强效阿片类药物，如氢可酮和羟考酮治疗中 - 高度疼痛。对于切口较长的腹腔镜联合消化内镜手术，通过阻滞腹横肌平面进行区域性镇痛可能有益。不推荐进行椎管内镇痛，因为可能会延迟离床活动并延长住院时长。

（吕蕴琦　张　军　张筱凤　葛圣金　王　红

王志强　孙　立　刘　婕　刘　婧　刘邵华）

参考文献

[1] PICKETT-BLAKELY O, UWAKWE L, RASHID F. Obesity in Women: The Clinical Impact on Gastrointestinal and Reproductive Health and Disease Management[J]. Gastroenterol Clin North Am, 2016, 45(2): 317-331.

[2] 王友发，孙明晓，杨月欣. 中国肥胖预防和控制蓝皮书 [M]. 北京：北京大学医学出版社，2019.

[3] 王楠，罗爱林，周志强. 病态肥胖患者气管导管拔出困难 1 例 [J]. 麻醉安全与质控，2018，2（3）：163-165.

[4] 陈颖彤，赵黎黎，刘莉，等. 国内首例内镜下袖状胃成形术 [J]. 中国微创外科杂志，2018，18（7）：654-656.

[5] 陈旻湖，杨云生，唐承薇. 消化病学 [M]. 北京：人民卫生出版社，2019.

[6] 中华医学会麻醉学分会. 中国麻醉学指南与专家共识（2017）[M]. 北京：人民卫生出版社，2017.

[7] 姜舒文，董志勇，宋二飞，等. 电子胃镜在肥胖代谢手术围手术期的应用 [J]. 岭南现代临床外科，2021，21（2）：138-140.

[8] 吴宇娟，高巨. 围术期机械通气 / 肺保护性通气再认识 [J]. 临床麻醉学杂志，2020，

36（1）: 82-85.

[9] GRASSI L, KACMAREK R, BERRA L. Ventilatory Mechanics in the Patient with Obesity[J]. Anesthesiology, 2020, 132(5): 1246-1256.

[10] TERBLANCHE N C S, MIDDLETON C, CHOI-LUNDBERG D L, et al. Efficacy of a new dual channel laryngeal mask airway, the LMA®Gastro™ Airway, for upper gastrointestinal endoscopy: a prospective observational study[J]. Br J Anaesth, 2018, 120(2): 353-360.

[11] GBD 2015 Obesity Collaborators, AFSHIN A, FOROUZANFAR M H, et al. Health Effects of Overweight and Obesity in 195 Countries over 25 Years[J]. N Engl J Med, 2017, 377(1): 13-27.

[12] 姜珊，王彦，张静，等. OSAHS 合并肥胖低通气综合征患者的临床特征分析 [J]. 天津医科大学学报，2021，27（1）: 17-21.

[13] 徐桂萍，吴丽，阿里木江·司马义，等. 目标导向液体治疗对肥胖患者术后康复的影响 [J]. 临床麻醉学杂志，2020，36（4）: 345-348.

[14] 吕淑娟. 浅析上消化道大出血手术的麻醉处理 [J]. 世界最新医学信息文摘，2015，15（100）: 160，57.

[15] KAMBOJ A K, HOVERSTEN P, LEGGETT C L. Upper Gastrointestinal Bleeding: Etiologies and Management[J]. Mayo Clin Proc, 2019, 94(4): 697-703.

[16] BRENTJENS T E, CHADHA R. Anesthesia for the Patient with Concomitant Hepatic and Renal Impairment[J]. Anesthesiol Clin, 2016, 34(4): 645-658.

[17] SHARP C D, TAYLER E, GINSBERG G G. Anesthesia for Routine and Advanced Upper Gastrointestinal Endoscopic Procedures[J]. Anesthesiol Clin, 2017, 35(4): 669-677.

[18] 刘洋，郭蕾，王月兰. 不同通气方式下急性上消化道出血胃镜诊治的比较 [J]. 临床麻醉学杂志，2016，32（10）: 1005-1006.

[19] ERACI G, SCIUME C, DI CARLO G, et al. Retrospective analysis of management of ingested foreign bodies and food impactions in emergency endoscopic setting in adults[J]. BMC Emerg Med, 2016, 16(1): 42.

[20] DUARTE P, CUADRADO A, LEON R. Monoamine Oxidase Inhibitors: From Classic to New Clinical Approaches[J]. Handb Exp Pharmacol, 2021, 264: 229-259.

[21] MANDRIOLI R, PROTTI M, MERCOLINI L. New-Generation, Non-SSRI Antidepressants: Therapeutic Drug Monitoring and Pharmacological Interactions. Part 1: SNRIs, SMSs, SARIs[J]. Curr Med Chem, 2018, 25(7): 772-792.

[22] KONSTANTAKOPOULOS G, DIMITRAKOPOULOS S, MICHALOPOULOU P G. The preclinical discovery and development of agomelatine for the treatment of depression[J]. Expert Opin Drug Discov, 2020, 15(10): 1121-1132.

[23] NORMAN T R, OLVER J S. Agomelatine for depression: expanding the horizons?[J]. Expert Opin Pharmacother, 2019, 20(6): 647-656.

[24] GAEBEL W, ZIELASEK J. Schizophrenia in 2020: Trends in diagnosis and therapy[J]. Psychiatry Clin Neurosci, 2015, 69(11): 661-673.

[25] FRANCESCANGELI J, KARAMCHANDANI K, POWELL M, et al. The Serotonin Syndrome: From Molecular Mechanisms to Clinical Practice[J]. Int J Mol Sci, 2019, 20(9): 2288.

[26] VLISIDES P E, MOORE L E. Stroke in Surgical Patients[J]. Anesthesiology, 2021, 134(3): 480-492.

[27] LEARY M C, VARADE P. Perioperative Stroke[J]. Curr Neurol Neurosci Rep, 2020, 20(5): 12.

[28] HEO Y, SCOTT L J. Buprenorphine/Naloxone(Zubsolv®): A Review in Opioid Dependence[J]. CNS Drugs, 2018, 32(9): 875-882.

[29] WANG S. Historical Review: Opiate Addiction and Opioid Receptors[J]. Cell Transplant, 2019, 28(3): 233-238.

[30] LABUSCHAGNE G S, MORRIS R W. The effect of oral intake during the immediate pre-colonoscopy time period on volume depletion in patients who receive sodium picosulfate[J]. Anaesth Intensive Care, 2017, 45(4): 485-489.

[31] MUKADDER S, ZEKINE B, ERDOGAN K G, et al. Comparison of the proseal, supreme, and i-gel SAD in gynecological laparoscopic surgeries[J]. Scientific World Journal, 2015, 2015: 634320.

[32] YOON S W, KANG H, CHOI G J, et al. Comparison of supraglottic airway devices in laparoscopic surgeries: A network meta-analysis[J]. J Clin Anesth, 2019, 55: 52-66.

[33] KOPMAN A F, NAGUIB M. Laparoscopic surgery and muscle relaxants: is deep block helpful?[J]. Anesth Analg, 2015, 120(1): 51-58.

[34] BAETE S, VERCRUYSSE G, VANDER LAENEN M, et al. The Effect of Deep Versus Moderate Neuromuscular Block on Surgical Conditions and Postoperative Respiratory Function in Bariatric Laparoscopic Surgery: A Randomized, Double Blind Clinical Trial[J]. Anesth Analg, 2017, 124(5): 1469-1475.

[35] PARK S K, SON Y G, YOO S, et al. Deep vs. moderate neuromuscular blockade during laparoscopic surgery: A systematic review and meta-analysis[J]. Eur J Anaesthesiol, 2018, 35(11): 867-875.

附 录

附录 A 消化内镜手术麻醉管理视频

视频 1 消化内镜手术麻醉
管理总论

视频 2 内镜下逆行胰胆管
造影术的麻醉管理

视频 3 内镜黏膜下剥离术
的麻醉管理

视频 4 超声内镜的麻醉
管理

视频 5 内镜下食管静脉曲张
套扎术的麻醉管理

视频 6 经口内镜下肌切开
术的麻醉管理

视频 7 食管异物胃镜治疗
的麻醉管理

扫描二维码观看配套增值服务：
1. 首次观看需要激活，方法如下：①用手机微信扫描封底蓝色贴标上的二维码（特别提示：贴标有两层，揭开第一层，扫描第二层二维码），按界面提示输入手机号及验证码登录，或点击"微信用户一键登录"；②登录后点击"立即领取"，再点击"查看"，即可观看配套增值服务。
2. 激活后再次观看的方法有两种：①手机微信扫描书中任一二维码；②关注"人卫助手"微信公众号，选择"知识服务"，进入"我的图书"，即可查看已激活的配套增值服务。

附录 B 常用名词英中文对照

5-HT$_3$ receptor	5-HT$_3$ 受体
5-hydroxytryptamine, 5-HT	5- 羟色胺

A

argon-plasma coagulation, APC	氩等离子体凝固术
awake tracheal intubation, ATI	清醒气管插管

B

balloon-assisted enteroscope, BAE	气囊辅助小肠镜
bispectral index, BIS	脑电双频谱指数
body mass index, BMI	体重指数

C

celiac plexus neurolysis, CPN	腹腔神经节毁损术
cerebral perfusion pressure, CPP	脑灌注压
clip band ligation anti-reflux therapy, C-BLART	贲门缩窄术
computed tomography angiography, CTA	计算机断层扫描血管造影
computed tomography enterography, CTE	计算机断层扫描造影
continuous positive airway pressure, CPAP	持续气道正压通气

D

double-balloon enteroscope, DBE	双气囊小肠镜

E

endoscopic balloon dilation, EBD	内镜球囊扩张术
endoscopic full-thickness resection, EFR	内镜全层切除术
endoscopic mucosal resection, EMR	内镜黏膜切除术
endoscopic nasobiliary drainage, ENBD	内镜鼻胆管引流术
endoscopic papillary balloon dilation, EPBD	内镜下十二指肠乳头括约肌球囊扩张术
endoscopic papillectomy, EP	内镜下十二指肠乳头切除术
endoscopic radiofrequency ablation, ERFA	内镜下射频消融术
endoscopic retrograde biliary drainage, ERBD	内镜下胆管内塑料支架引流术
endoscopic retrograde cholangiopancreatography, ERCP	内镜逆行胰胆管造影
endoscopic sphincterotomy, EST	经内镜十二指肠乳头括约肌切开术
endoscopic submucosal dissection, ESD	内镜黏膜下剥离术
endoscopic submucosal excavation, ESE	内镜黏膜下挖掘术
endoscopic submucosal tunnel dissection, ESTD	隧道法内镜黏膜下剥离术
endoscopic ultrasonography, EUS	超声内镜检查术
endoscopic ultrasound-guided fine needle aspiration, EUS-FNA	超声内镜引导下细针穿刺术
endoscopic variceal ligation, EVL	内镜曲张静脉套扎术
endotracheal anesthesia	气管插管全身麻醉
enhanced recovery after surgery, ERAS	加速康复外科
esophagogastric variceal bleeding, EVB	食管 - 胃静脉曲张破裂出血
European Society of Gastrointestinal Endoscopy, ESGE	欧洲胃肠内镜学会

G

gastric peroral endoscopic myotomy, G-POEM	经口内镜幽门括约肌切开术
gastroesophageal reflux disease, GERD	胃食管反流病
gastrointestinal stromal tumor, GIST	胃肠间质瘤

H

hepatic encephalopathy, HE	肝性脑病

hepatorenal syndrome, HRS	肝肾综合征
high flow nasal oxygen therapy, HFNO	经鼻高流量氧疗

I

intermittent positive pressure ventilation, IPPV	间歇正压通气

L

lower esophageal sphincter, LES	食管下括约肌

M

magnetic resonance cholangiopancreatography, MRCP	磁共振胆胰管成像
magnetic resonance enteroclysis, MRE	磁共振小肠成像
modified observer's assessment of alertness/sedation scale, MOAAS	改良警觉 / 镇静评分
monitored anesthesia care, MAC	监测麻醉
monoamine oxidase inhibitors, MAOIs	单胺氧化酶抑制剂
muscularis propria, MP	固有肌层

N

natural orifice transluminal endoscopic surgery, NOTES	经自然腔道内镜手术
neurocognitive disorders, NCDs	神经认知障碍
neuroendocrine tumor, NET	神经内分泌肿瘤
non-erosive reflux disease, NERD	非糜烂性反流病
non-intubated anesthesia	非插管全身麻醉
non-steroidal anti-inflammatory drugs, NSAIDs	非甾体抗炎药

O

obstructive sleep apnea, OSA	阻塞性睡眠呼吸暂停
obstructive sleep apnea syndrome, OSAS	阻塞性睡眠呼吸暂停综合征

P

partial pressure of end-tidal carbon dioxide, $P_{ET}CO_2$	呼气末二氧化碳分压
peroral endoscopic pyloromyotomy, POP	经口内镜下幽门肌切开术
peroral endoscopic myotomy, POEM	经口内镜食管下括约肌切开术
positive end expiratory pressure, PEEP	呼气末正压通气
post-anesthesia care unit, PACU	麻醉恢复室
post-ERCP pancreatitis, PEP	术后胰腺炎
postoperative nausea and vomiting, PONV	术后恶心呕吐
proton pump inhibitor, PPI	质子泵抑制剂
pulmonary vascular resistance, PVR	肺血管阻力
pulse oxygen saturation, SpO_2	脉搏血氧饱和度

R

reflux esophagitis, RE	反流性食管炎

S

sedation/analgesia	镇静镇痛
sedation-analgesia amnesia induction, SAAI	遗忘镇痛慢诱导
selective serotonin reuptake inhibitors, SSRIs	选择性 5-HT 再摄取抑制剂
self-expanding metalic stent, SEMS	自膨式金属胆管支架
serotonin-norepinephrine reuptake inhibitors, SNRIs	5-HT 和去甲肾上腺素再摄取抑制剂
single-balloon enteroscope, SBE	单气囊小肠镜
spiral enteroscope, SPE	螺旋式小肠镜
submucosal tumor, SMT	黏膜下肿物
submucosal tunnel endoscopic resection, STER	隧道法内镜黏膜下肿物切除术

T

target controlled infusion, TCI	靶控输注
tricyclic antidepressants, TCAs	三环类抗抑郁药

86